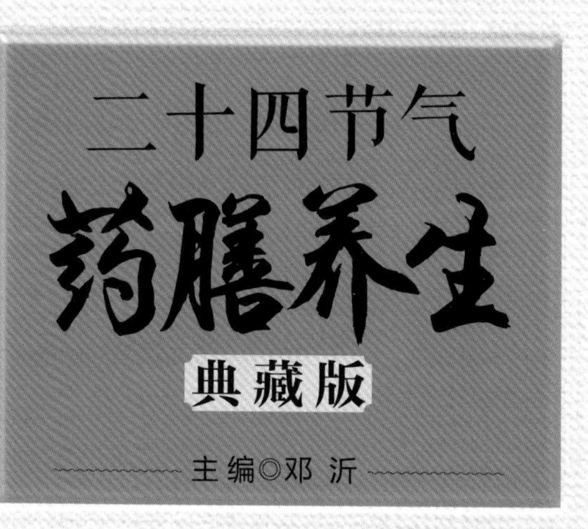

副主编 马 波 冯胜利

编 委 王慧铭 刘喜平

周 蓓 易 蔚

中国中医药出版社

·北京·

图书在版编目（CIP）数据

二十四节气药膳养生：典藏版 / 邓沂主编 .
北京：中国中医药出版社，2024. 11
ISBN 978-7-5132-9078-4

Ⅰ . R247.1；TS972.161

中国国家版本馆 CIP 数据核字第 20244HA986 号

中国中医药出版社出版
北京经济技术开发区科创十三街 31 号院二区 8 号楼
邮政编码　100176
传真　010-64405721
河北省武强县画业有限责任公司印刷
各地新华书店经销

开本 880 × 1230　1/32　印张 10.25　字数 273 千字
2024 年 11 月第 1 版　2024 年 11 月第 1 次印刷
书号　ISBN 978 – 7 – 5132 – 9078 – 4

定价　68.00 元
网址　www.cptcm.com

服务热线　010-64405510
购书热线　010-89535836
维权打假　010-64405753

微信服务号　zgzyycbs
微商城网址　https://kdt.im/LIdUGr
官方微博　http://e.weibo.com/cptcm
天猫旗舰店网址　https://zgzyycbs.tmall.com

如有印装质量问题请与本社出版部联系（010-64405510）

主编简介 ZHUBIANJIANJIE

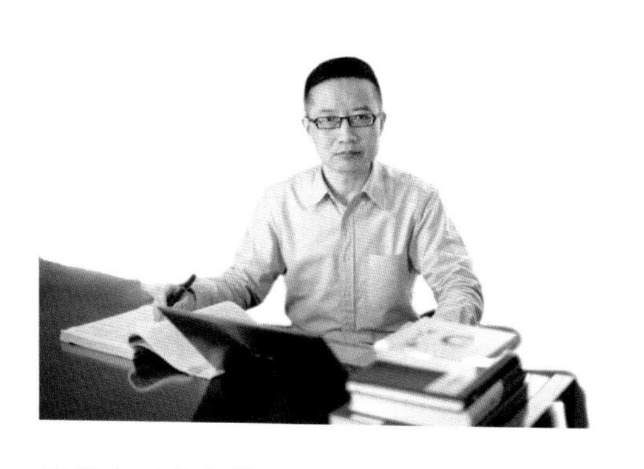

邓沂，男，1963年出生，全国百年百名临床家于己百教授“九五”期间国家级学术经验继承人、中医执业医师。曾任甘肃中医药大学教授、硕士生导师。现为安徽中医药高等专科学校教授、安徽中医药大学硕士生导师、芜湖市中医医院与皖南医学院第二附属医院特聘专家，安徽省名中医、安徽省教学名师、安徽省高职高专专业带头人。兼任世界中医药学会联合会药膳食疗研究专业委员会副会长、安徽省养生保健专业委员会副主委。受聘国家中医药管理局中医药文化科普巡讲团成员、全国中医药文化宣传基地建设专家库专家、安徽省科学传播专家团专家、安徽省中医科普讲师团专家。

从事黄帝内经、养生学、药膳学的教学、研究与中医临床诊疗工作。研究方向是养生保健与中医病证的研究。完成部省、厅级科研课题十余项，获省科技进步奖一项，省医药暨中医药科技奖三项。主编《黄帝内经养生智慧解密》《时间智慧：24节气巧养生》《老年中医养生保健》《从胃肠病谈养生》《从便秘谈养生》《中国食物药用大典》《茶饮与药酒方集萃（第2版）》《甘肃药膳集锦》《于己百医案精解》，副主编全国研究生教材《中医养生保健研究》，主编全国高职高专教材《中医养生康复技术》《中医养生学（第2版）》《中医药膳学（第2版）》等十余部著作、教材。其中《黄帝内经养生智慧解密》入选2018年度中国教育网络电视台国学台“十大中医图书榜”，《二十四节气药膳养生》入选“第六届全国悦读中医活动最受欢迎的十大中医药好书”，《时间智慧：24节气巧养生》《老年中医养生保健》入选国家新闻出版署《2021年农家书屋重点出版物推荐目录》。发表学术论文六十余篇。

序言 XUYAN

陈寿《三国志》有“国以民为本，民以食为天”的说法，在悠久的华夏饮食文化中，药膳显得别具风采，为海内外热爱华夏文明的人所钟爱。中国的药膳源远流长，药膳之名最早见于《后汉书·列女传》，其形成于秦汉时期，后经唐宋时期的提升，趋于成熟，遂兴盛于明清。药膳是历代医学家、营养学家、烹饪学家给华夏子孙留下的一笔宝贵财富。药膳因它独特的疗效，盛行于宫廷，流行于民间，代有增补，使其内涵不断得以丰富和完善。近年来，随着人们生活水平的提高和对健康与生活质量的追求，药膳以其鲜明的特色与卓越的疗效，越来越受到全社会的重视，已然成为中医药健康服务的重要部分，也成为中国老百姓日常生活之中养生保健的重要措施。

药膳与中国人的养生之道是密切相关的，其中最主要的是“天人合一”的整体观念。这里的“天”就是自然，人和自然在本质上是相通的，所以人应顺乎自然规律，达到人与自然和谐。自然规律上有一条重要的法则就是二十四节气。

二十四节气，起源于商周，确立于秦汉，不仅是古代中国人用来指导农事的补充历法，也是中国人生活方式的呈现。千百年来，二十四节气影响着我们中国人的饮食、起居、节日民俗等生活的各个方面。研究证明，二十四节气的各个节气由于气温、气压、湿度、风速的改变，以及各种物候的变化，对人们身体的影响各不相同。

在各个节气中，身体都会出现不同的生理变化，人们根据身体的状况采取生活起居的调整，或是饮食、药膳的方式，加以保养或是改善，可使身体达到健康的状态，并有可能长命百岁。如立春吃春饼咬春疏肝助阳、谷雨喝新茶清火祛邪明目、芒种吃粽子解暑利湿、夏至吃荞麦饸烙清暑解毒、秋分吃芋饼健脾益胃补气、寒露吃芝麻补肝肾养精血、立冬吃羊肉温阳补肾抗寒、大雪吃黑色谷物补肾养血等，即为药膳食疗养生的传统习惯。

中医养生保健特别注重“因时制宜”，将药膳食疗与“因时养生”即“因节气养生”结合起来，相辅相成，可臻珠联璧合的境界。因此，依据节气脉络，根据节气的变化，选择适宜的各种药膳、食疗，将为广大人民群众开展因时养生，提高自身的健康水平，提供便捷的养生保健服务。基于以上缘由，由邓沂教授领衔，组织浙江中医药大学、甘肃中医药大学、广西中医药大学，以及甘肃省烹饪协会的业界资深教授、专家，共同编写了《二十四节气药膳养生》一书，以满足民众养生健体的需求，这是顺应社会需求的很有意义的好事。

《二十四节气药膳养生》按二十四节气命题，在每个节气部分，首先从节气传统饮食导入该节气药膳食疗养生的一般情况，如节气命名、物候表现、气候特点、传统习俗、养生要求等，既符合传统习俗，又增加可读性，便于传播。

本书所选药膳食疗养生方分两类，第一类是“节气养生代表药膳食疗方”，介绍有代表价值、简单易做的各类药膳食疗方；第二类是

“节气养生辅助药膳食疗方”，为第一类药膳食疗方的补充，弥补药膳食疗品种的多样化与地域的差异性。结构简单明了，方便读者实操，易于普及。

书中特设【专家点评】一栏，对药膳、食疗方剂组成原料及其方剂功效、应用等详加介绍，科学严谨，既普及中医养生知识，又方便读者选择。另外，在正文开头特设“药膳的那些事儿”一章，介绍“药膳的概念及其内涵”“药膳与食疗的同与异”“与药膳有关的几本书”，以及“药膳食疗对身体的诸多益处”“药膳食疗的类型”“药膳食疗家庭应用注意事项”等基本知识，使读者对药膳食疗养生有一全面的了解。

主编邓沂教授，原为甘肃中医药大学教授，现任安徽中医药高等专科学校教授，安徽中医药大学兼职硕士生导师，长期从事《黄帝内经》、养生学、药膳学的教学、研究与中医临床诊疗工作。我与邓沂教授相识十余年，在我创办的世界中医药学会联合会药膳食疗研究专业委员会，邓教授连任三届副会长。多年来我们和海内外同仁一道，先后完成了国家本科创新教材《中医药膳学》、国家研究生规划教材《中医保健养生研究》，以及大型专业药膳食疗工具书《中国食物药用大典》等教材、专著的编写与出版，药膳食疗行业标准的研究、制订，以及药膳食疗产品的研发，为药膳食疗、养生保健的学科发展、教育教学、产品研发等方面做出了积极贡献。

《二十四节气药膳养生》将中医药膳食疗与因时养生紧密结合，符合中医特点；从传统节气饮食导入，符合传统习惯；收方有据，体量较大，做法简单，解说严谨，科学实用。尤其是对药膳食疗方的做法与用法的介绍，对药膳食疗方的专家点评，纲目分明，解说翔实，既方便读者学习和操作，又能让读者看得懂，学得会，用得上，细微之处，折射出作者时刻为民众服务的不懈追求与高尚医德。相信本书的出版、发行，将为宣传、普及中医养生、药膳食疗的知识与技能，提高广大人民群众的健康水平，发挥有益的作用。是为序。

湖南中医药大学教授

美国加州中医药大学博士导师

世界中医药学会联合会药膳食疗研究专业委员会会长 谭兴贵

《东方药膳》杂志主编

《东方食疗与保健》杂志社社长

丁酉年秋月于湖南长沙

出版说明 CHUBANSHUOMING

中国农历是我国传统历法，是一部精密、科学的阴阳合历，是中国古天文学之精华，能够准确反映日月、天地天体系统的运行规律。在数千年的岁月中，农历不仅指导着中国人的农事活动，也是中国人日常生活、医疗养生、战争抗灾等各项社会活动的指南。在古代，“上知天文，下知地理，中通人事”一直是智者的象征，作为天文知识的基础，“二十四节气、七十二候”则是古代读书人的必修科目，但是现代社会很多人对此宝贵的文化遗产却不甚了解。为传播优秀的中国传统文化，2018 年，由邓沂教授主编的《二十四节气药膳养生》应运而生，一时好评如潮，阅者如云。其书从二十四节气入手，不仅详细介绍二十四节气相关知识，更按照不同节气分门别类，精选药膳食疗养生方，详解方剂组成原料、制法用法及其功效应用；能帮助广大读者养成“适时而食，不时不食”的饮食习惯，利用天时规律使养生事半功倍，提高大众健康水平，领会中医“天人合一”的哲学精髓。

光阴如梭，6 年时间一晃而过，为继续回馈读者，邓沂教授再于古今文献中精选 72 个药膳良方，附于每个节气之后，每个节气新增 1 个养生代表药膳食疗方，2 个养生辅助药膳食疗方；每两个节气前新增一句节气诗；版面美化，工艺精装，锦上添花，增其使用和收藏价值。美玉细琢，真金久炼，终成《二十四节气药膳养生·典藏版》，不为名重天下，但求常伴君子。

目录 MULU

秋季药膳食疗养生 165

春季药膳食疗养生
秋季药膳食疗养生
冬季药膳食疗养生

二十四节气物候诗

春季六节气诗

草长莺飞立春天，云遮雾绕雨水连。

惊蛰雷声震百里，春分蝴蝶舞翩翩。

清明行人魂欲断，谷雨纷纷洒甘泉。

夏季六节气诗

群芳立夏花渐落，五谷小满果将圆。

芒种光阴贵比金，夏至田间蛙声唤。

小暑罗衫轻如云，大暑凉亭伴月眠。

秋季六节气诗

立秋向日葵花艳，处暑热消蝉生晚。

朝饮白露残荷间，秋分金榜翰林院。

枯山寒露飞鸿渺，霜降离人天涯远。

冬季六节气诗

立冬杜康壮豪气，小雪陆羽咏诗篇。

大雪围炉呼朋伴，冬至羊汤赛神仙。

小寒高卧日三竿，大寒来去又一年。

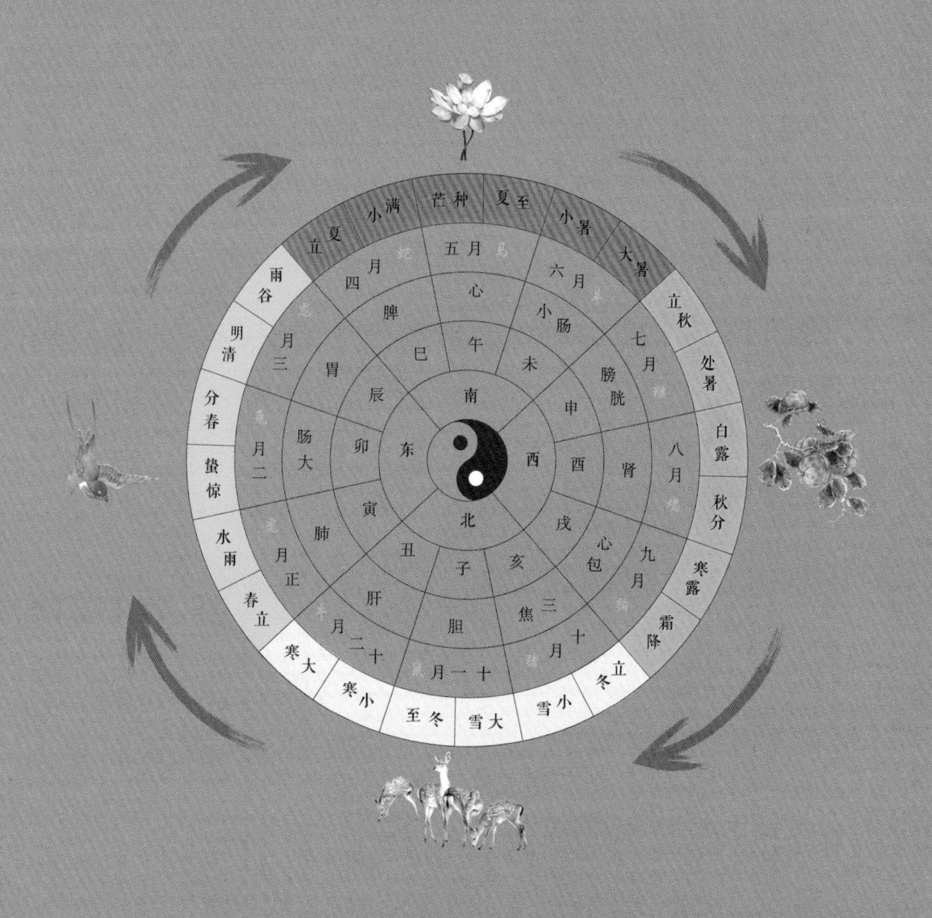

立夏
小满
芒种
夏至
小暑
大暑
立秋
处暑
白露
秋分
寒露
霜降
立冬
小雪
大雪
冬至
小寒
大寒
立春
雨水
惊蛰
春分
清明
谷雨
四月
五月
六月
七月
八月
九月
十月
十一月
十二月
正月
二月
三月
脾
心
小肠
膀胱
肾
心包
三焦
胆
肝
肺
大肠
胃
巳
午
未
申
酉
戌
亥
子
丑
寅
卯
辰
南
西
北
东

药膳的那些事儿

一、药膳食疗须知

近几十年来，随着人民生活水平的大幅提高，卫生保健、中医养生知识的大力普及，医源性、药源性疾病的迅猛增多，以及由此给人类带来损害事件的不断发生，人们普遍希望回归自然，越来越多的人对被誉为“绿色疗法”的药膳产生了浓厚的兴趣。人们关心药膳，热爱药膳，他们既要从中品尝到美味佳肴，又要从中找到治病疗疾、养生保健甚至延年益寿的一些方法。

对此，为满足人们的这些物质和精神的享受，国内各大中城市药膳酒店林立街头，一些普通餐饮酒家也推出了各自的特色药膳，药膳食品、药膳饮料也纷纷问世，甚至形成工业化大生产，其中以保健酒和凉茶饮料份额最大。中国保健酒一路突飞猛进，近年来保持着每年两位数以上的增长率，2022 年年销售量 250 亿元，2022 年市场规模 500 亿元；凉茶历史悠久，2014 年、2015 年市场规模 400亿～500亿元，2018 年市场规模稳定在 470 亿元，成为我国经济发展的一种重要产业。与此同时，药膳书刊、讲座、电视节目持续火爆，药膳用食材、药材持续热销，人们谈药膳，用药膳，成为日常生活的必需，各级中医院积极应对，设立“治未病科”或“药膳科”，普遍开展了以药膳等特色疗法为主要手段的，针对不良体质者、亚健康人群和慢性病患者等调理的临床服务工作。

中国的药膳源远流长，是古代医学家、营养学家、烹调学家给后人留下的一笔宝贵财富。而今，全社会民众普遍要求健康长寿，国家也将包括药膳等中医药服务在内的健康服务业提升到了国家战略发展的重要地位，预示着包括药膳在内的中医文化将得到国内外的普遍认同与热捧，中医、药膳健康服务将为提高人类的健康水平与生活质量做出更大的贡献。

1. 药膳的概念及其内涵

谭兴贵教授《新世纪全国高等中医药院校教材·中医药膳学》定义

的药膳，科学、规范、全面，尤其提出药膳是“具有独特色、香、味、形、效的膳食品”，有创新性，言简意赅，得到业界认同。

药膳的概念及其内涵包括以下四方面：一是药膳必须在中医理论指导下组方和应用；二是其构成是由食物或食物与药物两部分配伍组成，而药物必须是原卫生部（现为国家卫生健康委员会）《按照传统既是食品又是中药材的物质目录》和《可用于保健食品的物品名单》规定的品种；三是其制法既可是传统制作工艺，亦可是现代加工技术；四是其是特殊膳食，特殊是言其有保健、预防、治疗等功效，而因其毕竟是膳食，故其一定是美味可口，色香味形俱佳。

2. 药膳与食疗的同与异

药膳，即含有药物，具有保健、预防、治疗作用的特殊膳食。“药膳”的名称最早见于南朝时期范晔的《后汉书·列女传》，但历代提及较少，近代才有所提及而被人们熟知。

食疗，是指以膳食作为手段，通过膳食来防病治病，其中以膳食防病称“食养”，以膳食来治病谓“食治”“食疗”。春秋战国时期的《黄帝内经》与东汉时期张仲景的《伤寒杂病论》中即有“食疗”的提法与运用，但对后世影响最大的是唐代孙思邈的《备急千金要方》，历代提及较多。

药膳与食疗，多数情况下两者可以互相替代，或称“药膳食疗”。药膳与食疗不同点有三个：一是称呼习惯，药膳是近代的叫法，食疗是传统的称呼。二是内涵范围，药膳的内涵较小，食疗的内涵较大。三是表达意义，药膳表达的是膳食的形态概念，食疗表达的是膳食的功能概念。由于历代中医典籍食疗所涉及的膳食主要是药膳，即药膳的学术范畴基本涵盖了古代食疗的全部内容，因此目前一般称“药膳”或称“药膳食疗”。

3. 与药膳有关的几本书

（1）《黄帝内经》：简称《内经》，是我国现存最早的医学书籍，取材于先秦时期，成编于西汉时期，托名中华民族始祖“黄帝”所撰。其不仅总结了春秋战国以前的医疗成就和治疗经验，确立了中医学独特的理论体系，奠定了中医学的理论基础；而且还是最早记载药膳食疗理论的医书，一些药膳方剂也是其首创。《内经》载方十三首，内服方占十首，属于药膳性质者竟达六首之多，其中最典型的药膳方剂当属乌贼骨方，该方用乌贼骨、茜草研末混合，以麻雀卵和成小丸，用鲍鱼汤送下，不仅是美味佳肴，而且有补益精血、强壮肝肾、活血通经的作用，主治妇女血枯月经闭止等病。

（2）《神农本草经》：简称《本草经》或《本经》，是我国第一部药物学专著，草创于西汉时期，成书于东汉时期，托名“炎帝”“神农氏”所撰。本书载药 365 味，50 余味属于食物，其中既有五谷六畜、菜蔬、果品等食品，也有“轻身益气，不老延年”，亦食亦药如薏苡仁、红枣、山药、芡实、蜂蜜、莲子、莲藕等品种；另外，其他草木类药品中，也有很多可作食用，如茯苓、柏子仁、枸杞子、人参、灵芝等。原卫生部（现为国家卫生健康委员会）《按照传统既是食品又是中药材的物质目录》与《可用于保健食品的物品名单》，对此都多有收录。

（3）《伤寒杂病论》：由东汉时期名医、医圣张仲景所作，后世将其分为《伤寒论》《金匮要略》两部分，是中医学第一次成功地运用辨证论治的第一部专书，为临床医学的发展奠定了基础。其所创立的“辨证论治”原则，是之后药膳学“辨证施膳”的依据。书中收载的 300 多个处方，有三分之一含有食物成分，多是药食相配，如白虎汤用粳米，百合鸡子黄汤用鸡蛋黄，黄芪建中汤用饴糖等，桂枝汤、当归生姜羊肉汤、猪肤汤、猪膏发煎、百合鸡子黄汤、瓜蒌薤白白酒汤等则是很好的药膳方剂。如当归生姜羊肉汤由当归与生姜、羊肉炖汤制成，既可用于虚劳不足与产后腹痛、寒疝气痛的治疗，也可作为产后调补之用。

（4）《备急千金要方》：又名《千金要方》，由唐朝医学家、养生家孙思邈所著。第二十六卷专列《食治》篇，是现存最早的食疗学专篇。该篇提出了很多食养食治原则，认为“不知食宜者，不足以全生；不明药性者，不能以除病，故食能排邪而安脏腑，药能恬神养性以资四气”“君父有疾，期先命食以疗之，食疗不愈，然后命药”；提出食治与药治同样重要，而且推荐首选食疗。篇中涉及食疗原料162种，分果实、蔬菜、谷米、鸟兽四类，这是食治原料学的奠基。孙思邈晚年又著《千金翼方》，在第十二卷《养性》篇中专列“养老食疗”，介绍了17种药膳，其中的茯苓酥、杏仁酥就是著名的抗老延龄药膳。

（5）《饮膳正要》：为元朝饮膳太医忽思慧所著。周代，宫廷中设有“食医”，专门为帝王的饮食养生与保健服务。但是，从健康人的立场出发，讲究饮食营养，通过药膳调补身体，以此达到强身健体、健康长寿养生目的的书籍，当以《饮膳正要》为最早。此书为我国第一部营养学专著，也是元代以前药膳食疗之集大成者。全书共三卷，卷一论述饮食卫生、饮食宜忌等，内有“聚珍异肴”节，载多具有治疗作用的各种饮食94种，每种均有原料、用量、制法与功用，与今之菜谱、食谱相似。卷二收载有各种饮膳方共238种，其中抗衰老方29首、治疗其他疾病方129首。卷三叙述米谷、禽兽、水产、果蔬与料物即调料共230种单味食物的药性、功效和主治。由于忽思慧为蒙古族医学界翘楚，兼通蒙汉医学，又是宫廷饮膳大臣，有娴熟的烹饪技术、丰富的营养卫生与饮食保健经验。因此本书是一部绝好的药膳食疗、饮食营养学专著，在药膳食疗方面做出了划时代的贡献。

（6）《本草纲目》：由明代医药学家李时珍所著。全书共52卷，收载药物1892种，附方近10000首。在药膳食疗方面：一是提供了饮食营养的丰富资料，全书共收录可供食用的谷物64种、蔬菜105种、果品104种、动物等数百种，并记载了日常品种的营养作用与制作方法；二是保存了大量的古代食疗文献；三是收载了许多食疗方法，如在谷、肉、果、菜、禽等部附方中记载有大量的药膳方，谷部粥条中就收有小麦粥、糯米粥、黍米粥、寒食粥等9个60种，均有具体的制作方法，还另附粥方53个。

二、药膳食疗对身体的诸多益处

药膳，由于是“具有独特色、香、味、形、效的膳食品”，其为膳食，既能吃饱肚子、增加营养、满足人们对美味食品的追求，同时其又是具有“效”的膳食，可用于养生保健、疾病治疗与康复，因此药膳食疗对我们身体有诸多益处。

中国药膳同中医一样源远流长，其之所以代代相传，经久不衰，至今还备受人们青睐，与其所具备的特点密切相关。

1. 药膳在实际中的应用

民以食为天，药膳是美味佳肴，能够满足人们对物质与精神的享受，同时又是特殊膳食，有养生保健、治病疗疾的功效作用，能够满足人们对健康长寿的追求。药膳既可居家制作、使用，亦可在医院、养生机构、饭店餐厅使用，更可作为产品而随地、随时地广泛使用。因此药膳在实际生活之中，应用非常广泛。

目前，药膳的应用主要有病前、病中与病后三方面：

（1）病前养生保健：主要适用于不良体质者与亚健康状态人群的调理。如各级中医院治未病中心与养生保健、亚健康调理机构，目前都在开展的不良体质辨识、亚健康状态测试及其药膳调理。像杭州市中医院作为治未病国家试点单位研制的保健茶、保健酒、保健膏方，中国中和亚健康调理中心的亚健康检测、药膳调理，都很有特色。

（2）病中调治调理：主要适用于慢性病的调治调理。如福州市中医院早在2004年就开展了药膳在临床的应用研究工作。一是收集当地药膳的验方与使用的情况，挑选出确有疗效的验方，整理出功效、适用病证以及用法用量等，应用于住院病患的治疗，起到了良好的辅助治疗作用。二是开发药膳新品，如开展了主食药膳研究，开发出辅助治疗胃炎、糖尿病的馒头、面条、饺子，以及药粉豆浆、药粉粥食等，在门诊及病房应用后受到了广大患者的欢迎和好评。

（3）病后功能康复：主要适用于相关适宜病证的辅助功能康复。如中国中医科学院广安门医院在脑卒中康复期的药膳使用、扬州中西医结合医院对尘肺病的药膳康复治疗，均取得较好效果。前者在脑卒中康复期使用药膳康复，以证候为基础，以患者主诉为处方靶向，症证病三者结合，综合处方，取得了较好的效果。后者采用自主研发的川贝雪梨猪肺汤、杏仁山药糊、冬菇雪耳猪胰汤三款药膳康复方治疗尘肺病，疗效卓著。

2. 药膳的三个基本特点

（1）注重整体，强调辨证施膳：药膳食疗学是中医学的一个分支学科，因此中医学的特点就是药膳食疗学的特点，即中医学的“整体观念”“辨证施治”特点即为食疗药膳学的“注重整体”“辨证施膳”的特点。

注重整体：人体是一个统一的、不可分割的有机整体，机体与自然环境之间也是协调统一的。临床防病治病，无论是使用药剂还是应用药膳，都必须注重整体的调节。如产后“恶露不下”的药膳调治，应首先考虑产妇产后气血亏虚、元气损伤及其运血无力的整体性改变，以益气补血的“当归生姜羊肉汤”整体调节为主，在此基础上，依据具体患者的不同情况，再加服其他相应的药膳，感寒者加服散寒活血的“红糖醴”；气郁者加服行气活血的“川芎茶”。

辨证施膳：辨证，即辨别证候，是指辨清疾病或体质、亚健康的证候、类型或状态。施膳，即药膳食疗调治、调养，是指根据不同的证候，确定治疗原则和具体的药膳处方。辨证是施膳的根据和前提，施膳是调治、调养的手段和方法。如慢性胃炎胃寒证，宜温胃散寒止痛，可用良姜粥；阴虚证，宜益胃生津止痛，可用玉竹乌梅饮。又如便秘，属热结便秘，宜泻热通便，可用生军茶；气滞便秘，宜顺气导滞通便，可用橘杏茶；血瘀便秘，宜活血化瘀通便，可用二仁通幽茶（饮）；气虚便秘，宜益气补虚、润肠通便，可用牛髓膏。

（2）防治兼宜，重在保养脾胃：药膳食疗既可强身防病，又可治疗疾病，同时其为特殊膳食，能激发患者及其调理者的食欲，为胃所喜，能够保养脾胃。

防治兼宜：药膳能培养机体正气，提高抗病能力，减少疾病，益寿延年，因此其强健身体和预防疾病的效果显著。如中老年慢性支气管炎患者经常服用黄芪粥能益气补肺，增强机体抗病能力，减少外感疾病的发病机会；又如八珍食品有益气健脾、消食开胃的功效，适用于小儿脾虚食积、厌食的调治，经常食用，能增强食欲、促进生长发育。药膳临床主要用于慢性病的治疗或辅助治疗。中风恢复期患者可配合复方黄芪粥、地龙桃花饼益气、活血、通络，以促进肢体机能康复；肺结核肺肾阴虚证患者在中西药物抗结核的同时，食用冰糖燕窝羹、百合地黄粥滋阴清热，可改善结核中毒症状。

保养脾胃：由于脾胃为“气血生化之源”，是“后天之本”，因此防治疾病必须保养脾胃。保养脾胃，原则是治虚证以补脾胃为主，治实证以不伤脾胃为宜。而脾胃功能强盛即可增强纳运，避免食积，使药材、食物更好地发挥其功效作用。保养脾胃，除直接使用药膳增强脾胃功能之外，还可在药膳中加用消导、温中、理气和芳香化浊的药材、食品，以增进纳运，避免食积，同时药膳成品必须注意色香味形俱佳，使人们乐于接受并能激发食欲。

（3）良药可口，老少尤宜：中医治病所用药剂多为丸、散、膏、丹及汤剂，颜色难看，味道苦涩，正所谓“良药苦口”，而药膳食疗通过药食结合的方式变为膳食，美味佳肴，良药可口，尤其适宜于老人与少儿患者。

良药可口：药膳食疗为特殊的膳食，多以食物为主，既将食物作为药物，又将药物作为食物，因为注意了药物性味的选择，摒弃了“辛酸苦劣”之品，特别是通过药物与食物的合理搭配，精细制作，制成了色香味形俱佳的可口膳食。正如近代医学家张锡纯所说，药膳“病人服之，不但疗疾，并可充饥，不但充饥，更感适口”。

老少尤宜：老年人脾胃功能虚弱，少年儿童脾胃发育尚未健全，普遍厌恶“既不好看，又不好吃”的药剂而“拒服”者居多。药膳食疗为药食结合的特殊膳食，属美味佳肴，顺应了人们尤其是老人与少儿“喜于食，厌于药”的天性，为胃所喜，所以是“良药可口，老少尤宜”。

三、药膳食疗的类型

药膳食疗，传统上按制作方法分类，一般可分成菜肴、粥饭、面点、茶饮、药酒、果品糖果、膏滋与汤羹八类。其现代加工方法很多，同时新品不断，如饼干、糖果、蜜饯、罐头、饮料、精汁等。

1. 菜肴

菜肴指由肉食、蛋品、水产品及蔬菜等食品与药材、调料烹调加工而成的凉菜与热菜，是药膳的主要品种。如热菜类药膳的制作即有蒸、炒、炸等方法，像黄芪蒸鸡、杜仲腰花、山药肉麻元等。譬如山药肉麻元为成都惠安堂滋补餐厅方，由山药、猪肥膘肉、芝麻、鸡蛋等组成，用炸法制成，有补脾肾、养阴血的作用，可用于脾肾虚衰、阴血不足体质的调养及其相关病证的辅助治疗。

2. 粥饭

粥饭指由药材与谷米煮制的稀粥与干饭，其中药粥简单易行、疗效确切，是药膳中有特色的品种。如百合粥、八宝粥、枸杞羊肾粥；柿饼饭、紫米饭、新疆抓饭等。像羊肾枸杞粥源于《饮膳正要》，由羊肾、羊肉、枸杞子与粳米组成，既可药米分煮，亦可药米同煮，有温肾暖脾、养血益精的作用，可用于中老年人肾虚畏寒肢冷、夜尿频繁等不适的调养，以及脾肾阳虚引起胃腹冷痛、大便稀软、五更泄泻、完谷不化，肾阳虚衰、精血亏损所致腰膝酸软、形寒畏冷、头晕耳鸣、视物昏花、夜尿频繁、阳痿少精等病证的辅助治疗。

3. 面点

面点指以小麦、谷米与药材，经一定的加工方法制成的面条、馒头、饺子、包子、馄饨、汤圆及糕饼等。如春盘面、豆蔻馒头、人参汤圆、茯苓饼、麻仁栗子糕等。像春盘面，源于《饮膳正要》，类似于河南烩面，是用小麦面条与煮熟、切好的羊肉、羊肚、羊肺一起烩制而成，再加荷包蛋、蘑菇、韭黄及各种调料制成，有补中益气、开胃醒脾的作用，可用于大病初愈或术后康复的调补。

4. 茶饮

茶饮包括药茶、药饮与汁露，其中药茶最具特色。药茶，即代茶饮，指含有茶叶或不含茶叶的食品与药材经晒干或经粉碎混合制成的粗末制品，或加入黏合剂制成的块状制品，前者称为粗末茶，后者称为块状茶。其不需煎煮，用时只需沸水冲沏即可像日常饮茶一样频频饮服，故名代茶饮。药饮，指以食品、药材、水、糖为原料，用沸水冲泡、清水煎煮制成汁液，经澄清过滤后再加入冰糖或蜂蜜调味制成的液体膳品。汁露，汁即鲜汁，指用新鲜果菜或药材捣烂、压榨取得的汁液；露即芳香水，指以富含水分、具有芳香气味的植物食品、药材，加水蒸馏制成的液体。如三花减肥茶、清宫减肥仙药茶、午时茶等。像清宫减肥仙药茶收录于《全国医药产品大全》，由山楂、荷叶、乌龙茶组成，为粗末茶，有活血祛湿、降脂减肥的作用，可用于肥胖症、高脂血症的辅助治疗。

5. 药酒

药酒包括酒剂、醪剂与醴剂，其中酒剂最有特色。酒剂，即将食物或药材用酒浸渍制成的液体，在传统制法中也有加入食物或药材酿造制成的液体。醪剂，包括单纯的醪糟（酒酿）及醪糟与食品、药材同煮两种形式。醴剂，即将食物或药材用酒浸制并加糖制成的液体，若原料富含糖分，则不需另外加糖。酒剂如龟龄集酒、人参枸杞酒、五加皮酒等，譬如五加皮酒即以五加皮煎汁拌和谷米、酒曲发酵酿制而成，有祛风湿、补肝肾、除痹痛的作用，可用于肝肾不足、筋骨痿软以及风湿痹病的调治。醪剂像薏苡仁醪、鸡蛋红糖醪糟等，比如鸡蛋红糖醪糟为四川地区民间方，是醪糟与红糖加水同煮，打入鸡蛋制成，有益气补血、暖宫通乳的作用，可用于产妇气血损伤、宫寒乳闭所致恶露不行、乳汁偏少病证的调治。醴剂如杨梅醴、香橼醴等，如像杨梅醴即杨梅果酒，是以杨梅加酒、加糖，或只加酒、不加糖，或只加糖、不加酒发酵酿制而成，有清热祛暑、开窍醒脑的作用，可用于中暑的预防与中暑轻症的辅助治疗。

6. 果品糖果

果品，即干鲜果品。鲜果常捣烂、压榨取汁服用，另外也有其他制法。如《养老奉亲书》的“煨梨方”，取梨子洗净，在梨上刺孔三至五个，每孔置花椒一枚，外包面皮放入草木灰或烘箱中煨熟，弃除面皮与花椒，梨切块，食梨饮汤，有润肺化痰、祛风止咳的作用，可用于风痰咳嗽、阵咳痉咳的辅助治疗。干果既可直接食用，亦可沸水冲沏代茶饮服，目前多经炮制加工开发成各种休闲小食品。如西北地区各民族日常茶饮“三泡台”，由桂圆、红枣与春尖茶、冰糖等组成，沸水冲沏代茶饮服，有益气养阴、生津止渴、消食提神的作用，可作为病后体虚倦怠乏力、口干口渴、食欲不振、精神萎靡等病证的调补之用；“芪杞枣”，则是红枣用黄芪、枸杞子煎汁炮制的休闲小食品，有益气补血的作用，可用于妇女气血不足所致神疲乏力、面色萎黄等病证的调补。

糖果，是将食物或药材汁液、浸膏或粗粉加入熬炼成的糖料中混合后制成的固态或半固态，供含化或嚼食的膳品。另外，也可用制熟的食物与熬炼好的糖料混合加工制成。前者如枇杷糖、梨膏糖，后者像芝麻糖、花生糖，譬如芝麻糖为民间验方，有滋补肝肾、益精养血的作用，坚持食用能预防肾虚白发、脱发。

7. 膏滋

膏滋又叫煎膏、蜜膏、膏方，是将食物或药材一起经煎煮、浓缩，加糖、蜂蜜或阿胶、鹿角胶等动物胶类制成的膏状药膳。如龟苓膏、川贝枇杷膏、阿胶胡桃膏等。像阿胶胡桃膏为民间验方，由阿胶、核桃、黑芝麻、桂圆肉、红枣等组成，既可制成膏方，亦可制成糖果，有养血美容、补肾抗衰、润肠通便的作用，适用于血虚之面色萎黄、心悸失眠、记忆力差，肾虚之头晕目眩、腰膝酸软、须发早白，以及阴血不足之咽干口燥、大便干结等病证的调补，经常食用有美容养颜、改善睡眠以及抗老延年的功效。

8. 汤羹

药膳汤羹，是在普通汤羹的基础上，加入药物制成的特殊汤羹。实属药膳菜肴，因其制作方便，营养成分不易损失，药效易于发挥，还利于脾胃的消化吸收，同时还是传统药膳制作形式，故另列一类。若加入的药物是药食两用的，可直接与食材主料混合同烹；如加入的药物不宜直接食用，可将其先行煎煮，去渣取汁后再与主料同烹，或将药物用纱布袋包扎后与主料同烹，待料熟汤成时，捞出药包即可。如当归生姜羊肉汤、十全大补汤与良姜羊肉羹、归参鳝鱼羹等即为著名的汤羹类药膳。

四、药膳食疗家庭应用注意事项

药膳食疗在家庭中的应用，应注意以下三方面事项：

1. 安全有效，辨证施膳

（1）安全有效：用于制作药膳的药物需功效确切，无毒性，无副作用，具体来说，必须是国家规定的《既是食品又是药品的物品（药食两用）名单》中的药食两用物品，以及《可用于保健食品的物品（药材）名单》的药材，前者如山药、山楂、龙眼肉、决明子、枸杞子、胖大海、高良姜、薏苡仁等，后者如三七、女贞子、川贝母、生地黄、红景天、西洋参、罗布麻、苦丁等。

（2）辨证施膳：辨证施膳是中医学辨证论治在药膳食疗中的具体应用，当疾病的证候、不良体质的类型、亚健康的状态等诊断明确之后，才能确立治疗与调理原则，之后再选择相宜的药膳食疗，给予针对性的治疗或调养。家庭使用药膳食疗，必须在中医医师指导下，确定使用者所患疾病的不同证候，或体质的不同类型，或亚健康的不同状态，之后再判断所用药膳食疗是否与“辨证”吻合。选用书籍、刊物、报纸等纸媒或电视、网络、微信等电子信息介绍的药膳食疗，必须选择正规的出版物或靠谱的电子信息，同时药膳食疗要出处明确，适用人群、制作方法、注意事项要讲解清楚，如果再请自己周围的中医工作者给把把关那就再好不过了。

2. 三因制宜，灵活应用

由于季节、节气等天时气候因素，南北、高下等地域环境因素，药膳食疗使用者个体的性别、年龄、先天父母禀赋、后天生活习惯等差异因素，对于个体的体质、亚健康的状态以及疾病的发生、发展变化与转归等，都有着不同程度的影响。因此，在应用药膳食疗养生保健、防病疗疾时就必须根据这些具体因素，区别、灵活应用。

（1）因时制宜：时序有季节、节气寒暑的变更，在时序的这些变化中，人体的阴阳气血也随之发生变化，在病理过程中对病邪的反应与抗御能力也有可能不同。因此应根据季节、节气特点制定与之相宜的措施而选用不同的药膳食疗。如四季饮茶除考虑生津解渴、醒脑提神的基本目的之外，更需考虑天人相应、养生保健的要求。

春季养生宜养“生发、发生之气”，疏肝补血，饮茶宜喝茉莉花茶或玫瑰佛手茶；夏季养生宜养“长养、生长之气”，清心补津，饮茶宜喝绿茶或莲心甘草茶；秋季养生宜养“收敛之气”，润肺补气，饮茶宜喝青茶即乌龙茶或枸杞菊花茶；冬季养生宜养“闭藏之气”，补肾温阳，饮茶宜喝红茶、黑茶、普洱或红茶糖蜜饮。

同是感冒，病在夏季就不可过用辛温发散，可选用香薷饮调治；病在冬季则可用辛温解表，即可选用葱豉汤、姜糖苏叶饮调治。

（2）因地制宜：地理的南北高下，环境的燥湿温凉，亦对人体正气产生很多影响。所以应根据地理环境不同制定与之相宜的措施而选用不同的药膳食疗。如西北地区地势高而气候寒冷干燥，容易感寒伤燥，耐得辛温，宜用荆芥粥、姜糖苏叶饮等治疗风寒感冒的药膳；东南地区地势低而气候温暖潮湿，容易感热伤湿，耐不得辛温，还需酌加清热化湿之品，宜用香薷饮、薄荷茶等药膳。

另外，也因地势高低、气候差异，所以各地膳食口味习惯、食品类别选择也各有特点，如江、浙等地喜食甜咸味；云、贵、川、湘等地喜食辛辣味；山西、陕西地区喜食酸味；西北地区喜食牛羊肉、乳制品；沿海地区喜食鱼虾海味等。这些在选料与调味时，均需制定与之相宜的措施。

（3）因人制宜：人有男女、老幼、壮衰的不同，因而对病邪的抵抗力、得病之后的反应及其病后恢复的能力等均存在明显差异。所以应根据性别、年龄、体质等差异制定与之相宜的措施而选用不同的药膳食疗。

如性别方面，特别是妇女有经、孕、产、乳特殊时期，最易伤血，所以平素应多食用补血为主的药膳食疗方，经期、孕期宜食红枣糯米粥、阿胶糯米粥；产后受寒恶露不下或排出不畅宜食生化蜜膏、当归生姜羊肉汤；产后泌乳不足宜食鸡蛋红糖醪糟、猪蹄黄芪当归汤。

又如体质方面，如体壮者耐攻却应慎用补法，体衰者宜补却不宜峻补；肝火、肝阳偏亢者宜少用动火、动风的药膳，如热性药膳、以动物性食物尤其是水产品组成的药膳；痰湿偏盛者不可多用性质寒凉、难以消化的膳食。

3. 选好剂型，良药可口

（1）选好剂型：药膳是含有药物，具有养生保健、防病治病作用的特殊膳食，同时还有缓见其功、使用期长的特点，所以药膳的剂型选择非常重要，是药膳使用时必须重视的问题。

对此，一是选择有效成分容易溶出的剂型：药膳药物是药膳主要起“功效”的原料，因此药膳制作必须尽可能地促使药物有效成分析出，避免有效成分损失，以期良好地发挥药效。煮法、炖法、蒸法等热菜类菜肴剂型，以及汤羹、药粥等剂型，通过水、油等溶媒与温度的作用，可使药物的有效成分充分地溶解析出，同时也不易破坏、损伤其有效成分，所以这些制法在药膳中最为常用，其比例可占到药膳品类的一半以上。药酒，因酒是一种良好溶媒，其主要成分乙醇可使药物的水溶性物质、脂溶性物质最大限度地溶解出有效成分而更好地发挥药物的功效，故亦为药膳常用的剂型。

二是选择制法及其用法简便的剂型：药膳食疗以膳食形式运用，特点是缓见其功，需要长期食用方能起效。所以药膳食疗制法及其用法就必须简捷、便利。药膳传统剂型中，菜肴、汤羹、粥饭、茶饮等多是现备现做，其中汤羹、药粥、药茶制作简便，特别是汤羹、药粥不仅制作简便，而且有效成分容易溶出、易于消化，很受人们的欢迎。药酒、膏滋等常是一次制好，可长期饮用、食用，极为方便。近年来各地利用现代食品制作工艺研发出一些糖果、蜜饯、饮料、罐头等药膳新品，也都体现了方便使用、长期应用的特点。

（2）良药可口：药膳是“具有独特色、香、味、形、效的膳食品”，同时还有缓见其功、使用期长的特点，而为了使这种具有“效”的特殊膳食能够发挥其养生保健、防病疗疾的作用，就必须保持膳食可口的特点。

对此，一是以食物为主，不能加药过多：药膳不是药，究其根本还应是膳，故应强调以食物为主，配以少量药物，不能加药过多，同时还要摒弃“辛酸苦劣”的药物。

二是精细制作，良药可口：要通过药物与食物的合理搭配、药物的恰当炮制、药膳的精细调味，制成色香味形俱佳的可口膳食。

三是注意保养脾胃：由于脾胃为“气血生化之源”，是“后天之本”，因此药膳尤其是补益药膳配伍时需加用消导理气和芳香化浊的一些药食两用的调料，以保养脾胃，维护人体的消化功能，一方面使药膳的“功效”易于发挥，另一方面亦使人们能够长期使用药膳。

如选入药膳的药物以甘甜或无异味者居多，必须选用苦味、异味的其他药材，像苦味的杏仁、白果等药物，需清水多次漂去苦味，对异味的海狗肾、鹿鞭等鞭类药材，需破开尿道，撕去筋膜，温水洗净，用葱、姜、黄酒等煮透，再在凉水中漂洗，才能去除腥臊异味，制作时还要配用增味佐味、消导理气、芳香化浊的调料，如白糖、精盐、味精、生姜、大葱、料酒、八角、桂皮、花椒、小茴香等，以达到可口美味的美食效果。

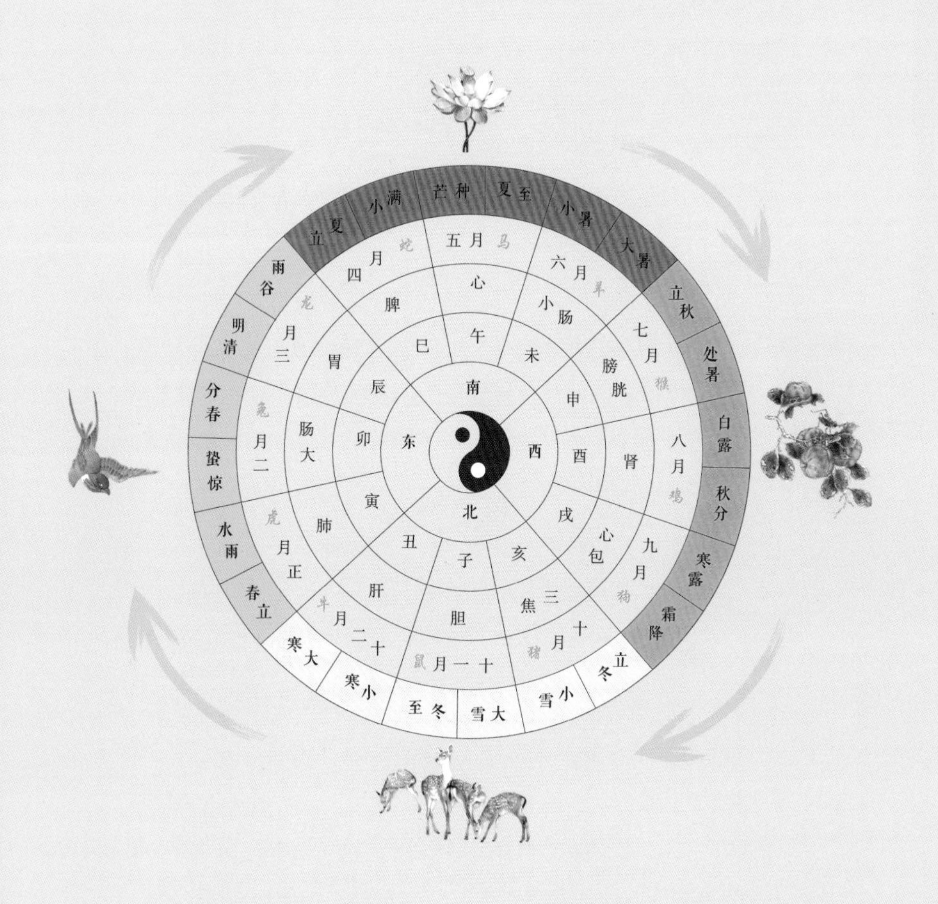

立夏
小满
芒种
夏至
小暑
大暑
立秋
处暑
白露
秋分
寒露
霜降
立冬
小雪
大雪
冬至
小寒
大寒
立春
雨水
惊蛰
春分
清明
谷雨
四月 蛇
五月 马
六月 羊
七月 猴
八月 鸡
九月 狗
十月 猪
十一月 鼠
十二月 牛
正月 虎
二月 兔
三月 龙
脾
心
小肠
膀胱
肾
心包
三焦
胆
肝
肺
大肠
胃
巳
午
未
申
酉
戌
亥
子
丑
寅
卯
辰
南
西
北
东

春季药膳食疗养生

春季即春三月，包括中国农历的正月、二月、三月的三个月，按节气则指自立春之日开始，至立夏前一日为止的三个月，包括立春、雨水、惊蛰、春分、清明、谷雨共六个节气。

《黄帝内经·四气调神大论》说：

春三月，此谓发陈。天地俱生，万物以荣……此春气之应，养生之道也。

也就是说，春季为四季之首，是万象更新之始。春季的三个月谓之“发陈”，此时天地自然界阳气生发，万物因此复苏，天地间焕然一新，万物的姿容得以呈现。春季自然界阳气逐渐旺盛，气温也随之转暖，天地间一切生物皆禀受此阳气而萌生，万物生机盎然，呈现出一派欣欣向荣的景象。春季是自然界阳气生发之时，天人相应，春季亦是人体阳气生发之时，按中医五行学说的说法，春季与人体肝脏均属“木”行，木主生发，故春季也是人体肝脏功能调畅之际。

因此，春季养生即应保养此“生发”之气。

根据《黄帝内经》“此春气之应，养生之道也”，即春季养生应保养“生发”之气的要求，**春季饮食养生宜注意以下四方面：**

1. 减酸增甘

因为春季、肝脏均属五行的“木”行，同气相求，在春季，肝脏功能活动即肝气常常偏旺，根据五行理论，肝“木”强盛常会伤害脾“土”，为了避免肝气强盛损害脾脏而引起脾胃病，所以应减少助肝的酸味食物而增加补脾的甘味食物。如谷米、红薯、土豆、山药、鸡蛋、鸭蛋、鸡肉、鸭肉、牛肉、瘦猪肉、鲜鱼、花生、芝麻、红枣、栗子、蜂蜜，胡萝卜、菜花、大白菜、蘑菇等均为春季适宜的甘味食物。而像西红柿、橙子、山楂、柠檬、石榴、橄榄等酸性食物，在春季食用时则要适可而止。

2. 不可大补

春季主生发，不宜大补，尤其是不可多用大辛大热如人参、鹿茸、附子等益气助阳的补药，少饮高度数白酒，少食羊肉狗肉，以免助阳生热生火。同时，春季也不可过早贪吃冷饮等寒凉食品，以免伤胃损阳而影响脾胃的消化功能。

3. 多吃蔬菜

春季尤其是初春要多吃有生发作用的蔬菜，如香椿、韭菜、荠菜、芹菜等辛香发散之菜，或春笋、姜芽、豆芽、豆苗等“种生”芽菜。“蔬”字上面是个草字头，下面是个疏通的疏，春季在饮食上强调多吃一些有生发作用的蔬菜，就是为了促进肝气生发而有助于气血向外输布，使气血旺盛，脏腑功能强健。

4. 慎食发物

春季“发陈”，万物复苏，一般宿疾如高血压病、哮喘病、皮肤病及过敏性疾病等容易在此时复发。所以在春季，应慎食发物。发物，指具有刺激性或含有异体蛋白，容易诱发某些疾病尤其是旧病宿疾的食物。一般认为，羊肉、公鸡与韭菜、香菜、茴香、大葱、生姜、白酒等味辛性热之物，以及鸡肉、蛋类、猪头肉、鱼、虾、蟹等对人体而言为异体蛋白的食物均属发物，均需谨慎食用。

草长莺飞立春天，云遮雾绕雨水连。

一、立春药膳食疗养生

立春吃春饼咬春疏肝助阳

"立春"常在每年的公历2月4日前后，是一年中的第一个节气，位居二十四节气之首，为预示季节转换的节气。"立"，建始的意思，立春，意味着春季的建立和开始。

立春时节，自然界阳气开始生发，天气由寒转暖，万物因此复苏。

我国古代将立春的十五天分为三候：

一候东风解冻，二候蛰虫始振，三候鱼陟负冰。

"陟"，音zhì，登高的意思。是说，立春五日后，东风送暖，大地开始解冻；再过五日，蛰居土中冬眠的虫子慢慢开始苏醒；再有五日，河冰开始融化，鱼儿开始到水面上游动，此时水面上还有没完全溶解的碎冰片，如同被鱼托负着一般浮在水面。

立春为春季的开始，气候温暖，鸟语花香，相应的花信则为：

一候迎春，二候樱桃，三候望春。

这个时节阳热渐生，而阴寒未尽，自然界正处于阴退阳长、寒去热来的转折时期，所以天气乍暖还寒，气温忽高忽低，气压变化较大，气候仍以风寒为主。阴气和阳气进行交流的时候，便会出现风，尤其初春，更是多风，此时在我国北方，冷空气还占据着主导地位，甚至有的年份还会有强冷空气向南侵袭，造成较大范围的雨雪、大风和降温天气。

常言道"**一年之计在于春**"，而立春又是春季的第一个节气，因此自古至今，立春都是一个重要的节日。我国在汉代之前历法曾多次变革，那时曾将节气中的立春这一天定为"春节"，意思是春天从此开始。这种习惯曾延续了两千多年，直到1913年，当时的北洋政府正式下了一个文件，明确每年的农历正月初一为春节。此后的立春日，仅作为二十四节气之一存在并传承至今。

立春这一天历来就有“迎春”“打春”和“咬春”的传统习俗。

立春“迎春”，由来已久。《礼记·月令》记载，“立春日，东郊迎春气”，周天子在立春之前三天斋戒，立春之日，天子亲率三公、九卿、诸侯大夫，到东郊迎春。后来逐渐演变为国家祀典和民间的贴春帖、挂春幡习俗，是人们对美好未来的期盼，希望立春之后万事大吉。

“打春”亦称“鞭春”，即打春牛，是在立春日用黄土造土牛并鞭打之，意为鞭策耕牛，体现了人们对五谷丰登的美好期盼。据考证，宋朝开始即有鞭春习俗，直至民国之前各地仍有打春牛的习俗。民间在立春前后要张贴春牛图。春牛图是年画的一种，有一儿童装扮的春神“青帝勾芒”，手持柳条，或立牛侧，或随牛后，或骑牛背，陕西的春牛图还有天下大吉、天下太平的字样。

“咬春”主要是吃春饼、春盘、咬萝卜的习俗，有迎接新春，期盼新年生活美满的意味。《明宫史·饮食好尚》记载：“立春之时无论贵贱皆嚼萝卜，名曰‘咬春’。”清代《燕京岁时记》亦云：“是日，富家多食春饼，妇女等多买萝卜而食之，曰‘咬春’。”因为萝卜味辛辣，古人取“咬得草根，百事可做”之寓意，人们期望新的一年万事顺意。

春饼亦称春盘，现在也叫春卷，一般是用面粉烙成薄饼，以豆芽、韭黄或韭菜、粉丝、鸡蛋等一同放入锅中炒熟，或是酌情加入肉丝、蛋皮丝、豆腐丝等，做成合菜，包卷着直接或油炸后食用。有的地区认为，吃了春饼和其中包卷的各种素菜、肉菜，将使农苗兴旺、六畜茁壮。有的地区认为，吃了包卷芹菜、韭菜的春饼，会使人们更加勤（芹）劳，生命更加长久（韭）。吃春饼还讲究将菜包起来，从头吃到尾，意寓“有头有尾”“善始善终”的好意头。

由于萝卜能通气升阳，春卷包卷的蔬菜有辛甘发散的功效，因此在立春及立春之后经常吃萝卜、食用春卷还有疏通肝气、助阳生发的养生保健价值。

天人相应，春季亦是人体阳气生发之时，而春季应于肝脏。因此：**春季养生保健应注意肝气疏畅、阳气生发，要以养“生发之气”为主。**

在饮食养生方面，立春前后适合多食具有辛甘发散性质的食物，尤其宜常食蔬菜、芽菜。

蔬菜如油菜、香菜、韭菜、洋葱、芥菜、白萝卜、茼蒿、大头菜、茴香、白菜、芹菜、菠菜等，芽菜如春笋、姜芽、香椿芽、黄豆芽、绿豆芽等，可使人体阳气得到生发，肝气得以疏通调畅，可达天人合一、气血充沛、身体健康的养生目的。选择一些补肝养肝的食物或保健中药，如红枣、桂圆、猪肉、动物肝脏与枸杞子、制何首乌、当归、丹参等组成食疗、药膳方，可使肝血充沛、肝气调畅，能更好地促进人体阳气的生发。

立春养生代表药膳食疗方

七宝蔬菜羹

【原料】

芥菜、芹菜各100g，韭菜、小葱、蒜苗、芫荽各50g。生姜3片，植物油、淀粉、食盐各适量。

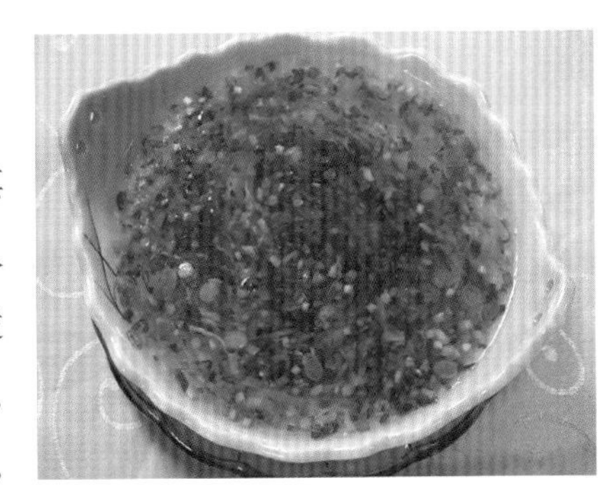

【做法与用法】

以上蔬菜除生姜切片外，其余分别洗净、切碎。在锅内加入清水1000mL，大火烧沸，下适量生植物油，下姜片、芥菜滚沸，改中火稍煮，下芹菜、韭菜稍煮，

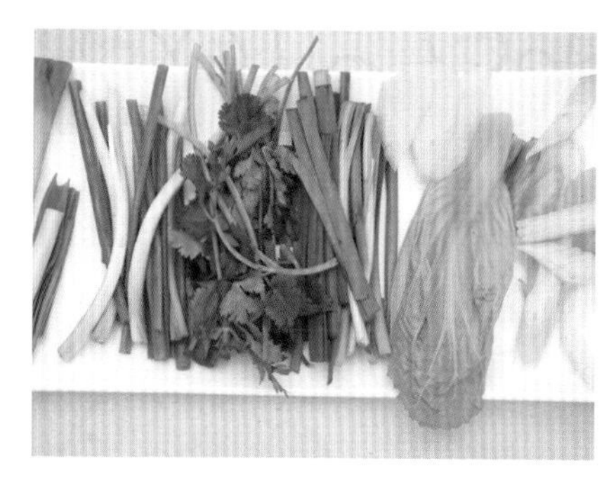

推入湿淀粉芡后，再下葱、蒜苗、芫荽稍沸，弃除姜片，调入适量食盐便可。直接食用。

【专家点评】

正月初七为“人日”，俗称“众人生日”，传统习惯这天要吃用七种蔬菜做成的汤羹，以此来取吉兆。由于各地物产不同，所用具体蔬菜略有差别，如广东潮汕地区用芥菜、芥蓝、韭菜、春菜（莴苣）、芹菜、蒜苗、厚瓣菜（潮汕地区的特产蔬菜），台湾、福建地区用菠菜、芹菜、韭菜、芥菜、荠菜、白菜、葱蒜。吃了七宝羹，一年可以捡金拾银、发大财，而葱兆示聪明，蒜取精于算计等。

七宝蔬菜羹为民间验方，两广、闽台地区流行较广。由于其以蔬菜为主组成，“蔬”字上面是个草字头，指植物，下面是个疏通的疏，表明蔬菜有疏通的功效作用。因此本方具有疏通气血，促进人体肝气升发，调整气血运行的作用。适用于冬春之交的养生保健，可使人体肝气升发，使冬季原本潜藏在体内的气血从里向外调动，以适应春天人们开始劳作、需要气血的需求，从而达到生机旺盛、脏腑功能强健的养生目的。此外，因为本方所含诸多蔬菜富含膳食纤维，所以本方亦有通利大便的功效，适用于习惯性便秘的防治。所以本方既有民俗文化价值，更有养生保健实用价值。

韭菜炒虾仁

【原料】

韭菜 250g，虾仁 10 个，鸡蛋 1 个。食盐、酱油、淀粉、花生油、麻油、淀粉各适量。

【做法与用法】

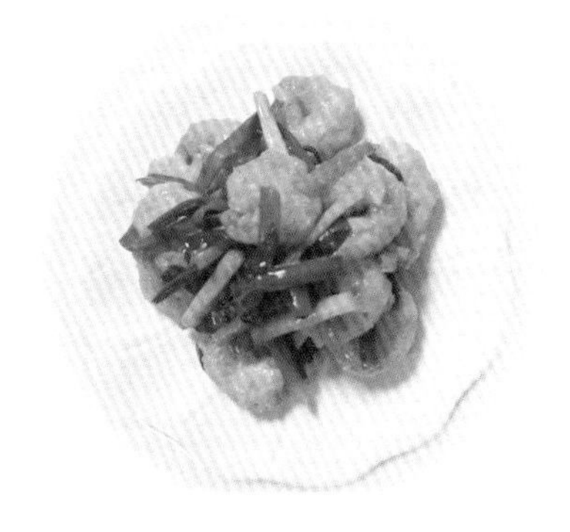

韭菜摘洗干净，切3cm长段备用；鲜虾仁洗净（冷冻虾仁解冻后沥干水分）待用。先把鸡蛋打破盛入碗内，搅拌均匀加入淀粉、麻油调成全蛋淀粉糊，再把虾仁倒入拌匀。炒锅烧热倒入花生油，待油热后放虾仁煸炒，蛋糊凝住虾仁后放入韭菜同炒，待韭菜炒熟，放食盐，淋麻油、酱油，搅拌均匀起锅即可。佐餐食用。

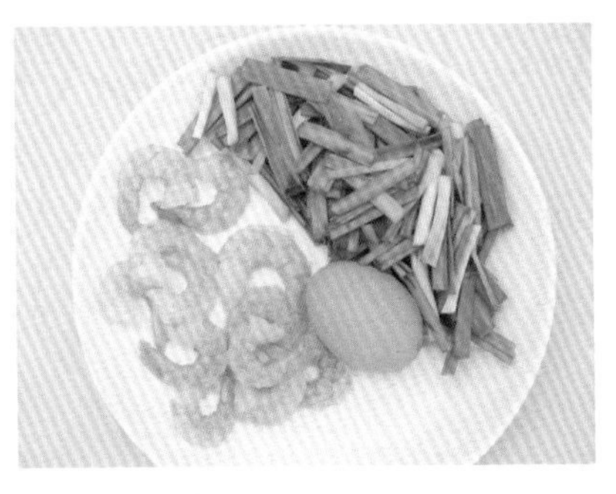

【专家点评】

韭菜早在西周时代就被当作蔬菜食用，在《诗经》中即有“献羔祭韭”的诗句。明代医药学家李时珍《本草纲目》谓其“春香、夏辣、秋苦、冬甜”，早春时节的韭菜最香，最具生发阳气、疏通肝气的功效，因此春韭是立春节气乃至春季最佳应季食物。

本方为民间验方，各地都有使用。方中韭菜为春季时令蔬菜，味辛香、性温热，不仅促进阳气生发、肝气疏通，主治肾虚阳痿、里寒腹痛，且含大量膳食纤维，故亦可刺激肠壁，增强蠕动，用于便秘的防治；虾仁味甘淡稍咸、性微温，归肝、肾二经，具有补肾助阳的作用；鸡蛋味甘、性平，具有补益脾胃、滋阴养血的作用。三物合用，本方具有疏肝升阳、补肾益脾的作用。适用于立春前后、正月时节的养生保健，可使人体肝气升发、肾气脾气强健，达到精神饱满、不易疲劳、手足温暖、胃纳馨香的保健目的。另外，本方亦适用于男性体虚阳痿患者与阳虚体质畏寒肢冷之人的调补，以及习惯性便秘的调治。

首乌猪肝片

【原料】

制何首乌 10g，猪肝 250g，水发木耳 75g，青菜 50g。葱、生姜、料酒、酱油、味精、精盐、醋、水淀粉、植物油、清汤各适量。

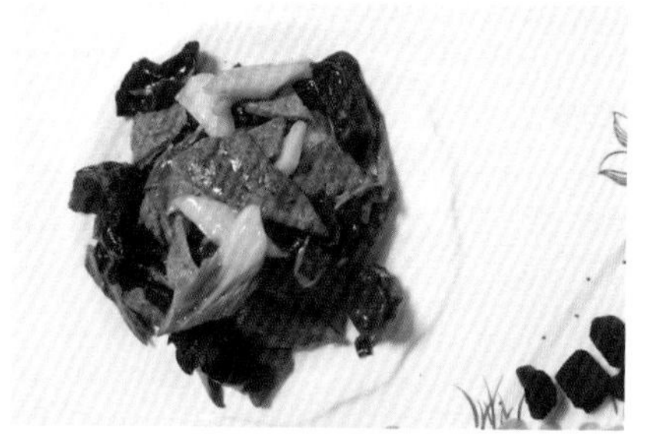

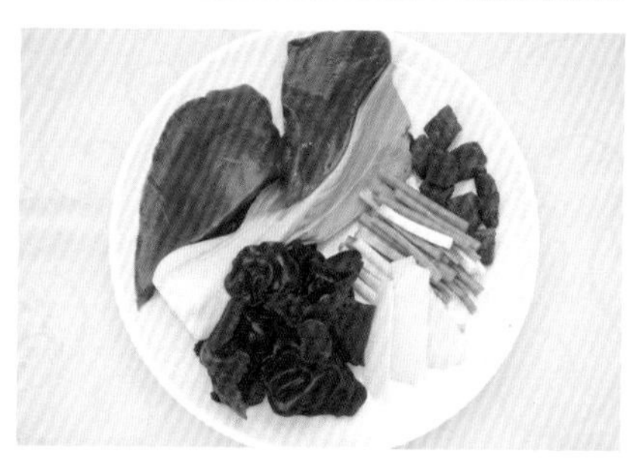

【做法与用法】

何首乌，水煮煎取浓缩液 10mL；猪肝切成柳叶片，在沸水中焯一下，控净水分；葱切丝；生姜切片；水发木耳摘洗干净；青菜洗净片成片，用开水焯一下。先用木耳、青菜、葱丝、姜片、酱油、料酒、味精、盐、醋、水淀粉、何首乌提取汁和适量的汤，兑成碗芡。再在锅内放入植物油，大火烧至七八成热，把猪肝下入油锅内过一下，熟透后倒漏勺里；锅底留油，用大火把猪肝倒回炒锅，随即把芡汁烹入，搅拌均匀，淋入少许熟油即成。佐餐食用。

【专家点评】

猪肝为血肉有情之品，中医食疗有所谓“以脏补脏”的传统，其既可养血补肝以治血虚血亏的面色萎黄、指甲趾甲不荣、肢体困倦乏力、不耐劳累，又可补肝明目以治肝血不足的视力减退、雀目夜盲。如唐代医药学家、养生大家孙思邈在《备急千金要方》中说肝“主明目”，《本草纲目》谓“肝能补血”。

研究发现，猪肝每100g含蛋白质21.3g，是猪肉的两倍，与鸡肉近似；脂肪4.5g，碳水化合物1.4g，并含多种维生素、矿物质和微量元素。动物肝脏含维生素、矿物质与微量元素种类和数量都特别丰富，尤其是维生素A的含量较高，每100g鸡肝、羊肝、牛肝、猪肝中分别含维生素A 50900IU、29900IU、18300IU、8700IU，堪称食物维生素A的顶峰。食用动物肝脏治疗维生素A缺乏所致的眼目干燥、角膜软化及雀目夜盲等眼疾，疗效确实。每100g猪肝中含铁25mg，是猪肉的18倍，是鸡蛋的9倍多。肝脏中的铁不仅数量多，而且极容易吸收。铁是构成血红蛋白的主要成分，适当吃动物肝脏，可为骨髓和肝脏提供足够的造血原材料，起到补血的作用。

本方以猪肝为主，加入补肝肾、益精血、乌须发、强筋骨的制何首乌，两者相得益彰，作用增益，同时辅以疏通胃肠、帮助消化的木耳与青菜，全方补而不滞，具有补益肝肾、滋养精血的作用。适用于立春前后、正月时节的养生保健，可使人体肝肾精血充沛，达到精神饱满、耳聪目明、昼精夜寐的养生目的。亦适用于肝肾亏虚、精血不足引起的头昏眼花、视力减退、须发早白、腰腿酸软等病的调补。

【食用注意】

动物肝脏中含有较多的胆固醇，亦属高嘌呤食物，患有严重动脉硬化、高血压病、胆石症、痛风等疾病的患者，以及对胆固醇合成调节能力不足的老年人，不宜多吃本药膳。

什锦盒子菜

【原料】

猪肉 150g，韭菜、菠菜、豆芽各 100g，豆腐干、水发木耳各 50g，鸡蛋 1 个，粉丝 30g。老抽、生抽、香油、精盐、鸡精、水淀粉各适量。

【做法与用法】

猪肉切成细丝，用老抽、淀粉抓匀上浆后用温植物油滑熟。鸡蛋打成蛋液，倒入平锅中摊成鸡蛋饼，再切成丝。韭菜、菠菜洗净，切段。豆腐干切成丝。豆芽、木耳洗净，分别焯水。粉丝泡软。炒锅烧热，倒入植物油，放入韭菜、菠菜、豆芽、豆腐干、木耳、粉丝，不停地煸炒，炒至韭菜喷香，放入肉丝、蛋皮丝，加生抽、香油、盐、鸡精调味，炒匀即可，既可直接佐餐食用，亦可用薄皮面饼或荷叶面饼，将其包裹其间或夹在饼中做成春卷、菜夹食用。

【专家点评】

从前在北方立春节气前后或当日，比较讲究的有钱人家常常是到盒子铺（酱肉铺）去叫“苏盘”（又称盒子菜），店家派人将分格码放在盒子里的熏猪肚、烤猪肉、酱肘子等卤菜送到家。家里吃的时候，需要将诸般卤菜切成细丝，同时还要加上肉丝炒韭芽、肉丝炒菠菜、炒豆芽菜、素炒粉丝、摊鸡蛋饼几种家常炒菜。各色荤素菜肴搭配好，一家人围坐在餐桌旁，直接食用；或就着新烙好的春饼，自己动手，随意搭配一起卷进春饼里吃。

本方是将春季时令蔬菜韭菜等与鸡蛋、豆腐干、粉丝以及豆芽、木耳混合拌炒。其所用的原料与春饼、春卷馅料类似，只是食用方法有所不同。由于盒子菜荤素搭配、营养齐全、制作简单、味美可口，因此其为立春当日乃至整个春季，人们餐桌必有或常吃的家常菜肴。

方中韭菜味辛性温、有升散的功效，豆芽属“种生”芽菜、有生发的作用。菠菜、木耳有通畅六腑、帮助脾胃纳运的效用，既协助韭菜、豆芽生发阳气、舒畅肝气，又促进胃纳脾运、协助消化吸收。鸡蛋、豆腐干、粉丝及其小麦面饼益气血、补脾胃，一方面为阳气、肝气生发、舒畅夯实气血基础，另一方面能强健脾胃功能，可防肝气过旺损伤脾胃。全方具有补益气血、强健脾胃、生发阳气、舒畅肝气的作用，适用于立春节气前后、正月时段的养生保健，可使气血充盛、脾胃强健，改善“春困”嗜睡、疲累，以及食欲不振、食后脘腹胀满等不适。同时，方中诸多蔬菜包括木耳富含膳食纤维，所以本方亦适用于男女老少习惯性便秘的防治。

立春养生辅助药膳食疗方

萝卜煲羊腩

【原料】

大白萝卜1根，羊腩500g。姜1块，植物油、料酒、酱油、精盐各适量。

【功效与适应人群】

本方具备补益气血、温阳行气的作用，同时有温而不热、补而不滞的特点。适用于立春节气前后、正月时段的养生保健，可使人体肝气升发、气血充沛，达到精神饱满、不易疲劳的保健目的。亦适用于气血不足体质之人的调补和病后体衰的康复。

春笋酿猪肉

【原料】

春笋 500g，五花猪肉 100g。葱、姜、高汤、料酒、酱油、精盐、淀粉、白胡椒各适量。

【功效与适应人群】

本方具有补益气血、升阳行气、健脾开胃的功效。适用于立春前后、正月时节的养生保健，可使气血循环旺盛，达到精神饱满、消化健旺的保健目的。亦适用于脾胃虚弱所致食欲不振、脘腹胀满等病证的调治，以及气血不足引起神疲乏力、头昏眼花等病证的调补。

中山四物汤

【原料】

黄豆芽、黄花菜（干品减半）各 100g，黑木耳 50g，豆腐 250g。姜片、植物油或香油、精盐各适量。

【功效与适应人群】

本方为孙中山先生在《建国方略》中提倡的素食养生方，全方共奏补气养血、疏肝健脾的功效。适用于普通人群立春前后、正月时节的养生保健，可使气血充盛、升降和谐、精神饱满、纳食馨香、二便通调、昼精夜寐。也适用于素食人群经常食用，可保营养平衡、身心健康，并有预防高血脂、肥胖、心脑血管疾病及肠癌的功效。

【食用注意】

食用没有经过煮制晒干的鲜黄花菜，要慎防秋水仙碱中毒，食前要将鲜黄花菜在开水中煮几分钟，然后把煮过鲜黄花菜的水倒掉，将煮过的鲜黄花菜放入清水充分浸泡、冲洗后，再行烹调。

金陵凤尾虾

【原料】

青虾10只，胡萝卜、白萝卜、白菜、葱白、生姜、香菜各10g。鸡蛋2个，面包糠30g，植物油、面粉、食盐、味精、料酒、香油、胡椒粉、沙拉酱各适量。

【功效与适应人群】

本方为淮扬菜名菜，具备温肾助阳、疏肝健脾的作用，适用于立春前后、正月时节的养生保健，可使人体阳气升发、肝气调畅、肾气强健，达到精神充沛、不易劳累、手足温热的保健目的。另外，本方亦可用于男性阳痿患者与阳虚体质之人手足发凉、四肢厥冷的调治。

珍珠三鲜汤

【原料】

鸡肉脯、豌豆各50g，西红柿1个。鸡蛋（留鸡蛋清）1个，牛奶、淀粉各25g，料酒、食盐、味精、高汤、麻油各适量。

【功效与适应人群】

本方具有益精填髓、益气温中、清热除烦的功效。适用于立春前后、正月时节的养生保健，可使气血充盛、运行调畅，达到精神振奋、耐劳不疲、情志调畅的保健目的，尤其适用于“春困”嗜睡疲累、情绪抑郁的调治。

二、雨水药膳食疗养生

雨水吃望春蜜饼健脾益气

“雨水”常在每年的公历2月19日左右，是春季的第二个节气，为反映降水现象的节气。雨水这个节气，不仅表示降雨的开始，也表明雨量开始增多了。

元代吴澄《月令七十二候集解》说：

立春后继之雨水，且东风既解冻，则散而为雨矣。

雨水之前，在二十四节气的起源地黄河流域，阳气闭藏，天气寒冷，但见雪花纷飞，难闻雨声淅沥。雨水之后，自然界阳气进一步生发，气候开始暖和，同时春始“立春”节气属木，根据五行运动规律，生木者必水也，故立春后继之“雨水”。随着雨水节气的到来，雪花纷飞、冷气浸骨的天气逐渐消失，而春风拂面、天气暖和、冰雪融化、潇潇细雨的日子正向我们走来。

我国古代把雨水的十五天分为三候：

一候獭祭鱼，二候鸿雁北，三候草木萌动。

意思是说，雨水后第一个五天，水獭开始捕鱼了，将鱼摆在岸边如同先祭后食的样子；第二个五天，南雁北飞；第三个五天，在润物无声的春雨中，草木响应雨水的召唤，开始抽出嫩芽。

雨水是降雨的开始，“春雨贵如油”，相应的花信则为：

一候菜花，二候杏花，三候李花。

从此，大地春回，渐渐开始呈现出一派欣欣向荣的景象，处处又充满了生机。这个时节不仅表征降雨的开始及雨量增多，由于自然界阳气进一步生发，阳盛则热，因此更表示气温的升高。此时，全国大部分地区严寒多雪之时已过，除了西北、东北、西南高原的大部分地区仍处在冬季之外，其他许多地区正在进行或已经完成了由冬转春的过渡，开始下雨，雨量渐渐增多，气温慢慢回升，但冷空气活动仍很频繁，忽冷忽热、乍暖还寒的天气时常发生，是全年寒潮过程出现最多的节气之一，“倒春寒”现象时有发生。

水生万物，一年之计在于春，春雨贵如油。诗圣杜甫一首《春夜喜雨》反映了人们对春雨的赞美和美好生活的期望。

好雨知时节，当春乃发生。

随风潜入夜，润物细无声。

雨水前后，正月十五有个重要的节日“元宵节”。因为这是新年第一个月圆夜，与七月十五的“中元”和十月十五的“下元”相对而言，又称为“上元”“上元节”。历代这一节日有观灯习俗，也称为“灯节”。元宵节同时也是一个浪漫的节日，在封建传统社会中，年轻女孩不允许出外自由活动，但是元宵节却可以结伴出来游玩，是一个交谊的机会，未婚男女借着赏花灯也顺便可以为自己物色对象。

“正月十五吃元宵”。“元宵”作为食品，在我国由来已久。宋代，民间即流行一种元宵节吃的新奇食品，最早叫“浮元子”，后称“元宵”，生意人称其为“元宝”。元宵即汤圆，元宵是北方人的叫法，是摇出来的，南方人称汤圆，是包出来的，多以芝麻、豆沙、果仁、核桃仁、枣泥、白糖、玫瑰、黄桂等为馅，用糯米粉或包或摇制出来，主要通过水煮来食用的圆形食品。

元宵节家家户户要吃元宵，先敬神祭祖，然后全家或情人聚食，象征合家团圆和美满姻缘。元宵节是小年，过了元宵节，才算过完了年，也预示着人们即将开始投入到充满希望的新一年的工作、学习、生活之中。在老北京的传统习俗中，人们习惯在元宵节逛庙会时购买“驴打滚”品尝。驴打滚是一种豆面糕，属于清真民族风味小吃，是将熟黄米揉成团，撒上炒熟的黄豆面，再加入赤豆馅，卷成长条，撒上芝麻、桂花、白糖食用。旧时食摊售卖“驴打滚”时，随制随撒豆面，犹如毛驴就地打滚沾满黄土似的，故得此谐名。中华老字号北京稻香村专门针对“春风遍吹，冰雪融化，雨水渐增，预示春天即将到来”的雨水节气，研发出“雨水望春蜜饼”。其是用蜂蜜和鲜柚做馅制成的酥松饼皮点心，入口丝丝香甜，但甜而不腻，柚香爽口，很受人们的欢迎。

元宵、汤圆、驴打滚以及稻香村蜜饼，均以糯米、黄米、黄豆、小麦粉、芝麻、红豆、白糖、蜂蜜等健脾益气、祛除湿邪的食物为主组成，同时还在馅料中加入玫瑰、黄桂、鲜柚等行气开胃、帮助消化的食物，适合雨水节气的养生需求，具有一定的保健价值。但因其味甘，有“缓”的致病特性，过食易于损伤脾胃，产生痰湿，故不宜多吃、常吃。

由于自然界的春季与人体五脏中的肝脏相对应，均归属“木”行，因此人们在春季肝气容易过旺，肝木偏亢则乘脾土，致使对隶属“土”的脾胃功能产生不良影响，妨碍食物的正常消化吸收。

有鉴于此，唐代医学家、养生家孙思邈提出：

春日宜省酸增甘，春时宜食粥。

就是说在五味之中，因为酸味入肝脏能补肝，甘味入脾脏能补脾，雨水时节肝气容易过旺，克制脾土，所以此时要少吃酸味，如乌梅、酸梅、山楂、柠檬、调味醋等，以免肝脏功能偏亢；适当吃一些甘味，像山药、红枣、小米、糯米、薏苡仁、豇豆、扁豆、黄豆、胡萝卜、芋头、红薯、土豆、南瓜、桂圆、栗子等，以此增强脾胃功能。同时宜少食生冷油腻、难以消化的食物，以养护脾胃。

至于在雨水节气适当多食粥，是因为粥以补脾益胃的谷米组成，且水米交融，既香甜可口，又便于消化吸收，若结合雨水节气寒湿偏多的特点，选加薏苡仁、白扁豆、山药、芡实与高良姜、桂圆肉等健脾渗湿或散寒除湿的药食两用之品，效果更好。

雨水养生代表药膳食疗方

金橘小米粥

【原料】

金橘 20g，鲜山药 100g，小米 50g。

【做法与用法】

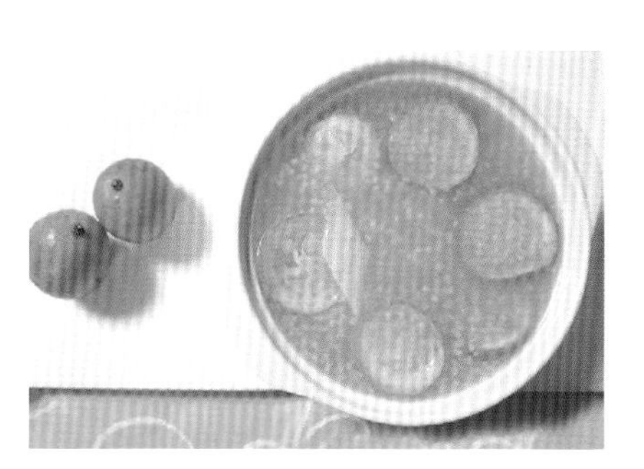

金橘洗净，切片；山药洗净，去皮，切片；小米淘洗干净。三物一同入锅内，加适量清水，用大火煮开，改用小火熬至米熟粥稠，根据个人习惯加入适量白糖调味即成。直接食用。

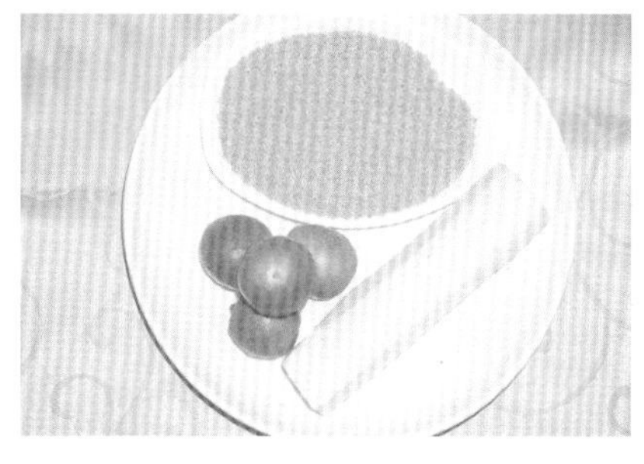

【专家点评】

金橘盆景，绿叶如碧，金果累累，颜色鲜亮，并有芳香，同时“橘”与“吉”谐音，寓意“吉祥”。因此，我国许多地区尤其是南方地区常将其作为“年橘”，春节期间摆放于室内，既能增加节日喜庆气氛，同时也有怡情养生的保健价值。

金橘为芸香科植物金橘、金弹、金柑的成熟果实，既是水果，亦为良药。清朝医学家王孟英《随息居饮食谱》记载："辛甘，温。醒脾……化痰，消食"，《中国药植图鉴》指出："治胸脘痞闷作痛……食欲不佳。"因其味辛香、性质微温，故有疏肝解郁、行气止痛的功效。而其味甘甜，又有健脾开胃、消食化痰的作用。所以金橘是疏肝健脾的佳品。

本方又名"金橘山药小米粥"，方以金橘为主，合入健脾益胃的山药和小米组成，使全方具有疏肝健脾、行气止痛、开胃消食的综合功效。适用于雨水前后、正月时节的养生保健，可使肝气调畅、气血旺盛、脾胃强健、纳食馨香。亦适用于肝气郁结、脾胃虚弱所致情志抑郁、头痛烦躁、胸闷腹胀、食欲不振、嗳气打嗝、大便不畅等病证的调治。

【食用注意】

因牛奶中的蛋白质遇到金橘中的果酸会凝固，不易消化吸收，会产生腹胀等不适表现。因此食用金橘小米粥前后一小时不可喝牛奶。

砂仁鲫鱼汤（选自《饮膳正要》）

【原料】

鲫鱼 4 条（1000g），砂仁、陈皮、小茴香、辣椒粉各 6g，胡椒粉 3g。大蒜、生姜、小葱、精盐、植物油、清汤各适量。

【做法与用法】

鲫鱼去鳞、鳃、内脏，洗净，沥干水；陈皮洗净，切丝；大蒜剥皮，切片；生姜、小葱洗净，切成姜片、葱段。砂仁、陈皮丝、小茴香、辣椒粉、胡椒粉及蒜片、姜片、葱段用盐和匀待用。将调拌好的药物和调料分4份分别装入鱼腹内。先将锅置火上，烧热后放入植物油，将鲫鱼下油锅中煎制，待鱼黄至熟，即可捞出沥油。另起热锅，加植物油少许，煸姜片、葱段出香，注入清汤或热水，调好味后，再将已煎熟的鲫鱼下汤内略煮，待汤沸后即可。直接食用。

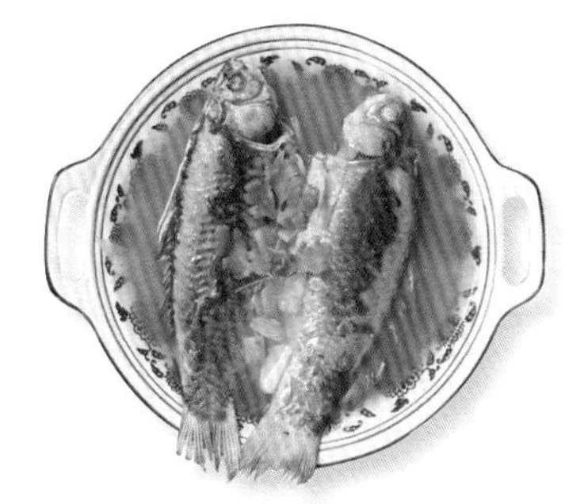

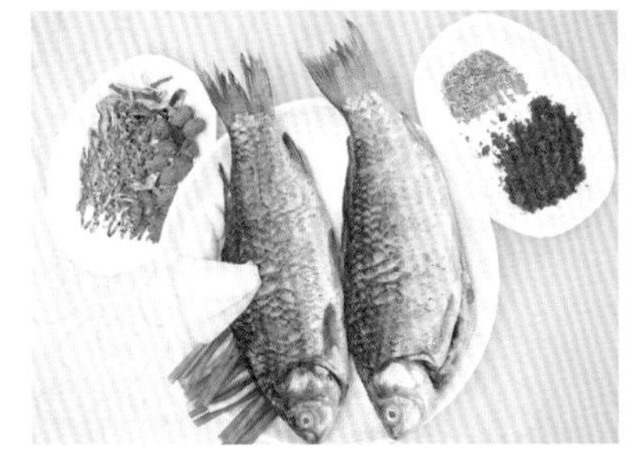

【专家点评】

鲫鱼味甘、性平，入脾、胃、大肠经，明代医学家缪希雍《神农本草经疏》说“鲫鱼入胃，治胃弱不下食；入大肠，治赤白久痢、肠痈”，明代医药学家兰茂《滇南本草》说：“和五脏，通血脉，消积。”功效健脾和胃、利水消肿、疏通血脉。主治脾胃虚弱所致食少反胃、产后乳汁不行，以及水肿、痢疾、痈肿等病证。

砂仁既是调料，又是药材，为药食两用物品。其味辛、性温，入脾、胃、肝经，有化湿行气、行郁消滞、温中安胎的作用，宜于脾胃虚弱、脾胃湿阻所致食少腹胀、腹痛泄泻，以及肝胃气滞所致胸闷嗳气、胃腹胀闷与妊娠呕吐、胎动不安的调治。如清朝汪绂《医林纂要》说（砂仁）“和脾胃，开郁结”，清朝医学家黄元御《玉楸药解》说：“和中调气，行郁消滞。”

本方源于元朝饮膳大臣忽思慧的《饮膳正要》，方由鲫鱼和砂仁为主，配合药食两用、具行气除胀与温中止痛功效的陈皮、小茴香、辣椒、胡椒组成。全方合用，共奏温中行气、行郁消滞、健脾利水的作用。适用于雨水前后、正月时节的养生保健，可使肝气舒畅、气血旺盛、脾胃强健、消化正常。此外也适用于脾胃气虚、食积水停型慢性胃炎、溃疡病、慢性肾炎所致食少腹胀、腹痛泄泻、肢体水肿、小便不利，以及肝胃气滞引起妊娠呕吐、食欲不振、胎动不安等病证的调治。

姜韭滚猪红

【原料】

生姜60g，韭菜100g，猪红（即猪血）500g。精盐、麻油、胡椒粉各适量。

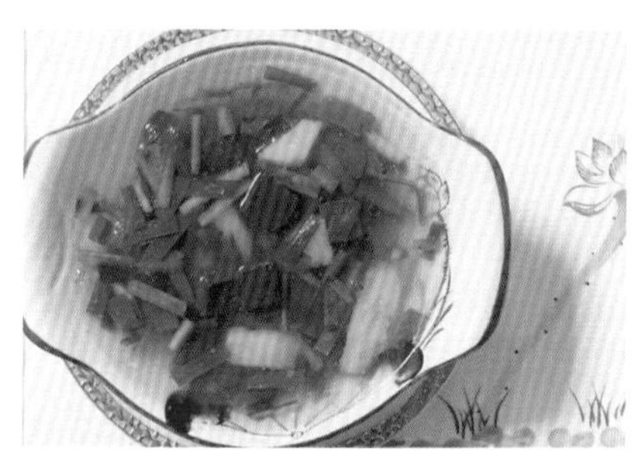

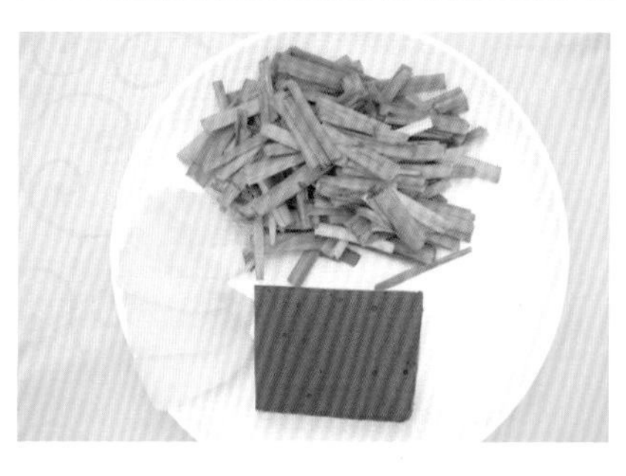

【做法与用法】

生姜去皮后，切为大块，刀背拍裂；韭菜，洗净，切段状；猪红，洗净，切块。铁锅中加入清水1250mL与姜，大火煮沸后，再加入猪红，稍熟，最后入韭菜，煮沸，调入适量精盐、麻油和胡椒粉即可。佐餐食用。

【专家点评】

生姜既是食材，又是药材，属药食两用的物品。其味辛辣、性微温，归肺、脾、胃经，具解表散寒、温胃止呕、化痰止咳之功，宜于风寒感冒、胃寒呕吐、寒痰咳嗽的调治。如南北朝时期医药学家陶弘景《名医别录》说“主伤寒头痛鼻塞，咳逆上气”，唐朝医学家甄权《药性论》说：“止呕吐不下食。”民间亦有“上床萝卜下床姜，不用医生开药方”的养生谚语。也就是说早晨起床后喝点姜汤、姜茶，早饭小菜吃点鲜姜丝、腌姜片，有振奋阳气、提神醒脑、散寒除湿、温暖脾肺的保健作用。

本方又名“拍姜韭菜滚猪红汤”，为广东地区民间验方。“拍姜”是广东地区烹调用姜常用方法，即把刮皮后的大块姜用刀背拍裂，放入汤中，其气与味更易溢出。“滚汤”则是广东地区汤品煲、滚、炖、烩四法之一，是清水与姜大火烧沸后，放入蔬菜与肉食材料，至刚熟即可，特点是汤清味鲜。

本方以拍姜为主，合入升阳温中、春季最佳应季食物韭菜，及其以血补血、具补血功用的猪血组成。全方共奏温补阳气、补血养血、散寒除湿之功。适用于雨水前后或春季“倒春寒”所致头痛身重、咳嗽咯痰、食欲不振、胃腹饱胀等的调治。

另外，由于本方由除尘利肺、通便排毒的猪血、韭菜，宣肺祛痰、发汗排毒的生姜为主组成，因此亦适用于经常处于雾霾地区的人。邓沂教授在本方基础上，加上祛痰通便、排除霾毒的桔梗、杏仁、决明子各10g，以及可减轻雾霾对人体毒害作用的橄榄油适量，组成“宣肺排毒汤”，排毒效果更好。

红枣羊骨粥（选自《本草纲目》）

【原料】

红枣（去核）20～30枚，羊胫骨1～2根，糯米、食盐、胡椒粉适量。

【做法与用法】

羊胫骨即羊的四肢长骨，将其敲碎，与红枣、糯米加水，一起煮成稀粥，捞出羊骨，粥内加入适量食盐、胡椒粉调味即可。1 日内分二三次食完。

【专家点评】

红枣即大枣，是著名的、家喻户晓的药食两用物品，民间誉为“益寿果”，我国最早的药物学专著、东汉时期的《神农本草经》将其奉为上品，北魏时期贾思勰所著中国现存最早的一部完整农书《齐民要术》把大枣列为所述 42 种不同果品的榜首，中医认为大枣味甘，性温，入脾、胃、心经，《中华人民共和国药典》记载（大枣）“补中益气，养血安神。用于脾虚食少，乏力便溏，妇人脏躁”。现代研究证明，大枣含有丰富的营养物质，如蛋白质、氨基酸、多糖、维生素等，还含有钙、铁、钾、镁、锰、铝等多种元素，环磷酸腺苷为其活性成分，在充分成熟的大枣中含量非常高，具有增强免疫、美容养颜、促进睡眠、解毒保肝、防治贫血，抗氧化、抗肿瘤、抗过敏等药理作用。

羊胫骨即羊的四肢长骨，内有骨髓，中医认为肾藏精、精生髓，髓又能养骨，由于以形补形、以脏补脏的缘故，所以羊骨有补肾益精、充髓养骨的作用。又因羊喜动少静，“阴静阳躁”，故羊骨兼具温补肾阳的功效。如南朝陶弘景《名医别录》指出，羊骨“主虚劳，寒中，羸瘦”。明朝李时珍《本草纲目》记载，羊骨主“虚冷劳，脾弱、肾虚不能摄精、白浊。除湿热，健腰脚，固牙齿……”

本方以益脾胃、补气血的大枣与脾肾双补、益精温阳的羊胫骨为主，合入味甘性平稍凉、补中益气的糯米，使全方具有脾肾双补、温阳祛湿的功效。本方适用于雨水前后、正月时节的养生保健，可使阳气生发、湿气得除、脾肾健旺，尤其对于脾肾不足、阳虚湿盛所致精神不振、身疲乏力、大便稀溏、小便不利、手足不温、腰脚无力等不适有较好的调治作用。此外，由于本方具益精髓、补气血之功，因此亦用于肾虚精亏、气血不足所致成人腰膝酸软、头晕目眩、神疲乏力、头发脱落，小儿出牙换牙、头发生长缓慢，以及贫血、血小板减少性紫癜等病证的辅助治疗。

雨水养生辅助药膳食疗方

春笋鲫鱼汤

【原料】

鲜春笋60g，鲜鲫鱼1条（约250g）。小葱、生姜、料酒、植物油、精盐、胡椒粉各适量。

【功效与适应人群】

本方具有疏肝行气、健脾祛湿的作用。适用于雨水前后、正月时节的养生保健，可使肝气舒畅、气血旺盛、脾胃强健、消化正常。亦适用于肝气郁结、脾胃虚弱所致情志抑郁、食欲不振、脘腹胀满、大便稀溏、排解不畅，以及脾虚湿盛引起四肢水肿、小便不利，尤其是妊娠脾虚水肿病证的调治。

薏苡党参粥

【原料】

薏苡仁30g，党参15g，粳米200g。

【功效与适应人群】

本方健脾祛湿、补益气血。适用于雨水前后、正月时节的养生保健，可使食欲增加、消化健旺、大便调畅。亦适用于脾胃虚弱、湿阻中焦所致食欲不振、脘腹胀满、大便稀溏、舌苔白腻等病证的调治，以及气血不足引起精神不振、肢乏无力等病证的调补。

【食用注意】

一般情况，依据个人口味可放入冰糖调味；若有胃凉胃痛、大便稀溏者，可放入适量红糖调味。大便燥结、胃热口臭者不宜使用本方。

猴头菇鸡汤

【原料】

土鸡1只（约1500g），猴头菇3朵，山药1根，红枣6颗。生姜、小葱、料酒、精盐各适量。

【功效与适应人群】

本方具有补气养血、健脾益胃的功效。适用于雨水前后、正月时节的养生保健，可使气血充盛、脾胃功能强健，达到精神、体力强健及其纳谷馨香、消化健旺的保健目的。亦适用于脾胃虚弱所致食欲不振、消化不良、脘腹胀满、灼热反酸病证的调治，以及气血不足引起神疲乏力、头昏眼花等病证的调补。

党参炒肚片

【原料】

党参20g，猪肚片300g，胡萝卜50g，水发白木耳30g。生姜、葱、盐、鸡精、料酒、素油各适量。

【功效与适应人群】

本方具备补中祛湿、消食通腑之功，适用于雨水前后、正月时节的养生保健，可使脾胃强健、湿气消除、纳运调畅；亦适用于脾胃虚弱、湿阻中焦引起食欲不振、食量减少、口黏口渴、饮不解渴、脘腹胀满、头晕头昏、四肢沉重、大便黏滞或排解不畅等病证的辅助治疗。

山药枣泥糕

【原料】

新鲜山药 500g，红枣、蜜枣各 250g，香油、白糖、桂花各适量。

【功效与适应人群】

本方出自《红楼梦》第 11 回，为贾府养生名点，具有健脾益气、祛湿止泻的作用。本方适用于雨水前后、正月时节的养生保健，可使气血旺盛、消化健旺、大便正常；亦适用于脾胃虚弱、湿邪偏盛尤其是儿童脾弱、老人脾虚致使大便稀溏或泄泻，伴精神不振、肢乏无力、食欲不振等病证的调治。

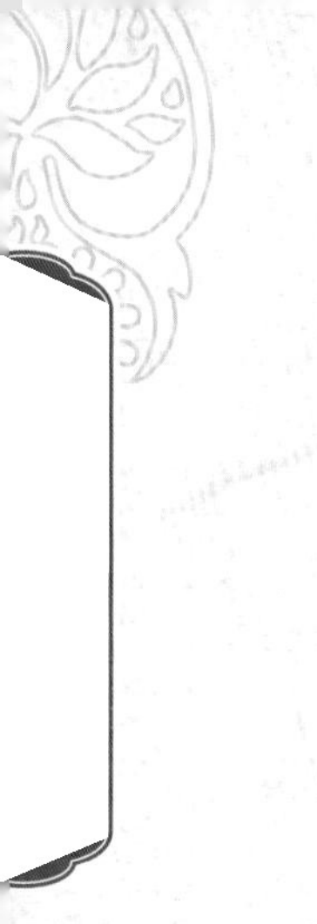

惊蛰雷声震百里，
春分蝴蝶舞翩翩。

三、惊蛰药膳食疗养生

惊蛰吃梨煮芋头预防感冒

“惊蛰”多在每年的公历 3 月 5 日前后，是春季的第三个节气，为反映自然生物受气候变化影响而出现生长发育现象的节气。“惊”是惊醒、惊动之意；“蛰”有蛰伏的含义，“惊蛰”的意思是说春雷始鸣，惊醒了蛰伏于地下冬眠的昆虫。

惊蛰前后，自然界阳气进一步旺盛，阳既主热，亦主躁动，因此气候暖和，蛰虫睡醒。我国古代将惊蛰分为三候：

一候桃始华，二候仓庚鸣，三候鹰化为鸠。

意思是说，蛰伏了一冬的桃花开始开花，并逐渐繁盛；仓庚即黄鹂鸟，感知到了春天的气息，发出了婉转悦耳的啼鸣；动物开始繁殖，鹰和鸠的繁育途径不大相同，附近的鹰开始悄悄地躲起来繁育后代，而原本蛰伏的鸠开始鸣叫求偶，古人没有看到鹰，而周围的鸠好像一下子多了起来，他们就误以为是鹰变成了鸠。

这个时节阳气逐渐旺盛，天气转暖，雨水渐多，春雷初响，蛰伏在泥土中冬眠的各种昆虫开始惊醒，过冬的虫卵也要开始孵化，有些地区已是桃花红、李花白，黄鹂鸣叫、飞燕归来的时节。相应的花信则是：

一候桃花，二候棣棠，三候蔷薇。

晋代诗人陶渊明《拟古·仲春遘时雨》吟曰：

仲春遘时雨，始雷发东隅。
众蛰各潜骇，草木纵横舒。
翩翩新来燕，双双入我庐。
……

此诗将惊蛰的物候描写得栩栩如生。实际上真正使冬眠动物苏醒出土、鸟雀活跃、百花开放的，并不是隆隆的雷声，而是气温回升到一定程度时土地的温度，更是动植物体内的生物钟在敲响。此时，除东北、西北地区仍处在冬季之外，全国大部分地区平均气温已上升到0℃以上，天气已经开始转暖，雨水渐多，与其他节气相比，惊蛰时的气温回升是全年最快的。

惊蛰是中国的一个重要节气，传统上习俗很多，大都与“惊醒的虫子”有关。惊蛰当天，在山东一些地区，人们要在庭院之中生火炉烙煎饼，意为烟熏火燎灭掉害虫。在陕西一些地区，人们要吃炒豆，将黄豆用盐水浸泡后放在锅中爆炒，发出噼噼啪啪之声，象征虫子在锅中受热煎熬、将死之前的蹦跳之声。在广西金秀县的瑶族，家家户户要吃“炒虫”，“虫”炒熟后放在厅堂中，全家人围坐在一起大吃大嚼，还要边吃边喊“吃炒虫了，吃炒虫了”，其实“虫”就是玉米，是取其象征的意义。

惊蛰时节最有代表性的习俗是“吃梨”。

“梨”者“离”也，意为在害虫复苏之日，即与害虫别离，以保一年里人们不生病，身体健康，庄稼不生虫害，五谷丰登。此外，赣南、闽西一带的客家人，在惊蛰这天要吃在热水中煮过的带毛芋头。

明代医学家李中梓《本草通玄》记载，梨有“生者清六腑之热，熟者滋五脏之阴”的保健作用。无论生吃梨或是熟食梨，于惊蛰日，都是一种寓食于节的民俗传承。春回大地，乍暖还寒，气候比较干燥，加上春季呼吸系统疾病较多，人们很容易感冒、咳嗽，而梨有润肺清心、消痰降火的功效，惊蛰前后吃梨，确实能预防感冒、气管炎等外感疾病，明显解除咽喉干痒疼痛、咳嗽咯痰以及大便秘结等不适。煮芋头剥皮后蘸糖吃，甜甜糯糯的，既美味好吃，又健脾益胃、宽肠通便，最宜惊蛰食用。

惊蛰后天气转暖，气温回升较快，但冷空气活动仍较频繁，有时会出现“倒春寒”现象。因此，惊蛰时节人们需根据天气冷暖变化及时增减衣服，预防感冒、咳嗽等外感疾病的发生。

进入惊蛰以后，随着天气转暖，人们时常会感到困倦无力、昏昏欲睡、老也睡不醒，这就是民间所说的“春困”。防治春困，要适当增加营养，给人体提供活动增多所需的给养，同时可适度吃一些“辛”味食物，如韭菜、洋葱、香椿等辛香蔬菜，可使肝气生发，改善“春困”不适。

惊蛰时节仍然要贯彻“省酸增甘”的饮食养生原则，应调畅肝之生发的特性，适当补益脾胃，饮食宜清淡稍温、富有营养。

多食用一些新鲜蔬菜及蛋白质丰富的食物，如春笋、菠菜、芹菜、鸡肉、鸡蛋、牛奶等，既保证肝气生发，又确保肝血充沛，也不致肥甘厚味太过而损伤脾胃。同时，生冷油腻等难以消化的食物，以及辛辣刺激的食物，都要少吃，以免助阳太过、脾胃受损。

惊蛰养生代表药膳食疗方

生梨贝母汤

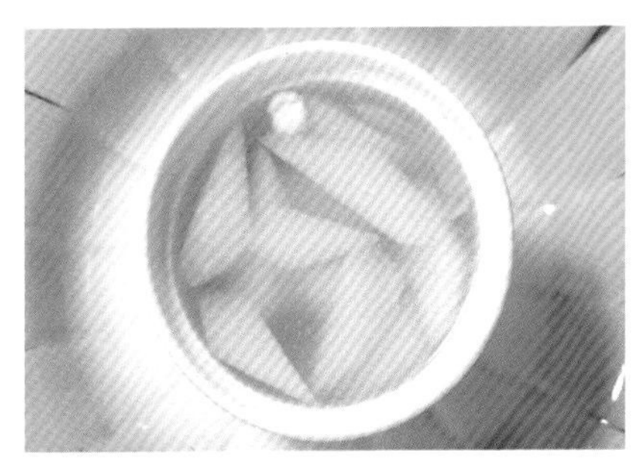

【原料】

生梨1只，川贝母3g，干橘子皮1小块。冰糖或蜂蜜适量。

【做法与用法】

鲜梨洗净去皮、核，切成小块；川贝母、橘子皮洗净，橘子皮切丝。将处理好的鲜梨、贝母、橘子皮一起放入碗内或炖盅内，加入化开的冰糖水或蜂蜜水适量和水1杯，上笼蒸1小时，取出，拣去贝母和橘子皮即成。喝汤吃梨。

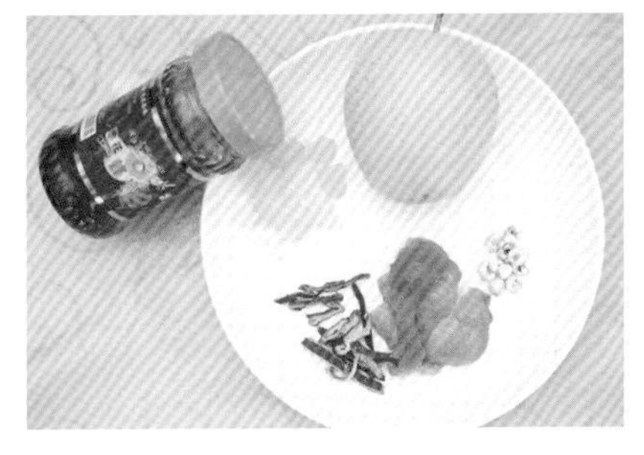

【专家点评】

我国民间素有"惊蛰吃梨"的习俗。梨者离也，因为惊蛰春雷初响，惊醒冬眠蛰伏的昆虫，虫害、疾病会多起来，所以惊蛰吃梨，寓意跟害虫分离，有其民俗价值。

惊蛰前后天气转暖，气温回升较快，虽说雨水渐多，但气候仍然比较干燥，加之人体阳气开始壮大，因此容易使人出现口干舌燥、咽痛音哑等"上火"的不适。另外，此时节一些病原微生物开始活动繁殖，常常使人罹患感冒、气管炎咳嗽咯痰、咽干咽痛等外感疾病。梨味甘酸、性质寒，入肺、胃经，有养阴清热、利咽生津、止咳化痰的功效，缪希雍《神农本草经疏》指出，"梨，能润肺消痰，降火除热"，最宜预防外感疾病，解除咽喉疼痛与咳嗽咯痰等不适或症状。

本方源于民间，方中以梨为主，合入清热润肺、化痰止咳的川贝母，除痰化湿、降气止咳的橘皮即陈皮，以及养阴清热、润肺止咳的冰糖与蜂蜜。全方合用，具养阴清热、除痰化湿、止咳宁嗽之功。适用于惊蛰前后、春天"上火"口干舌燥、咽痒咽痛的调养，以及阴虚肺热所致上呼吸道感染、急性气管炎咳嗽咽痒、咯吐黄痰、咯痰不利等病证的调治。

酒酿芋头鸡

【原料】

母鸡 1 只（1500g 左右），芋头 400g，酒酿 150g。生姜、小葱、八角、小茴香、酱油、精盐、植物油各适量。

【做法与用法】

鸡宰杀后，去毛、内脏，收拾干净，斩成小块，热水中汆烫去腥污；芋头清洗干净，削皮后切成块；姜、葱洗净，姜切片，葱切段。锅置火上，放入适量植物油，将鸡块下锅翻炒，倒入酱油上色，加入葱、姜和八角、小茴香，倒入热水、酒酿，大火烧开后转小火炖煮 15 分钟；将芋头放入锅中和鸡块一起炖煮半小时，炖到芋头软糯时，加入精盐调味，接着炖煮直到汤汁收紧，即可关火出锅。佐餐食用，食肉喝汤。

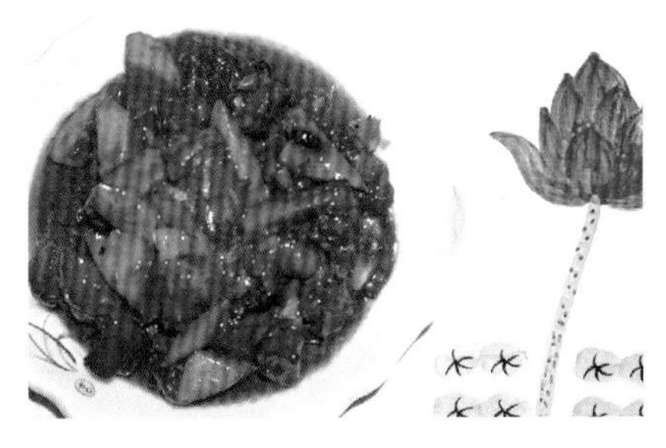

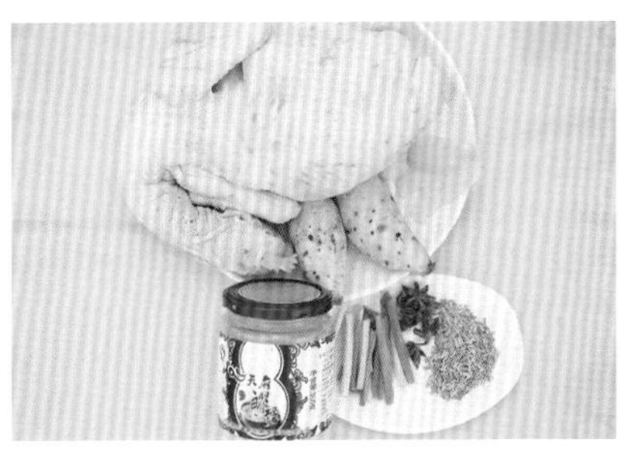

【专家点评】

赣南、闽西一带的客家人，有惊蛰吃煮芋头健脾益胃的养生习俗。芋头为天南星科植物芋的根茎，又名毛芋、芋艿，富含淀粉，营养价值近似于土豆，却不含龙葵素，易于消化而不会引起中毒，既可当菜食用，又能作粮充饥，既可作为主食蒸熟蘸糖食用，又可用来制作菜肴、点心，口感细软，绵甜香糯，是人们喜爱的根茎类食品。

芋头味甘微辛，性平，入胃、大肠经，具健脾益胃、散结解毒之功，宜于脾胃气虚所致食少乏力、形体消瘦、久痢便血，脾胃阴虚引起口渴便秘，以及气血郁结、痰瘀凝结导致腹中包块、淋巴结核、乳腺肿瘤等病证。唐代医药学家陈藏器《本草拾遗》说“开胃，通肠闭……破血”，五代时期《日华子诸家本草》说：“破宿血……调中补虚。”

本方为客家民间验方，以芋头为主，合入味甘微辛、性质温热，具益气养血、升阳散寒、活血止痛功效的酒酿，以及味甘、性温，具补脾益胃、益气养血、温阳散寒作用的鸡肉组成。全方合用，有补益脾胃、补养气血、升阳散寒的综合作用。适用于春季、惊蛰节气前后气血不足、脾胃虚衰所致神疲乏力、畏寒肢冷、食欲不振等病证的调补。亦用于妇女产后奶水不足、头痛身痛、大便艰难、恶露不尽等病证的调治。中年妇女经常食用，可使气血充沛，具有强健身体、美容养颜的保健功效。

【食用注意】

芋头虽营养丰富，老少皆宜，但需煮熟再吃，否则会刺激咽喉，多食则导致腹胀。芋头的黏液中含有皂素，剥芋头时，黏液沾到皮肤上，会引起过敏发痒。若遇此情况，可用生姜片或调味醋搓擦患处，亦可用热水泡手，即可止痒消肿。

芪杞炖乳鸽

【原料】

乳鸽1只（350g左右），黄芪20g，枸杞子10g。生姜、葱、精盐、黄酒、胡椒与清汤各适量。

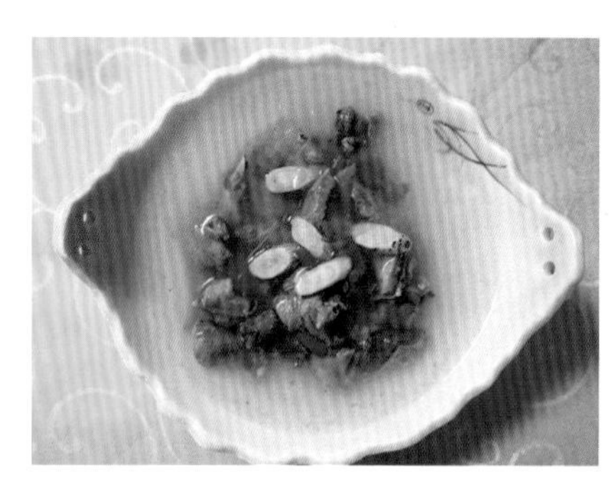

【做法与用法】

乳鸽宰杀后煺毛，除去内脏，冲洗干净，切块，沸水锅中焯去血污；黄芪洗净、润软、切片后装入纱布袋，扎紧袋口；枸杞子、姜、葱分别洗净，姜切片，葱切段。将焯过的乳鸽块与纱布袋、枸杞子以及适量的生姜片、葱段、黄酒和清汤或清水放入炖锅内，隔水大火炖1.5小时。捞出纱布袋，弃除姜、葱，加精盐、胡椒调味，即可上桌。佐餐食用，食肉喝汤。

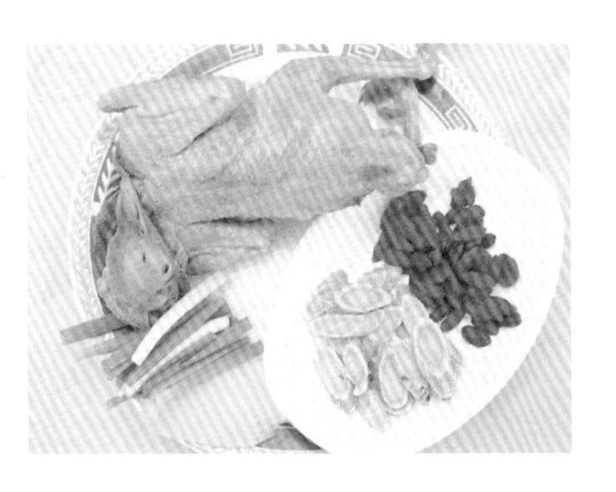

【专家点评】

鸽肉的营养价值极高，既是名贵的美味佳肴，又是高级的补养佳品。现代研究发现，鸽肉的粗蛋白含量为67.8%，粗脂肪含量为38.8%，其蛋白质含量高，超过鸡、鸭、猪、牛和羊等肉类的含量，脂肪含量低于其他肉类，不饱和脂肪酸含量达65.12%～65.22%，油酸含量特别高，占脂肪酸总量的39.93%，矿物质及微量元素高于一般动物性食物，在鸽肉中含17种以上的氨基酸和多种维生素、微量元素，是近年人们十分推崇的滋补保健佳品，有“一鸽胜九鸡”“天上飞的参”的美誉。

鸽肉味甘微咸、性平稍温，入肺、脾、肝、肾经，有滋阴壮阳、补肝益肾、补脾益肺、祛风解毒之功，主治身体虚弱、神疲乏力、形体消瘦、口干口渴、畏寒肢冷、腰膝酸软、妇女血虚经闭以及恶疮疥癣等病证。

黄芪为中国传统中药材之一，是补气佳品，亚于人参，俗称“小人参”，原国家卫生部（现为国家卫生健康委员会）早就将其列入“可用于保健食品的物品名单，现属“药食两用物品”。其味甘、性质微温，归脾、肺二经，功能益气升阳、补肺止汗、健脾利水、托疮生肌。主治气虚、气陷所致疲乏无力、食少便溏，中气下陷、久泻脱肛、脏器脱垂，肺虚自汗多汗、咳嗽气喘，脾虚水肿，痈疽难溃、久溃不敛等病证，以及慢性肾炎蛋白尿、糖尿病、慢性肝炎、过敏性鼻炎等病证。亦是治疗体虚乏力、食欲不振、经常感冒以及强体抗衰的调补药食佳品。黄芪可以用于炖汤、煮粥、代茶、浸酒或制成膏方食用。

黄芪主要含有苷类、多糖类、黄酮类化合物，尚含氨基酸及硒、锌、铜等多种微量元素。现代研究表明，黄芪能增强和调节机体免疫功能，提高机体的抗病能力；有抗疲劳作用，能改善贫血现象；能增强心肌收缩力，保护心血管系统，抗心律失常，扩张冠状动脉和外周血管，降低血压，降低血小板黏附力，减少血栓形成；有明显的利尿作用，能消除肾炎尿蛋白；能升高低血糖、降低高血糖；有较广泛的抗菌作用，对多种病毒所致细胞病变有抑制作用。另外，黄芪还有降血脂、抗衰老、抗缺氧、抗辐射与保肝等作用。

本方又名“北芪杞子炖乳鸽”，方以鸽肉为主，合入益气升阳、补肺止汗、补脾生肌的黄芪，以及滋补肝肾、补血益精的枸杞子组成。全方合用，有补肝益肾、补脾益肺、补养气血、升阳散寒的综合作用。适用于“春困”的防治，疮疡久不收口的调治。此外，亦用于大病初愈或术后，由于气血不足致使神疲乏力、食欲不振、头晕目眩、身体羸瘦，以及气虚体质引起自汗多汗、经常感冒的调补。

【食用注意】

调治疮疡久不收口的患者时，宜用生黄芪。

扶正安神汤（选自《医学衷中参西录》）

【原料】

炒白术、龙眼肉各 10g，山药、茯苓、莲子各 30g，陈皮 1 瓣；猪肋排骨 500g。生姜 2 片，食盐、胡椒粉适量。

【做法与用法】

猪肋排骨斩块、洗净、焯水后，与上述材料同放汤锅内，加适量清水，大火煮沸后转小火煲 1 小时左右，加适量精盐、胡椒粉即成。佐餐食用，食肉喝汤。

【专家点评】

本方由近代名医张锡纯《医学衷中参西录》专治气血俱虚、身体羸弱诸证的“扶中汤”化裁而成。

方以炒白术、山药、龙眼肉为主，炒白术味甘稍苦、性温，健脾益气、燥湿止泻；山药味甘稍酸、性平，补益脾肺、固肾涩精；龙眼肉味甘、性温，补脾气、益心血、安神智。合入茯苓、莲子健脾益胃除湿、宁心安神定志，陈皮和胃降气化痰，猪肋排骨益气养阴清热。

全方清淡爽口、性平不燥，具有益气养血、健脾祛湿、养心安神的作用。适用于惊蛰节气前后出现神疲乏力、头昏肢重、心烦急躁、失眠多梦等不适的调理。亦用于心脾气血两虚之人身体羸弱、神疲乏力、大便稀溏、记忆力差、心悸不寐等病证的调治。

惊蛰养生辅助药膳食疗方

生姜萝卜粥

【原料】

生姜 15 ～ 20g，白萝卜 100g，粳米 100g。红糖适量。

【功效与适应人群】

全方具有益气养血、散寒清热、通畅消滞的功效。适用于惊蛰前后寒暖不定，由于气血不足、感受风寒病邪所致精神不振、身体疲乏、头痛身痛、口干便结等病证的调治。亦用于体虚之人感冒等病证的预防。

腥草猪肺汤

【原料】

新鲜鱼腥草 100g，猪肺 1 个。生姜、精盐、麻油各适量。

【功效与适应人群】

本方为广东地区民间方，全方具有补肺益气、清热解毒、化痰止咳的作用。适用于惊蛰前后“倒春寒”天气感冒的预防，亦用于风热感冒、热痰咳嗽所致发热、微恶风寒、头痛身痛、咳嗽、咯吐黄痰等病证的调治。

芹菜大米粥

【原料】

连根旱芹 120g，粳米 250g。精盐适量。

【功效与适应人群】

本方具有清肝去火、通便定眩的作用。适用于惊蛰前后肝火偏亢所致性情急躁、头晕头痛、口干口苦、大便干结的调治，亦可用于肝火偏亢高血压病的辅助治疗。

【食用注意】

脾胃虚寒表现为胃痛胃寒、大便稀软甚至腹泻者慎用本方。

橘皮玫瑰茶

【原料】

橘皮半块、玫瑰花 10 枚。

【功效与适应人群】

本方具备燥湿化痰、行气和血的功效。适用于惊蛰前后以及春季，肝气郁结、脾胃虚弱人群，由于气血失和、痰湿偏多，出现情绪郁闷、胸痛身痛、面色晦暗等不适的调理。另外，肝气郁节、脾气虚弱体质者长期服用可祛斑退黄、美容养颜，气郁体质和痰湿体质者经常饮服有预防高血压、冠心病的保健价值。

羊肝菠菜汤

【原料】

羊肝 100g、菠菜 50g，植物油、香油各适量。

【功效与适应人群】

本方具有养肝清肝、增视明目的功效。适用于惊蛰前后，肝血不足、肝火偏亢之人出现视物模糊、两目干涩以及情绪急躁、大便干结等不适或病证的调理或调治。

四、春分药膳食疗养生

春分喝春菜滚汤疏肝补血

“春分”多在每年的公历3月20日前后，是春季的第四个节气，古时又称其为“日中”“日夜分”。元代吴澄《月令七十二候集解》说：

春分，二月中，分者半也，此当九十日之半，故谓之分。

西汉董仲舒《春秋繁露》说：

春分者，阴阳相半也，故昼夜均而寒暑平。

因此，春分的内涵有二，一是指古时以立春至立夏为春季，春分正当春季三个月九十日之中，平分了春季；二是指春分这天的时间白昼与黑夜平分，各为12小时。

“春分者，阴阳相半也”，即春分节气自然界阴阳之气各半，所以是昼夜均等、寒温平和的时节。中国古代将春分节气分为三候：

一候元鸟至，二候雷乃发声，三候始电。

“元鸟”，即玄鸟、黑色的鸟，燕子的别称，是春分来而秋分去的候鸟；“元鸟至”，是说春分节气后，阳气始盛，气候温暖，秋归的燕子便从南方飞来了。雷，为阳气之声，由阴阳相交而产生；“雷乃发声”，是说春分节气阴阳相半，因此阴阳相搏即发为隆隆雷声。“始电”，是说下雨时阴阳相搏，天空便要隆隆打雷，同时发出劈劈闪电。

由于阴主寒冷，阳主温热，春分阴阳相半后，阳气还将进一步盛大。因此春分之后，昼长夜短，严寒逝去，气温回升，我国除了全年皆冬的高寒山区和北纬45°以北的地区外，全国各地日平均气温均稳定升达0℃以上，尤其是华北地区和黄淮平原，日平均气温几乎与多雨的江南地区同时升达10℃以上，进入了春光明媚、气候温和的春季。相应的花信则是：

一候海棠，二候梨花，三候木兰。

这个时节，辽阔的神州大地上，岸柳青青，莺飞草长，小麦拔节，油菜花香，桃红李白迎春黄，海棠、梨花、木兰也渐次开放。在江南，降水迅速增多，进入春季“桃花汛”期；在“春雨贵如油”的东北、华北和西北广大地区，降水依然很少。

春分最是一年好时节，北宋文学家欧阳修在《阮郎归·南园春半踏青时》中对春分有过一段精彩的描述，写尽了春分节气里的春意融融。

南园春半踏青时，风和闻马嘶；

青梅如豆柳如眉，日长蝴蝶飞。

春分历来就有国家“祭日”，民间亦有“立春蛋”“吃春菜”“放风筝”等传统习俗。

“春分祭日”仪式，早在周代就已存在。《礼记》记载：“祭日于坛”，唐朝孔颖达注释：“谓春分也”。此俗历代相传，清代潘荣陛《帝京岁时纪胜》指出：“春分祭日，秋分祭月，乃国之大典，士民不得擅祀。”日坛坐落在北京朝阳门外东南日坛路东，又叫朝日坛，是明清两代皇帝在春分这一天祭祀太阳的地方。

每年的春分这一天，世界各地有数以千万计的人在做“中国民俗竖鸡蛋”的游戏。游戏者选择一个光滑匀称、刚生下四五天的新鲜鸡蛋，轻手轻脚地把蛋在桌子上竖起来。春分这一天为什么鸡蛋容易竖起来？首先，春分是南北半球昼夜等长的日子，呈 66.5° 倾斜的地球地轴与地球绕太阳公转的轨道平面处于一种力的相对平衡状态，有利于竖蛋。其次，春分正值春季的中间，气候温暖，不冷不热，春意盎然，花红草绿，人们心情舒畅、思维敏捷、动作利索，易于竖蛋成功。

春分时节，不少地方都有“吃春菜”的习俗。广东江门市开平苍城镇，昔日即有春分吃春菜的习俗。春分那天，村上的人都去田野之中采摘春菜，先用清水与生姜烧沸，再加上采回的春菜与家里的鱼片滚汤，刚熟即可，汤清味鲜，营养健康。有顺口溜赞美说：“春汤灌脏，洗涤肝肠。阖家老少，平安健康。”

清代诗人高鼎在《村居》中形象地展示了早春时节，孩子们在村边草地上放风筝的生动画面。

草长莺飞二月天，拂堤杨柳醉春烟。

儿童散学归来早，忙趁东风放纸鸢。

春分前后，尤其是春分当天，自古以来就是放纸鸢（风筝的雅称）的最好时节，不光儿童喜爱放风筝，往往连大人们也兴致勃勃地参与其中。

开平的春菜是一种野苋菜，乡人称之为“春碧蒿”，有清热利湿、疏肝通肠、补血养血的功效。春菜与鱼片滚汤，具有疏肝养血、清热利湿、通肠利便的功效。因此春分节气喝春菜滚汤，既有民俗价值，祈求人们像春菜一样生机勃勃，而且亦有保健价值，可使人体气血充沛，身体强健。

春分节气自然界阴阳之气各半，春分节气后，阳气还将进一步盛大。因此春分之后，阳光明媚，气候温和，雨水充沛，呈现出一派草长莺飞、春意盎然的景象，是一年最好的时节。

饮食养生上，首先要“以平为期”，保持阴阳寒热的均衡。

可根据个人体质情况进行合理搭配，如烹调鸭肉、河蚌、河蟹等寒性食物时，最好配合散寒的葱、姜、黄酒等；食用韭菜、韭黄、蒜苗等热性食物时，最好配合养阴的蛋类、猪肉等。

其次要多食甘味食物，一者可补养脾胃，二者可健脾祛湿。

如谷米、山药、鸡肉、鸭肉等即可补养脾胃；像薏苡仁、山药、赤小豆、鲫鱼等就能健脾祛湿。

最后可适当吃一些“春菜”，以应和自然界春季、人体肝脏生发的要求。

如应季的香椿、豆芽、蒜苗、豆苗、莴苣、韭菜、菠菜等春菜，可适当吃一些。

另外，春分时节要禁食偏升、偏降、偏热、偏寒的食物。

像羊肉、狗肉、白酒等即为偏升、偏热的食物，螃蟹、苦瓜、西瓜等又为偏降、偏寒的食物，宜慎食，以顺应春分节气的特点。

春分养生代表药膳食疗方

香椿豆渣饼

【原料】

嫩香椿芽200g，鸡蛋1个，豆渣（自家打完豆浆后留用）。面粉、胡椒粉、精盐、酱油、植物油各适量。

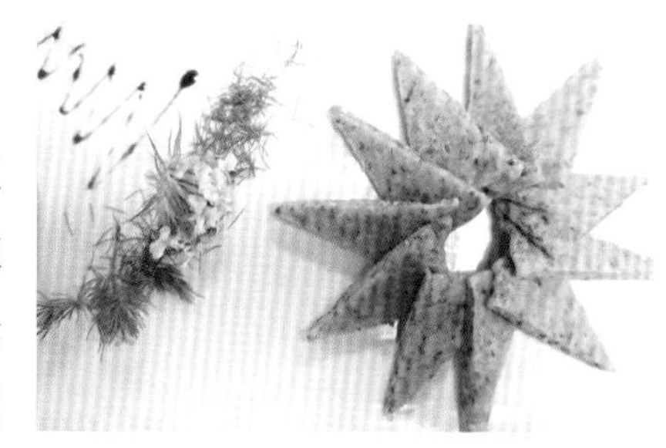

【做法与用法】

香椿芽洗净、切碎，放豆渣、面粉，打入鸡蛋，撒入胡椒粉、精盐，滴几滴酱油，加适量水搅成糊。平底锅热锅放油，用小勺舀一勺面糊，用勺的反面摊成小饼，一面煎好后再煎另一面，煎成金黄色即可。直接食用。

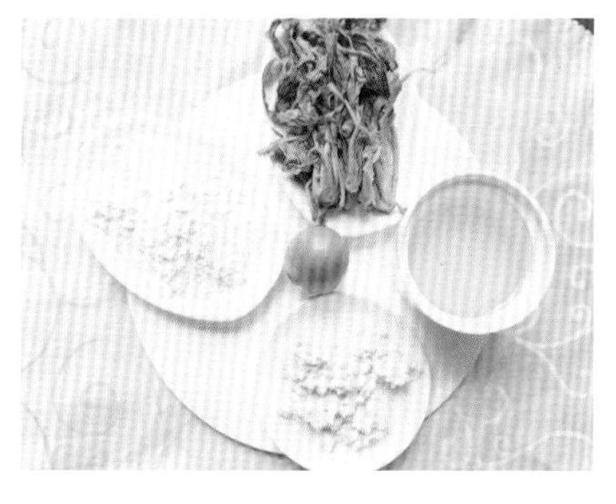

【专家点评】

香椿芽就是春季从香椿树枝条上抽出的嫩芽，又名香椿头、香椿尖等。每当春暖花开的时候，它便生长出嫩绿的枝芽来。可惜的是，香椿的“青春”太短，要不了几天就会变得叶大枝粗，失去了鲜香的味道。自古以来，香椿就以其嫣红的叶、油绿的梗、芳香浓郁的气味、鲜嫩爽口的味道，被公认为春季时令名菜。

香椿不仅营养丰富，而且营养均衡。现代营养学分析，香椿的维生素含量比番茄高一倍以上，蛋白质含量也居木本蔬菜之冠，还含有大量的粗纤维、胡萝卜素、尼克酸、维生素、钙、磷、铁等多种成分和元素。其中的天然醇素除了有消除精神疲劳和净化血液的功效外，还能提高肠道的吸收能力。中医认为，香椿是一味良药，其味辛甘稍苦、性质平和微温，有祛风散寒、清热解毒、化湿杀虫以及健脾理气的功效，可食用或外用，适用于肠炎、痢疾、尿道炎、子宫炎、疮疡肿毒、疥疮、斑秃等病证。

本方为民间验方，方中以升阳散寒、清热解毒的春季应时养生蔬菜香椿芽为主，合入补气养血、补脾益胃的鸡蛋，以及补脾益气的豆渣、面粉共同组成。全方具有疏肝健脾、清热通肠的作用。适用于春分前后或春季精神萎靡、身疲乏力、食欲不振、大便不畅等的调养。此外，亦适用于肠炎、痢疾、尿道炎、子宫炎、疮疡肿毒所致腹泻腹痛、大便脓血，或小便淋沥涩痛，或白带较多，或疮疡红肿疼痛等病证的辅助治疗。

【食用注意】

香椿为发物，就是可以引发疾病或导致宿疾发作或加重的食物。所以慢性疾病患者，尤其是过敏体质者应少食或不食。

红杞田七鸡

【原料】

枸杞子125g，田七10g，母鸡1只（约2000g），猪瘦肉100g，小白菜心250g，面粉150g。生姜、葱白、精盐、绍酒、胡椒粉各适量。

【做法与用法】

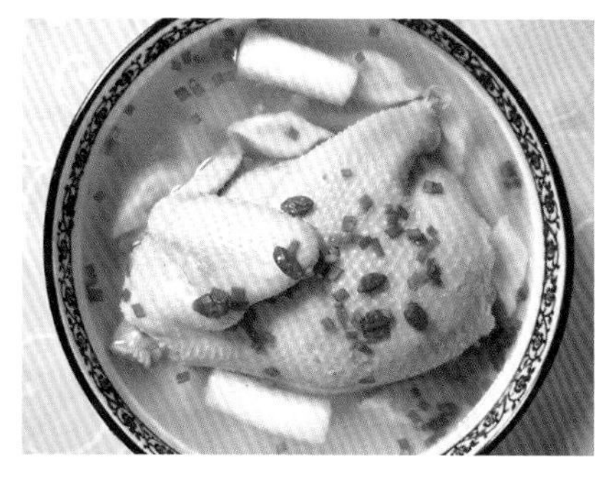

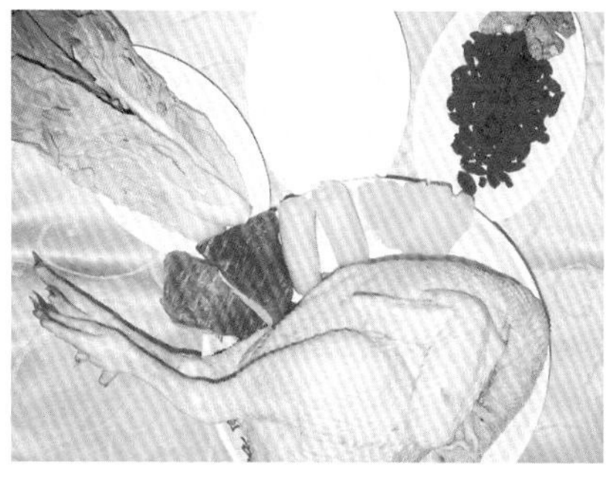

枸杞子洗净；田七 4g 研末，6g 润软；母鸡宰杀后去毛，剖腹去内脏，剁去爪，冲洗干净；猪肉洗净剁细；小白菜心清水洗净，用开水焯过，切碎；面粉用水和成包饺子面团；生姜洗净，切成大片，碎块捣姜汁备用；葱洗净，少许切葱花，其余切为段。整鸡入沸水中略焯片刻，捞出用凉水冲洗后，沥干水。将枸杞子、田七片、姜片、葱段塞于鸡腹内。鸡置锅内，注入清汤，入绍酒、胡椒粉，将田七粉撒于鸡脯肉上。用湿棉纸封紧锅口，上笼旺火蒸约 2 小时。取出，加少许精盐调味，撒上葱花即可。另将猪肉泥加精盐、胡椒粉、绍酒、姜汁和成饺子馅，再加小白菜拌匀。将面团分 20 份擀成饺子皮，包 20 个饺子蒸熟。吃鸡肉、饺子，喝鸡汤。

【专家点评】

枸杞子是中国传统亦食亦药的品种，现存最早的药物学专著、东汉时期的《神农本草经》即有记载，明代医药学家倪朱谟在《本草汇言》中指出："枸杞子能使气可充，血可补，阳可生，阴可长，火可降，风湿可去，有十全之妙用焉"。李时珍在《本草纲目》中也说："久服坚筋骨，轻身不老，耐寒暑。补精气诸不足，易颜色，明目定神，令人长寿。"

枸杞子味甘、性平，归肝、肾二经，功能滋补肝肾、补血益精、明目抗老，主治肝肾阴虚或肝血不足所致的头晕目眩、耳鸣耳聋、腰膝酸软、盗汗遗精等病证，亦可强体延年，使中老年人耳目聪明、面容美好、筋骨坚强。枸杞子入药膳可以炖汤、煮粥食用，也可泡茶、泡酒饮服。

枸杞子含枸杞多糖、甜菜碱、玉蜀黍黄素及枸杞素等活性成分，还含有脂肪、蛋白质、硫胺素、核黄素、烟酸、胡萝卜素、维生素C、亚油酸、微量元素及氨基酸等成分。现代研究表明，枸杞子对机体免疫功能有促进与调节作用，对学习记忆有保护作用，能增强生殖功能，可提高视力，对造血功能有促进作用。另外，枸杞子还有抑菌退热、降血糖、降血脂、降血压、抗衰老、抗突变、抗肿瘤、保肝及抗脂肪肝等作用。

田七即三七、参三七，味甘、性温，具化瘀止血、活血定痛之功，因与人参属同一科属，均为五加科多年生草本植物，故亦有很好的滋补强壮作用。清代医学家陈士铎在《本草新编》中称其“止血而兼补”。

本方为成都惠安堂滋补餐厅名方，以枸杞子、三七与益气补血、补脾益胃的鸡肉、猪肉为主，配合补脾、益气、清心的小麦面粉与升阳、通肠、清热的小白菜组成。枸杞子、三七相配，则补血而不滞，不犯呆补之弊，并且可使瘀血去而新血生。鸡肉、猪肉相配，滋补气血，使营血不乏生化之源。本方以血肉有情之品益精血而滋助化源，以草木有专功者为向导而直达病所，相辅相成。同时，在膳食品种上有菜肴、主食之分，在膳食构成上有粮食、蔬菜、肉食之别，设计合理，搭配科学，共奏滋补肝肾、补益脾胃、养血益气之功，性温不燥热，补而不壅滞，春分节气前后、春季凡属体虚不足、气血亏损者均可以此作为补益之良膳。

【食用注意】

凡外感疾病未愈，身患湿热病证，或其他急性病罹患期间，均不宜食用。

杞米烧茄子

【原料】

枸杞子10g，薏苡仁20g，圆茄子250g，咸鱼25g。生姜、大蒜、酱油、料酒、白糖及植物油各适量。

【做法与用法】

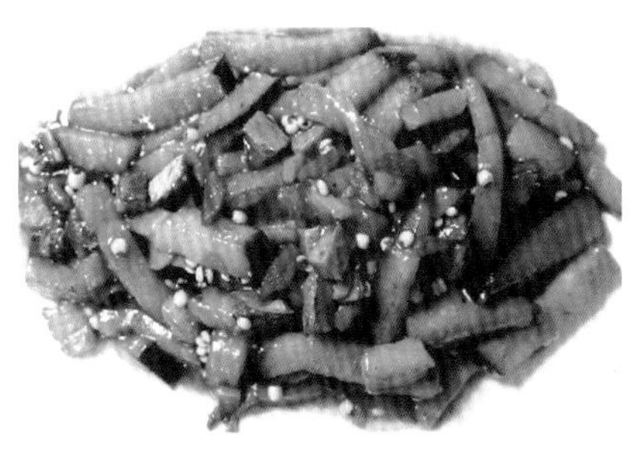

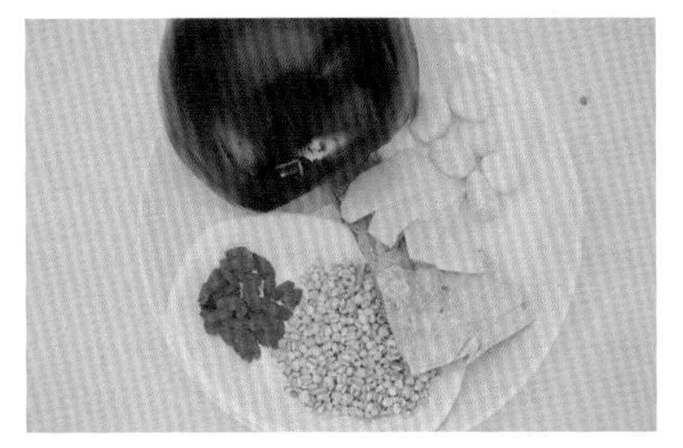

圆茄子洗净，切头去尾后切成条块状；咸鱼洗净，切成小块状；枸杞子、薏苡仁分别洗净；生姜洗净切片、大蒜剥皮切末。将锅置火上，加适量植物油，先将茄子块与咸鱼块在油中煸炒一下盛起，然后放砂锅中，加枸杞子、薏苡仁及生姜米、大蒜末、酱油、料酒、白糖略炒一下，加少量热水或清汤稍煮即可。佐餐食用。

【专家点评】

茄子，又名茄瓜、矮瓜，在古时候称为“落苏”。最有名的当属清代曹雪芹《红楼梦》中所提到的“茄鲞”，凤姐介绍说：“把才下来的茄子把皮刨了，只要净肉，切成碎钉子，用鸡油炸了，再用鸡脯并香蕈、新笋、蘑菇、五香腐干、各色干果子，俱切成丁子，用鸡汤煨干，将香油一收，外加糟油一拌，盛在瓷罐子里封严，要吃时拿出来，用炒的鸡爪子一拌，就是。”其营养价值很高，含蛋白质、脂肪、糖、钙、磷、铁以及维生素 A、维生素 B、维生素 C 等。与一般蔬菜不同的是，茄子还含有维生素 P，维生素 P 能增强细胞黏着力、促进细胞新陈代谢、保护血管弹性、提高微血管循环功能，有防治寿斑和皮肤干燥症、口腔炎等功效。

茄子味甘性寒，具有清血热、散瘀肿、止疼痛、通肠道等功效。如明代云南兰茂《滇南本草》说："散血，消乳疼，消肿宽肠"。清代吴仪洛《本草从新》说："一名落苏，甘寒而利，散血宽肠"。明代李时珍《本草纲目》也说："茄性寒利，多食心腹痛下利，妇人能伤子宫。"

本方又名"杞米鱼香茄子"，以补肝益肾、滋阴养血的枸杞子与补脾益气、清热利湿的薏苡仁为主，合入清热散瘀的茄子与开胃增纳的咸鱼组成。具有补肝养血、健脾渗湿、清热散瘀、开胃增纳的功效。适用于春分前后及春季肝脾虚弱、气血不足、湿热内盛所致神疲乏力、不耐劳累、食欲不振、口干口苦、大便黏滞等不适的调理。

【食用注意】

脾胃虚寒、胃寒腹痛、大便稀软者，以及妇女经期、孕期，不宜食用本方。

枸杞猪肝汤

【原料】

枸杞子 10g，枸杞叶 300g，五指毛桃 15g；猪肝 200g，猪排骨 250g，精盐、生姜适量。

【做法与用法】

枸杞叶洗净；猪肝切厚片、清水洗净，沥干后加精盐、生姜碎拌匀；猪排骨切块、焯水。将猪排骨、五指毛桃、枸杞子同放锅内，加适量开水，大火煮开后转小火煲 30 ～ 45 分钟，再加入猪肝片煮 10 分钟，最后加入枸杞叶，沸后即关火，调适量精盐即可。佐餐食用，食肉喝汤。

【专家点评】

枸杞子为枸杞的果实，枸杞叶是枸杞的嫩茎叶，前者味甘性平，后者味甘微苦性凉，均有滋补肝肾、益精明目的作用，枸杞叶兼具清热祛风之功。

五指毛桃，有南芪、土黄芪、广东人参、五爪龙、土五加皮等别称，为桑科植物裂掌榕的根，味甘、性温，炖汤有一股椰奶的甜香，具有健脾补肺、行气利湿、舒筋活络等功效，为两广、福建等地区常用的中草药，可用于脾虚食少浮肿、妇女带下，肺虚咳嗽、多汗，风湿痹痛、跌打损伤诸证的治疗，亦是日常煲汤养生的常见原料，有补虚、开胃、祛湿等保健价值。国医大师邓铁涛教授对五指毛桃赞誉有加："五爪龙即五指毛桃根，有南芪之称，此药性味和平，益气而不提气，扶正而不碍邪，虽有外邪亦不忌。""五爪龙，益气补虚功同黄芪（北芪），虽补气之力不及北芪，但不温不燥，药性温和，补而不峻，尤宜虚不受补之患者。"

本方为广东地区民间验方，方以滋补肝肾、益精明目的枸杞子、枸杞叶，以及养肝、补血、明目的猪肝和益精补血、强筋健骨的猪排骨为主，加上清甜可口的五指毛桃煲汤组成。全方合用，荤素搭配、色彩丰富、味道鲜美爽口，具有补肝清肝、养血明目、补气祛湿的综合作用。适用于春分前后精神不振、肢困乏力、视物昏花、心烦寐差等不适的调理。亦适用于肝肾不足、脾胃虚弱兼加虚火、湿热，出现神疲乏力、食欲不振、腰膝酸软、视物昏花、头痛目胀、口苦口黏、烦躁失眠等病证的调治。

春分养生辅助药膳食疗方

荠菜炒鸡丝

【原料】

鸡脯肉100g，鲜荠菜200g，春笋丝、火腿丝、水发香菇丝各10g。蛋清、生粉、精盐、料酒、白糖、色拉油、清汤各适量，葱末、姜末各少许。

【功效与适应人群】

本方具有益气养血、清肝定眩、健脾利水、凉血止血的功效。适用于春分前后、春季气血不足、肝气虚亢、脾气虚衰所致神疲乏力、情绪紧张、食欲不振等不适的调补。亦用于阴虚阳亢型高血压病腰膝酸软、头晕头痛，湿热偏盛引起小便淋沥不畅、涩滞疼痛或大便黏滞不畅、赤白脓血，以及血热、脾虚所致尿血、便血、牙龈出血、月经过多等病证的辅助治疗。

玫瑰三泡台

【原料】

玫瑰花干2～3朵，佛手片3g，春尖茶2g，带壳桂圆干2～3枚。冰糖20g。

【功效与适应人群】

本方为邓沂教授经验方，具有温阳补血、生津止渴、疏肝解郁、健脾和胃的功效，适用于春季、春分前后日常养生茶饮。经常饮用，可使气血旺盛、脏腑和谐而精神充沛、体力强健、食欲正常；亦用于肝郁气滞、肝胃肝脾不和所致精神郁闷、心情烦躁、胸胁脘腹胀痛、月经疼痛、食少腹泻等病证的调治。

补虚正气粥（选自《政和圣济总录》）

【原料】

黄芪30g，人参10g，粳米90g。白糖适量。

【功效与适应人群】

本方具有补益元气、健脾养胃的功效。适用于春分前后及春季气虚、脾弱体质所致身体羸瘦、心慌气短、体虚自汗等不适的调补。亦适用于慢性泄泻、脾虚久痢、食欲不振、气虚浮肿等一切气虚、脾弱之证的调治。长期食用，有益寿延年的作用。

春分太阳糕

【原料】

江米面200g，枣泥馅200g，黑芝麻、瓜子仁、桂花等各适量。

【功效与适应人群】

春分节气前后，北方许多地方如北京地区有吃太阳糕的习俗，太阳糕既是祭日的供品，又是应节的美味。传说早年京城有一家专做年糕的“袁记斋”小店，是大名鼎鼎“年糕袁”的前身。“袁记斋”年糕上都打着小鸡红戳，民间常称其为“小鸡糕”。一日小鸡糕被送进宫里，当日恰逢二月初一祭祀太阳神的“太阳节”，慈禧看到糕上朱红的小鸡非常高兴，赞叹道：“鸡神引颈长鸣，太阳东升，真是吉祥！”遂将小鸡糕命名为“太阳糕”，由此太阳糕即成为春分节气的专有食品。

太阳糕，就民俗而言，取“太阳高”的寓意，表达的是人们对太阳的感恩。就美食、药膳来说，太阳糕具有补脾胃、益气血的功效，因此适用于春分前后普通人群的平补，可使人消化功能强健、精神体力增强，同时也用于脾胃虚弱、气血不足之人食欲不振、大便稀溏、头晕乏力等不适的调治。

圣惠鸡肝粥（选自《太平圣惠方》）

【原料】

新鲜鸡肝 3 只，菟丝子 20g，大米 100g。

【功效与适应人群】

本方具有滋补肝肾、养血明目、健脾益气的功效。适用于春分节气前后普通人群的调补，可使人耳目聪明、腰脚有力、体力增强、夜卧安定。另外，本方也可用于诸多人群用眼过度，致使视物不清、头晕眼花、夜卧欠安等不适的调补。

清明行人魂欲断，谷雨纷纷洒甘泉。

五、清明药膳食疗养生

清明吃青团既祭祖又养生

“清明”多在每年的公历4月5日前后，是春季的第五个节气，为反映天气物候特点的节气。清明，乃自然界天清地明之意。如西汉司马迁《历书》说：

清明，时万物洁显而清明，盖时当气清景明，万物皆齐，故名也。

清明有上清下明之意，即天空清而大地明。我国古代将清明分为三候：

一候桐始华，二候田鼠化为鴽，三候虹始见。

“桐”，树木名，华而不实者为“白桐”；“桐始华”，是说这个时节首先是白桐花绽放。“鴽”，音rú，指鹌鹑类的小鸟；“田鼠化为鴽”，字面意思是田鼠变成了小鸟，内涵是过了清明节，喜阴的田鼠躲入洞穴，属阳的鹌鹑等小鸟开始活跃。“虹始见”，是说这个时节雨后的天空可以出现彩虹了。相应的花信为：

一候桐花，二候麦花，三候柳花。

清明前后，阳气进一步盛大，故气温升高，除东北与西北地区外，我国大部分地区的日平均气温已上升到12℃以上，长城内外，以至大江南北，天气清澈明朗，冰雪消融，草木萌发，桃李初绽，杨柳泛青，万物欣欣向荣，清洁明净的春季风光代替了草木枯黄、凋零枯萎、满目萧条的寒冬景象，到处给人一种清新明朗的感觉。虽然说“清明时节雨纷纷”，常常时阴时晴，但这指的是江南的气候特色，而此时的北方仍然温差很大，气温回升很快，降水稀少，干燥多风，是一年中沙尘天气多的时段。

清明与其他节气不同的是，其还是中国重要的传统节日，在2006年，清明即被列入第一批国家级非物质文化遗产名录，说明它在我国传统文化中占有重要地位。清明除了讲究“禁火”“寒食”“祭祖”“扫墓”外，还有“踏青”“蹴鞠”“荡秋千”“打马球”“放风筝”等一系列体育活动。

作为清明节重要节日内容的祭祖扫墓、远足踏青等习俗，主要来源于“寒食节”和“上巳节”。在古代，“寒食节”之后重生新火是一种辞旧迎新的过渡仪式，透露的是季节交替的信息，象征着新季节、新希望、新生命、新循环的开始。后来又有了“感恩”的意味，更强调对“过去”的怀念和感谢。寒食节要禁火、冷食、祭墓，清明节要取新火、踏青出游。

唐代之前，寒食与清明是两个前后相继但主题不同的节日，前者怀旧悼亡，后者求新护生，一阴一阳，一息一生，二者有着密切的配合关系。由于寒食与清明在时间上紧密相连，寒食节俗很早就与清明发生关联，扫墓也由寒食顺延到了清明。之后，清明和寒食逐渐合而为一，清明将寒食节中的祭祀习俗收归名下。同时，上巳节“上巳春嬉”的节俗也被合并到了清明节。所以，清明不仅是人们祭奠祖先、缅怀先人的节日，更是一个远足踏青、亲近自然、维护新生的春季仪式。

按传统习俗，清明时节，人们不生火做饭，只吃冷食。

在北方，老百姓常吃的有枣饼、麦面糕等，在南方，则多为青团、清明果和糯米糖藕等，其中以青团知名度最高。青团，主要流行于江南一带，主要用青艾，也有用浆麦草或其他绿叶蔬菜，和糯米一起舂合，使青汁和米粉相互融合，然后包上豆沙、枣泥等馅料，用芦叶垫底，放到蒸笼内蒸熟。蒸熟出笼的青团色泽鲜绿，香气扑鼻，是清明节最有特色的节令食品。目前，青团作为祭祀的功能日益淡化，而更多被人们当作春游小吃。

作为制作青团的主料“青艾”即鼠曲草，因其有祛风除湿、化痰止咳的功效，最宜清明前后雨水较多所致风湿疼痛、痰湿咳嗽的调治，因此青团不仅有祭祖的价值，又有养生保健的功效。

清明节气正处于春分之后，此时阳气渐盛，天气回暖，到处生机勃勃，人们远足踏青，或在郊外参加传统体育活动，亲近自然，可谓顺应天时，有助于吸纳大自然纯阳之气，驱散体内郁积的寒气和抑郁的心情，有益于身心健康。

清明之后，自然界阳气渐盛，气候温暖，雨水较多，湿气较重，容易使人产生疲倦嗜睡；而晴雨多变的天气容易使人发生感冒。

因此在饮食调养上，**清明时节不宜多食辛热、过于生发的食物**，如羊肉、狗肉要少吃，白酒也不宜多饮；**可多吃补脾利湿的食物和药材**，如山药、扁豆、糯米、薏苡仁以及党参、黄芪等。

人体自立春之后体内阴气已经很微弱，而肝气随着春日渐深而愈盛，在清明之际达到最旺。一方面，肝气要发挥其疏泄、调节气血的重要作用，需要肝血充沛，故**清明时节宜适当多吃些补肝、补血的食物**，如枸杞子、核桃、花生、红枣等。另一方面，肝气易于强盛，肝气强盛，易于产生肝郁和肝火，也容易伤脾、伤肺，所以应该**注意食用一些疏肝、清肝、健脾、润肺的食物**，如玫瑰花、佛手、金橘、荸荠、菊花，以及山药、扁豆、谷米、蜂蜜、石斛等，均可根据需要酌情食用。

清明养生代表药膳食疗方

养气安神汤

【原料】

西洋参 5g，薏苡仁一把，鲜山药半根，莲子 30 粒，乌鸡半只。生姜、精盐、胡椒粉各适量。

【做法与用法】

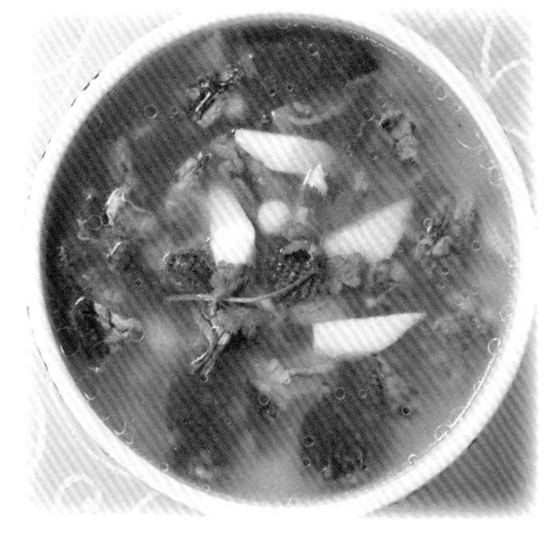

西洋参洗净；莲子、薏苡仁泡软；山药洗净去皮切成小块，清水泡去黏液；乌鸡清洗干净，砍成大块儿，开水焯去血沫；生姜洗净，切大片。乌鸡放入炖碗中，加入西洋参片、莲子、薏苡仁、山药、姜片和清水，隔水炖两个小时，加入精盐、胡椒粉调味即可。直接食用，食肉喝汤。

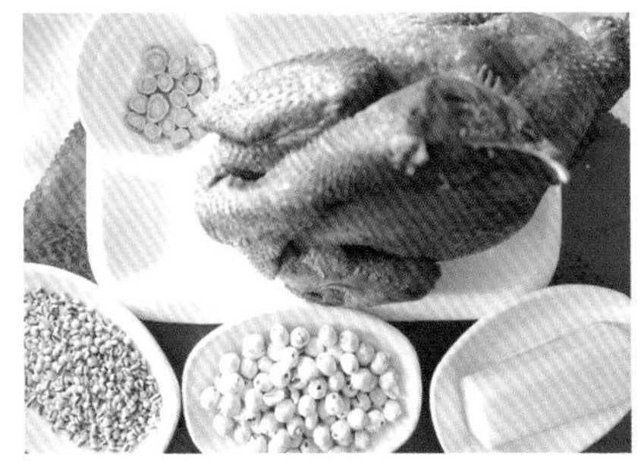

【专家点评】

西洋参味甘微苦、性凉，归肺、心、脾经，功能补气养阴、清热生津，主治气虚阴伤、心肺脾气不足所致神疲乏力、食欲不振、口干口渴、心烦急躁等病证。近代名医张锡纯在其《医学衷中参西录》中评价："洋参能补助气分……为其性凉而补，凡欲用人参而不受人参之温补者，皆可以此代之。"西洋参可以帮助人们抵抗疲劳、振奋精神、缓解压力，同时补而不易上火。因此，最宜清明前后气虚所致神疲乏力的调补。

本方为高级烹调师贺东升自创药膳方。方中以西洋参为主，配合健脾祛湿的薏苡仁、山药、莲子，以及补肝养血的乌鸡组成。全方合用，具有补气养血、健脾祛湿的功效。适用于气血不足、脾胃虚弱、湿邪阻滞所致"春困证"，如神疲嗜睡、身倦肢困、食欲不振、大便稀软、排解不畅等不适的调治。

桑叶菊花茶

【原料】

桑叶、黄菊花、薄荷、生甘草各10g。冰糖适量。

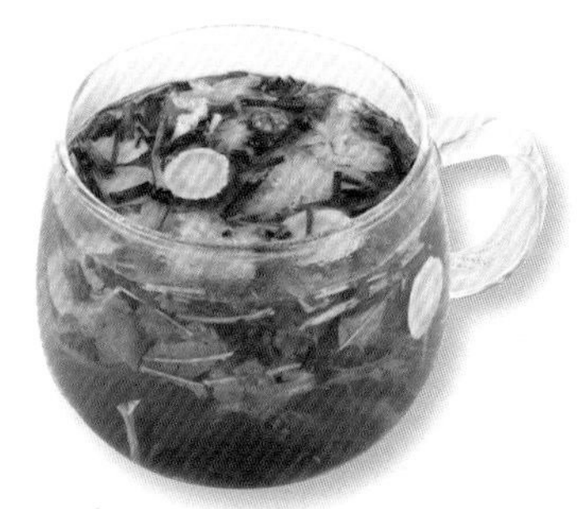

【做法与用法】

各物洗净，放杯中，开水冲泡。代茶饮用，随喝随添水，至味淡为止。根据需要，可加入适量冰糖。

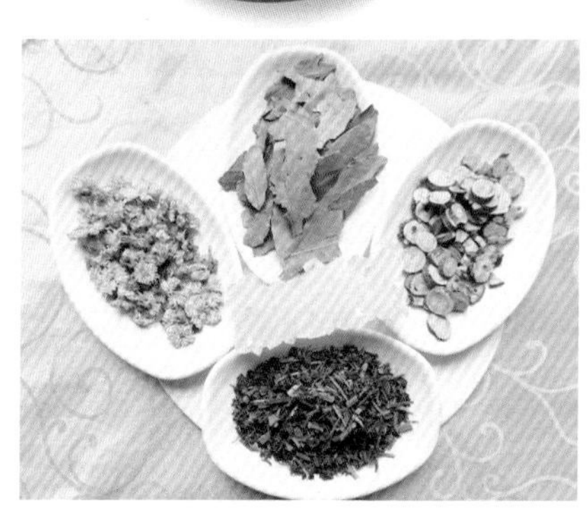

【专家点评】

桑叶、菊花具有协同作用，常搭配用于治疗风热感冒等表证，既能疏散体表风邪，也能清泄肺中邪热，而且长于清头目、利咽喉。另外，桑叶尚具润肺止咳之效，菊花还有清热解毒之功。因此两者同用，是治疗春夏气候温暖之时，风邪与热邪结合，外感风热所致发热、头痛、目赤、咳嗽等不适的良药。

本方以桑叶、菊花为主，合入薄荷、生甘草组成。薄荷味辛性凉，擅长外散风热、透汗解表，也能清头目、利咽喉，可明显增强桑叶、菊花的宣散风热之力。甘草生用，一者解表利咽、治咽喉肿痛，二者清小肠实火、疗小便短赤涩痛。上四物均为药食两用品种，合用具辛凉解表之功，同时还能顾及在上清解、在下清利。适用于清明前后伤风受热或春夏季节风热感冒，所致发热恶风，出汗不多，咽痛咳嗽，头痛较甚，眼目红赤，或小便短赤涩痛等病证的调治。

【食用注意】

应使用黄菊花。身热较甚、出汗较多者，原方去薄荷；咽痛不重或无小便短赤涩痛者，可去生甘草。

杞菊猪肝汤

【原料】

枸杞子 20g，白菊花 8g，玫瑰花 2g，红枣 30g，猪肝（或羊肝）500g。生姜、葱、精盐、黄酒、胡椒粉各适量。

【做法与用法】

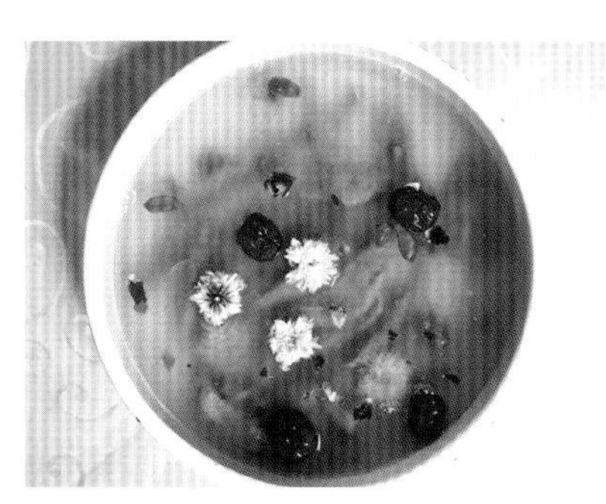

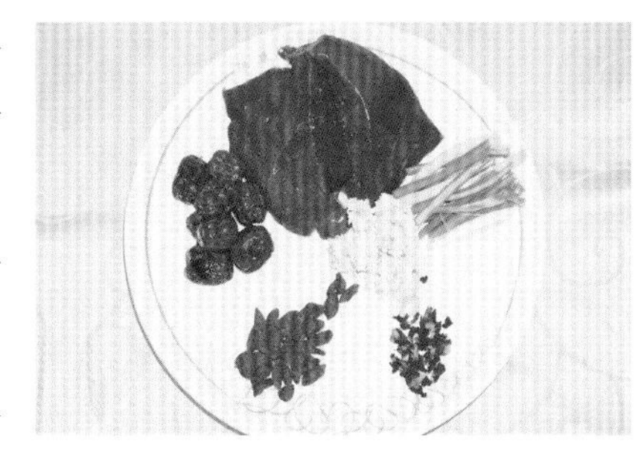

猪肝或羊肝洗净，切厚片，用沸水焯去血污；生姜、葱洗净，生姜切片、葱切段；各味配料洗净，将枸杞子、红枣装入纱布袋，扎紧袋口，菊花、玫瑰另放备用。将焯过的肝片与配料袋以及适量的生姜片、葱段、黄酒、清汤 2000mL 放入炖锅内，如常法用小火炖半小时，将熟时放入菊花、玫瑰，再煮 10 分钟，捞出配料袋，弃除姜、葱，加精盐、胡椒粉调味，即可上桌。佐餐食用，食肉喝汤。

【专家点评】

方中重用枸杞子、菊花和动物肝脏。枸杞子滋补肝肾、补血益精、明目抗老。白菊花平肝明目、祛风清热。猪肝或羊肝养血补肝、以脏补脏。

本方为邓沂教授经验方，以枸杞子、菊花和动物肝脏为主，合入理气解郁、活血散瘀的玫瑰花，益气养血、健脾益胃的红枣组成。全方合用，具有滋补肝肾、补血益精、清肝明目的功效。适用于春夏季节，由于肝肾精血不足、阴虚阳亢所致眩晕的调养，如阴虚体质或高血压患者眼花头昏、头痛目涩、面色萎黄、腰膝酸软，或看电视、使用手机、上网过久视力疲劳、眼睛干涩等，均可使用。另外中老年妇女若经常食用本方，亦有明目美颜的保健功效。

【食用注意】

菊花主要有黄菊花、白菊花两种。黄菊花以产浙江杭州的最好，所以又称杭菊，长于疏风清热，常用于外感风热所致的头痛目赤。白菊花产安徽滁州的最佳，因此亦称滁菊，此外尚有产于亳州的亳菊、产于黄山歙县的贡菊等名品，长于平肝潜阳，多用于肝阳上亢引起的眩晕头痛。由于本方主治阴虚阳亢所致眩晕，因此以白菊花最为适宜。

河蚌咸肉汤

【原料】

河蚌肉（焯过）300g，咸猪肉（焯过）100g。姜片、葱段、植物油、精盐、白胡椒、高汤各适量。

【做法与用法】

蚌肉切块，猪肉切片。将锅烧热后放入少量植物油，先煎咸肉，再加入姜片、葱段爆香，然后加入适量的高汤或清水烧开后，再把蚌肉倒入锅里炖煮二十分钟左右停火，加入适量精盐、胡椒粉调味即可。佐餐食用，食肉喝汤。

【专家点评】

河蚌肉，亦称剪刀肉、歪歪菜。春天是河蚌最肥美的季节，无论是红烧还是炖汤，口感均比其他季节的更加鲜美、紧实，也更富有营养。河蚌的吃法丰富多样，如河蚌咸肉汤、河蚌烧蒜薹、雪菜河蚌汤、春笋咸肉烧河蚌、芥菜西芹炒蚌边、春笋风鸡烧河蚌等。由于河蚌鲜味很浓，咸味很淡，加点食盐反使鲜味更加突出，因此搭配有咸味的食物如咸肉、雪菜一起烹调是常见的吃法。

现代研究表明，蚌肉营养丰富，含有糖类、蛋白质、矿物质和必需微量元素。其糖类含量高达32.17%，明显高于常见的水产贝类，其中含有丰富的多糖，发热量很高，是很好的能量贮存物质，有增强体力和耐力、改善疲劳、保护肝脏等功能。其含丰富而易被人体利用的必需氨基酸，占总氨基酸的39.6%，其中牛磺酸具有防止心血管疾病、增强免疫力、改善记忆力等生理活性；所含可提取的谷氨酸、天冬氨酸、甘氨酸等氨基酸，使其具有独特的鲜味，可作为良好的提鲜原料；含有丰富的微量元素，包括锰、铁、锌、铜和少量的钴、锶，锰、铁等的含量尤为丰富，锰可维持正常的糖代谢和脂肪代谢、改善机体的造血功能。此外，脂溶性维生素A和维生素D的含量也较高，有防治佝偻病的作用。近年来，随着人们生活水平的不断提高，对食品安全性、营养价值、风味都有了较高的追求，河蚌肉这种风味营养俱佳的食品及其制品日益受到青睐，目前已有河蚌肉软罐头、酒糟蚌肉软罐头，河蚌肉粉，调味料原料，以及河蚌多糖提取物、相关功能性制品问世。

本方为江南名菜，既为时令美味，亦有保健价值，如民间就流传着“春天喝碗河蚌汤，不生痱子不长疮”的俗语。方中蚌肉味甘、咸，性寒，有养阴清热扶正、清热解毒疗疮的功效，《全国中草药汇编》指出：“蚌肉，甘、咸，寒。止渴，除热，解毒，去眼赤。”咸猪肉味甘、咸，性凉，有养阴清热、益气补血的作用。两者合用，使本方具备滋阴补肾、清退肝火、补脾益气之功。适用于阴虚、湿热与阳盛等不良体质，预防夏季疖肿、痤疮、痱子等外科病证。由于清明节气属春末，人体阳气、肝气偏亢，同时该时段雨水较多、湿邪亦盛，因此未病先防使用本方，一方面滋补阴液、降解春末肝火，使夏季不至阳热、火热偏盛，另一方面补脾益气，使脾胃不虚、湿邪得除，从而消减夏季火毒、湿热，因此可预防夏季的疮痒肿毒。

清明养生辅助药膳食疗方

鼠曲草青团

【原料】

鼠曲草汁、糯米粉、豆沙或枣泥各适量。红糖适量。

【功效与适应人群】

本方具有祛风除湿、化痰止咳、健脾益气的功效。最宜清明前后雨水较多所致风湿性关节炎、风湿性肌炎所致肢体疼痛沉重或局部肿胀，痰湿咳嗽引起咳嗽气喘、痰多黏稠等病证的调治。也适用于脾胃虚弱、湿邪阻滞所致“春困证”的防治。

芎芷炖鱼头

【原料】

川芎、白芷各4g，鳙鱼头1个（约1000g）。生姜、绍酒、精盐、生抽、胡椒粉、植物油各适量。

【功效与适应人群】

本方具有祛风活血、补脑益髓、止痛定眩的功效。适用于春夏季节，由于肝肾精血不足、阴虚阳亢所致眩晕头痛等不适的调养。也适用于妇女气血不足、血寒凝滞所致月经推后、色暗量少以及痛经等病证的调治。

佛手郁金饮

【原料】

佛手片12g，郁金15g。蜂蜜适量。

【功效与适应人群】

本方有疏肝理气、清热解郁的功效。适用于春季、清明前后肝气偏亢、肝火旺盛所致性情急躁、易于发怒、睡卧不安、失眠多梦、口干口苦、大便干结等不适的调养。亦可用于肝气偏亢、肝火旺盛引起消化功能紊乱，出现食欲不振、恶心嗳气、胃腹胁肋疼痛等病证的调治。

杞芝荠菜饼

【原料】

枸杞子、黑芝麻各5g，荠菜10g，糯米粉、大米粉各50g。鸡蛋1

枚，食用油、酱油、精盐、猪油、香油、葱各适量。

【功效与适应人群】

本方又称“枸杞芝麻荠菜饼”，具有养血清肝、补肾润肠的功效。适用于清明节气前后普通人群与阴虚、阳盛不良体质者，出现目赤咽痛、头晕头痛、腰膝酸软、大便秘结等不适的调治。

大枣杂蔬汤

【原料】

大枣 30g，枸杞子 10g；玉米段 100g，胡萝卜块、藕块、冬瓜块、丝瓜块各 30g，西芹段 45g，水发香菇 20g。精盐、食用油各适量。

【功效与适应人群】

本方又称“大枣枸杞杂蔬汤”，具有益气补血、补益脾胃、清肝降火的功效。适用于清明节气前后普通人群的养生，可使人精神振奋、体力增强、食欲增加、情绪平稳。

六、谷雨药膳食疗养生

谷雨喝新茶清火祛邪明目

“谷雨”多在每年公历 4 月 20 日前后，是春季的第六个节气，为反映降水现象的节气，也是春季的最后一个节气。古人之所以将这一节气定名为“谷雨”，是取“雨生百谷”的意思，如明代王象晋《二如亭群芳谱》指出：

谷雨，谷得雨而生也。

谷雨有“雨生百谷”之意，我国古代将谷雨分为三候：

第一候萍始生，第二候鸣鸠拂其羽，第三候为戴胜降于桑。

“萍”，为水草，因与水相平、浮于水面，故称萍、浮萍，漂流随风，又叫“漂”。“鸣鸠”，即布谷鸟，之所以称之为布谷鸟，是因为它的叫声类似于“布谷”，又与“播谷”谐音、近义，有提示人们不要耽误播种的意思。“戴胜”，又名戴鵀（鵀，音 rén），古人称其为戴胜，是因为其头耸羽冠，如戴花胜，而民间则称它为花蒲扇、发伞头鸟；戴胜鸟本是一种在地上觅食的攀禽，平时很少在树上活动，谷雨时节，雨水较多，转而在树上繁殖后代，筑窝喂雏，因此经常来往于树上。

“萍始生”“鸣鸠拂其羽”“戴胜降于桑”，是说谷雨后由于降雨量增多，因此浮萍开始生长，布谷鸟不住地抖动羽毛，按捺不住满腔热情放声歌唱起来，桑树等树上也开始见到戴胜鸟了。相应的花信则是：

一候牡丹，二候荼蘼，三候楝花。

“荼蘼”即佛见笑、独步春、山蔷薇。由此从“小寒”节气“一候梅花”始，至“谷雨”节气“三候楝花”止，反映二十四节气物候变化的二十四番花信风，就此结束。

常言道：**“清明断雪，谷雨断霜”**。谷雨之后阳气继续盛大，寒潮天气基本结束。此时，除青藏高原和黑龙江最北部地区的温度较低外，我国大部分地区的平均气温都在 12℃以上。谷雨后的气温回升速度加快，同时雨量开始增多，此时正值桃花盛开，所以有“桃花雨”“桃花汛”之说。谷雨后回暖虽快，但各地的气候常有明显的差异。4 月底到 5 月初，气温要比 3 月份高得多，土壤干燥、疏松；空气层不稳定，易形成大风。在北方地区，大风、沙尘天气比较常见。在我国长江中下游地区、江南一带，往往开始明显多雨，而特别是华南地区，一旦冷空气与暖湿空气交汇，往往形成较长时间的降雨天气，也就进入了一年一度的前汛期。

谷雨前后是牡丹花开的重要时段，因此牡丹花也被称为“谷雨花”。“谷雨三朝看牡丹”，赏牡丹已成为人们暮春闲暇重要的娱乐活动。至今，除河南洛阳、山东菏泽之外，全国各地还有北京、上海、杭州、南京、苏州、芜湖、西安、成都、兰州等地的牡丹专类园，徜徉花海，但见繁花似锦，含蕊皆放，交错如锦，夺目如霞，灼灼似群玉之竞集。各色牡丹都千姿百态，争艳斗丽，冠绝群芳，馨香沁滋，对人们修身养性、怡情养生，大有裨益。

明代许次纾《茶疏》中谈到采茶时节时说：“清明太早，立夏太迟，谷雨前后，其时适。”朱权《茶谱》也提到品茶应品谷雨茶，诗云：“诗写梅花月，茶煎谷雨春。”

谷雨茶是指谷雨时节采制的春茶，又叫二春茶。春季温度适中，雨量充沛，加上茶树经冬季的休养生息，使得茶树芽叶肥硕，叶质柔软，色泽翠绿，香气怡人，滋味鲜活。谷雨茶除了嫩芽外，还有一芽一嫩叶的或一芽两嫩叶的，前者泡在水里像展开旌旗的古代的枪，被称为“旗枪”，后者则像一个雀类的舌头，被称为“雀舌”，与清明茶即头春茶同为一年之中的佳品。中国茶叶学会等有关部门就曾倡议，将每年农历“谷雨”这一天作为“全民饮茶日”。

谷雨茶为一年之中的佳品，所以谷雨是采摘春茶的好时节。

在南方，谷雨采茶是民俗，而喝谷雨新茶不仅解渴、提神，同时也有清火、祛邪、明目的保健功效。

暮春阳气渐盛，气候温热，北方地区大风较多，气候干燥，南方地区明显多雨，气候潮湿，感冒咳嗽、风湿痹病较多；而春阳内应于肝，又易引起肝阳上亢。

所以，谷雨时节在饮食养生方面，可适当地食用一些具有补血益

气功效的食物，或是养血柔肝、清热润燥、清热祛湿的甘平或甘凉的食物。如河鲜、湖鲜鱼类食物即可养血柔肝。

注意饮水，尤其是晨起喝杯温开水，多吃一些银耳、桑椹、蜂蜜，就有清热润燥的作用。此外，味甘微苦、性凉的绿茶有清热润燥的功效，如杭州的龙井茶、苏州的碧螺春茶、信阳的毛尖茶以及安徽黄山的毛峰茶、太平的猴魁茶、六安的瓜片茶等，此时开始就可适当饮用一些。白扁豆、赤小豆、薏苡仁、山药、冬瓜、白萝卜、鲫鱼、鲤鱼等都有良好的祛湿清热作用，可根据需要食用。

另外，此时节不宜进食羊肉、狗肉、麻辣火锅以及辣椒、花椒、胡椒等大辛大热之品，白酒也要少饮，以防助火升阳。养生谚语说："谷雨夏未到，冷饮莫先行"，因此要少食冷食，以免挫伤阳气、损伤脾胃。

谷雨养生代表药膳食疗方

谷雨养生汤（选自《温病条辨》）

【原料】

生梨200g，荸荠500g，鲜苇根100g（干品减半），鲜麦冬50g（干品减半），莲藕500g。

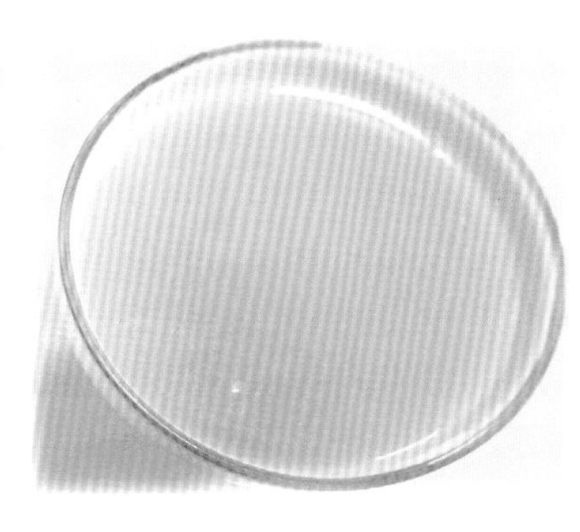

【做法与用法】

梨去皮、核，荸荠去皮，苇根洗净，麦冬切碎，藕去皮、节，然后以洁净纱布绞取汁液和匀或榨汁机榨取鲜汁，如无鲜苇根、鲜

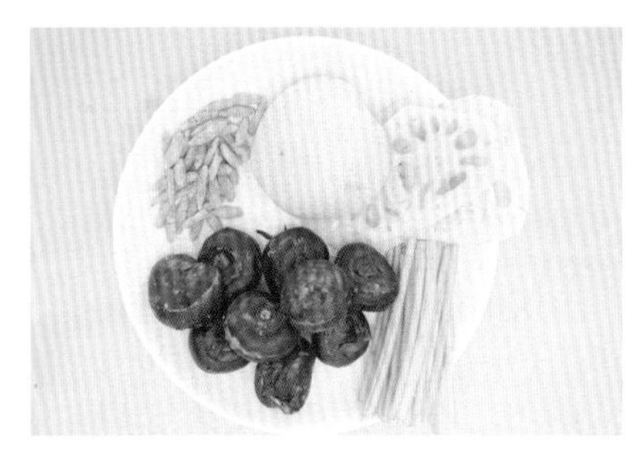

麦冬，亦可选用干品另煎和匀。亦可取鸭梨半个，荸荠5个，藕30g，鲜麦冬、鲜芦根各15g（干品减至10g），一起加水煎至1000mL。前者绞汁、榨汁隔水炖温服，后者煎汁稍凉温服。于谷雨当天上午9～11时和下午17～19时之间各饮用500mL。

【专家点评】

方中生梨、荸荠、莲藕均为新鲜果蔬。梨味甘微酸、性质寒凉，入肺、胃二经，具清热化痰、生津润燥之功，唐朝官方本草《新修本草》谓其“主热嗽，止渴”，李时珍《本草纲目》记载“解酒毒”。荸荠又名“马蹄”，味甘性平，也入肺、胃二经，有凉润肺胃、清热化痰的作用，可用于热病口渴、肺热咳嗽、消渴的治疗。鲜藕入药、入膳有生用、熟用两种，生者甘寒，能清热生津、凉血止血，故主热病烦渴与吐血衄血；熟者甘温，能健脾开胃、益血生肌，又主脾胃虚弱与血分亏损。苇根为药食两用物品，又名“芦根”，味甘性寒，长于清泄肺胃气分热邪、生津除烦、解毒止呕，主治热病热伤津液、烦热口渴等证。麦冬属药材，甘寒质润，入肺、胃、心经，功能滋肺养胃以润燥生津、清心养阴以除烦宁心，适用于热病伤津、口渴心烦、肺热燥咳等证。

本方源于清代医学家吴鞠通《温病条辨》的“五汁饮”，以其由五种汁液组成而命名。因于暮春谷雨时节气候温热、干燥时使用有养生保健价值，故又称“谷雨养生汤”。

方中以生梨、荸荠、莲藕新鲜果蔬为主，合入苇根与麦冬组成。全方合用，可奏清热养阴、生津止渴之功，是退热除烦、止渴疗嗽之佳饮。适用于谷雨时节温热、干燥气候的养生保健，既可清热生津，又可补血升阳。此外，也适用于温邪、热邪灼伤肺胃所致口渴心烦、干咳不止与热病后期、身热不退等病的调治，亦用于饮酒过多引起头痛烦渴、嗳气呕逆等不适的调理。

【食用注意】

本方略有滑肠的副作用，故阳虚畏寒体质、脾虚便溏患者应慎用。

党参蒸鳝段

【原料】

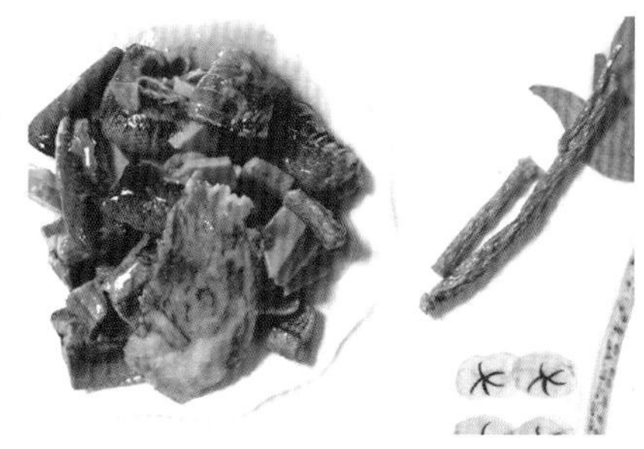

党参10g，当归5g，鳝鱼1000g，熟火腿150g。生姜、葱、料酒、精盐、味精、胡椒粉与鸡汤各适量。

【做法与用法】

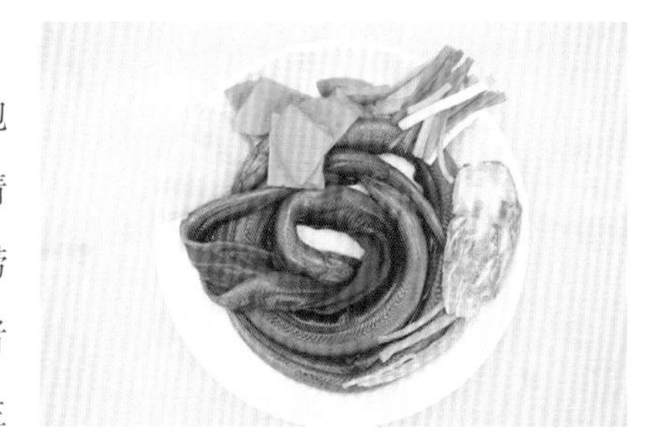

党参、当归洗净，清水泡软备用；鳝鱼剖后除去内脏，清水洗净，再用开水稍烫一下捞出，刮去黏液，剁去头尾，余者剁成段；熟火腿切成大片；生姜、葱洗净，生姜切片，葱切段备用。锅内放入清水，下入葱、姜、料酒烧沸后，把鳝鱼段倒入锅内烫一下捞出，装入汤钵内，再将火腿、党参、当归放于上面，加入葱、姜、料酒、精盐，再灌入鸡汤或清水，用绵纸浸湿封口，上蒸笼蒸约1小时至熟为止，取出启封，挑出葱、姜、党参、当归，加入味精、胡椒粉调味即成。佐餐食用，食肉喝汤。

【专家点评】

党参为中国传统中药材之一，是人参的替代品，为补气、健脾佳品，在我国部分地区也有用其食用调补的习惯，原国家卫生部（现为国家卫生健康委员会）早就将其列入“可用于保健食品的物品名单”，现属“既是食品又是中药材物质”。清代医药学家张山雷《本草正义》记载：“补脾养胃，润肺生津，健运中气，本与人参不甚相远。”赵燏臣《党参新研究》指出：“人参为温补峻烈之剂，用以峻补五脏之君药，党参为平补和缓之剂，用以滋养脾胃之要药。”其味甘性平，归脾、肺二经，功能补脾益气、养血生津，主治脾胃虚弱、气血不足、热病伤津所致体倦、乏力、食少、泄泻、头晕、面黄、口干等证，也是年老体弱、病后体衰者的药食调补佳品。党参作药膳使用可煮粥，炖汤，做菜，或打粉制糕饼食用，泡茶、浸酒饮用。

党参含甾醇、党参苷、党参多糖、党参内酯、蛋白质、维生素 B_1、维生素 B_2 及少量生物碱，还含有多种人体必需的氨基酸和微量元素等。现代研究表明，党参能调节胃肠运动，有抗溃疡的作用；能增强免疫功能与抗病能力；有兴奋呼吸中枢的作用；有明显升高血糖的作用；能升高红细胞、血红蛋白、网织红细胞，对化学疗法及放射疗法引起的白细胞下降有升高作用。另外，党参还有抗衰老、抗缺氧、抗辐射等作用。

鳝鱼味甘性温，入脾、肝、肾经，具补虚损、强筋骨、除风湿之功，主虚劳、阳痿、腰痛、腰酸膝软与风寒湿痹。火腿味甘咸、性温热，入脾、胃经，《随息居饮食谱》记载：“补脾开胃，滋肾生津，益气血，充精髓，治虚劳怔忡……健腰脚。”

本方为成都市中药材公司药膳科研组研发方，现各地均有使用。方中由益气养血的党参与补血活血的当归，以及鳝鱼和火腿组成。全方合用，具温补气血、活血通络、强健筋骨之功。适用于谷雨前后，雨水较多，风寒湿痹所致肢体、腰膝酸痛诸证的预防，亦用于气血不足所致风寒湿痹的调治。

海蜇猪骨汤

【原料】

海蜇头100g，猪骨头汤500mL。生姜、小葱、黄酒、精盐、干生粉各适量。

【做法与用法】

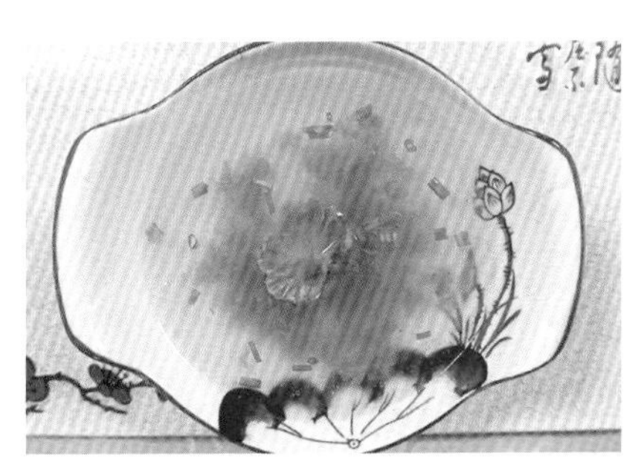

海蜇头洗净撕成小朵，拌上黄酒、精盐和干生粉待用。生姜、小葱洗净，生姜切片，小葱切葱花。锅置火上，放猪骨头汤，加生姜3片，煮沸，投入海蜇头，调味并撒上葱花，将沸起锅。直接食用。

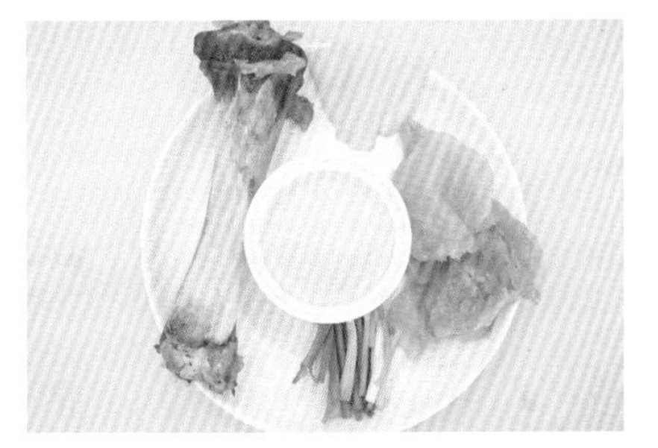

【专家点评】

海蜇，俗称为水母，体形呈半球状，上面呈伞状，白色，借以伸缩运动，称为海蜇皮；下有八条口腕，呈灰红色，叫海蜇头。海蜇皮、海蜇头皆可入药，海蜇头味咸、性平，入肝、肾经，有祛风解毒、化痰消积的功效，主治头风眩晕、风湿关节痛、疮疡肿毒、咳嗽痰喘、痞积肿块等病。海蜇煎液，静脉注射于麻醉兔，可以降低血压；灌注于兔耳血管及蛙全身血管后，亦有扩张血管的作用。临床上用海蜇与荸荠组成的雪羹汤，治疗各期高血压，疗效不错，可长期服用且无毒副作用，对早期患者更为适合。

本方为民间验方，各地都有使用。方中以祛风定眩、清热化痰的海蜇头为主，加入补益肝肾、清热解毒的猪骨组成。全方合用，具有补益肝肾、祛风定眩、清热解毒的功效。适用于暮春、盛夏时节，气候炎热、肝阳上亢所致头痛眩晕、口干口苦、大便干结、腰膝酸软等不适的调补。也适用于阴虚阳亢型高血压引起血压偏高、头晕面红、腰膝酸软等病的辅助治疗。

【食用注意】

脾胃虚寒，表现为食欲不振、胃凉胃痛、大便稀溏者，慎用本方。

山药芡实粥

【原料】

新鲜山药、粳米各100g，薏苡仁、芡实各20g。白糖适量。

【做法与用法】

新鲜山药洗净、去皮，切成滚刀块；粳米、薏苡仁、芡实分别淘洗干净。锅中先放入薏苡仁、芡实和适量清水，小火煮20分钟，再放入粳米，继续煮20分钟，最后放入山药块煮至粥成。随意食用，根据需要可调入适量白糖。

【专家点评】

山药、芡实功用相似，前者味甘微涩、性平，具有健脾益气祛湿、益肾固精涩遗的功用；后者味甘微涩、性平稍凉，具备固肾涩精、健脾止泻的作用。粳米味甘、性平，有补中益气、健脾和胃、疗止泻痢的效用。薏苡仁味甘、性凉，具利湿健脾、舒筋除痹、清热排脓的功效。白糖清热、生津、利尿，兼以矫味。

本方亦称“山药薏米芡实粥”，由山药、芡实为主，粳米、薏苡仁为辅组成，具有脾肾双补、健脾祛湿、固肾涩遗的功效。适用于普通人群或气虚、痰湿、湿热体质之人谷雨前后的养生，可有效改善头昏头重、肢体酸懒、食欲不振、大便稀溏、小便不利等不适。也适用于脾肾虚衰、痰湿、湿热偏盛所致大便稀溏、泄泻，小便淋涩不畅，肢体水肿，妇女带下、男子尿浊，以及湿痹、湿热痹关节肿痛等病证的辅助治疗。

谷雨养生辅助药膳食疗方

豆腐草菇羹

【原料】

豆腐200g，草菇50g，水面筋15g，冬笋、绿菜叶各50g。精盐、生姜、湿淀粉、植物油、芝麻油、鲜汤等各适量。

【功效与适应人群】

本方具有补气健脾、清热生津、开胃消食、升阳通便的作用。适用于暮春、盛夏时节，湿热偏盛、脾胃虚弱，所致食欲不振、胃腹饱胀、全身酸懒、四肢困乏、头重头昏、大便干结或大便黏滞不畅等不适的调补。

菊花龙井茶

【原料】

白菊花10g，龙井茶3g。冰糖适量。

【功效与适应人群】

本方具清热生津、平肝定眩之功。适用于暮春、盛夏时节，气候炎热、肝火上炎，所致头痛眩晕、面红口苦、大便干结等不适的调补，亦用于肝火上炎型高血压引起血压偏高、头晕面红等病证的辅助治疗。

【食用注意】

脾胃虚寒，表现为胃凉胃痛、大便稀溏者，慎用本方。

胡椒根蛇肉

【原料】

胡椒根 40 ～ 60g，蛇肉 250g。生姜、香葱、黄酒、精盐各适量。

【功效与适应人群】

本方具有祛风胜湿、舒筋活络的作用。适用于谷雨前后多雨潮湿，风湿阻滞，如坐骨神经痛、风湿性关节炎、陈年劳伤等病症所引起肢体关节肿胀疼痛或顽麻不仁等病证的调治。

【食用注意】

湿热痹痛致使关节红肿热痛者不宜使用本方。

豆蔻荷叶饮

【原料】

白豆蔻、砂仁各 2g，荷叶半张。

【功效与适应人群】

本方亦称“豆蔻砂仁荷叶饮”，具备消食除胀，行气和胃的作用。适用于痰湿体质人群，脂肪肝、高脂血症患者，于谷雨节气前后出现胃痞腹胀、食欲不振、大便黏腻等不适的调理或调治。

猪肝粳米粥

【原料】

新鲜猪肝 60g，粳米 150g，香菜适量；香油及食盐各适量。

【功效与适应人群】

本方具有养血疏肝、健脾祛湿的功效。适用于谷雨节气前后普通人群的养生，可使人体力增强、精神振奋、夜卧安定。

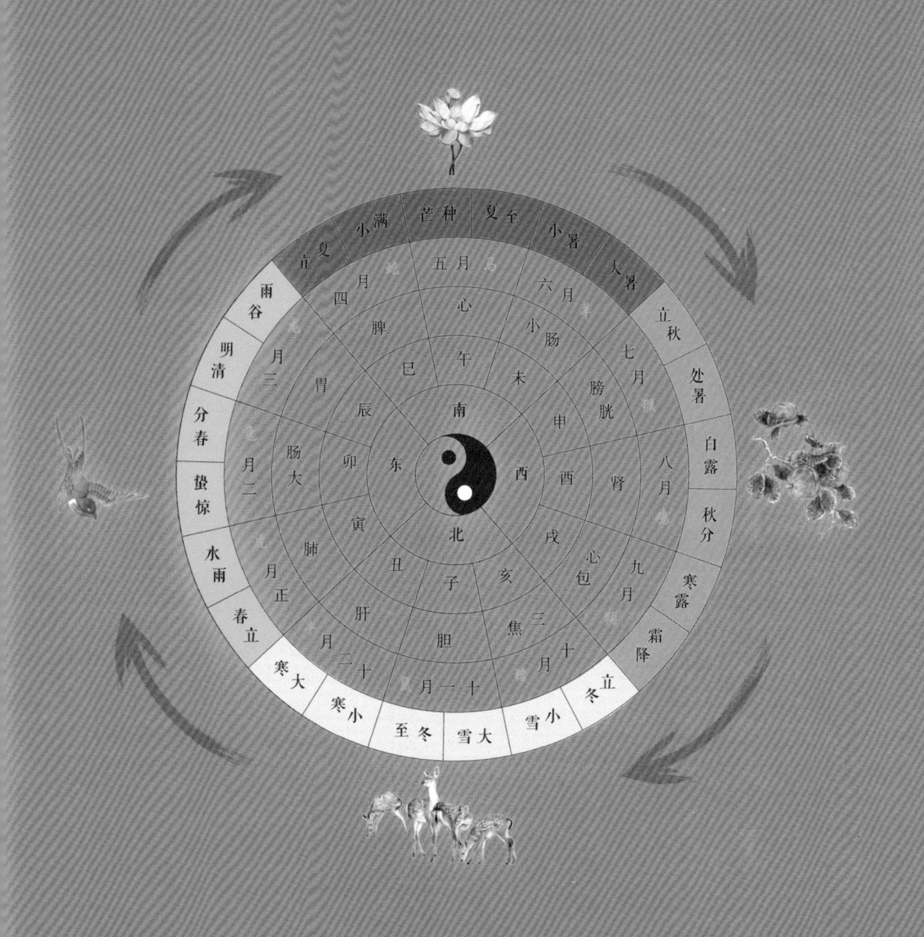

立夏
小满
芒种
夏至
小暑
大暑
立秋
处暑
白露
秋分
寒露
霜降
立冬
小雪
大雪
冬至
小寒
大寒
立春
雨水
惊蛰
春分
清明
谷雨
四月
五月
六月
七月
八月
九月
十月
十一月
十二月
正月
二月
三月
脾
心
小肠
膀胱
肾
心包
三焦
胆
肝
肺
大肠
胃
巳
午
未
申
酉
戌
亥
子
丑
寅
卯
辰
南
西
北
东

夏季药膳食疗养生

夏季即夏三月，包括中国农历的四月、五月、六月的三个月，按节气则指自立夏日始至立秋前一日止的三个月，包括立夏、小满、芒种、夏至、小暑、大暑共六个节气。

《黄帝内经·素问·四气调神大论》说：

夏三月，此谓蕃秀。天地气交，万物华实。……此夏气之应，养长之道也。

也就是说，夏季紧接春季，是万物开花结果的阶段。夏季的三个月谓之“蕃秀”，这时自然界阳气旺盛，天气下降，地气上升，天地之气上下交合，万物因此繁荣茂盛。夏季自然界阳气旺盛，气温炎热，地之阴气微微萌发上交于天，天之阳气盛极而下交于地，即地气蒸腾上升变成云，天气凝结下降变成雨，一切生物都会因此长养，自然界呈现出茂盛壮美之象。

夏季为自然界阳气旺盛之时，由于天人相应，所以夏季亦是人体阳气旺盛的季节，夏季与人体心脏都属“火”行，火主炎上，故夏季也是人体心脏功能旺盛的阶段。

因此，夏季养生关键在保养此“长养”之气。

根据《黄帝内经》“此夏气之应，养长之道也”，即夏季养生应保养“长养”之气的要求，**夏季饮食养生宜注意以下四方面：**

1. 省苦增辛

夏时心火当令，心“火”偏旺则克肺“金”，味苦之物可助心气，味辛之物可助肺气。因此，夏季一般不主张多吃苦味食物，以免心气过旺。辛味归肺经，多有发散、行气、活血、通窍、化湿等功用，可防夏季心脏功能过强引起的肺脏功能虚弱，所以夏季特别是素有肺气虚的人应该适当多吃些葱、姜、蒜等辛味食物，如民间就有“**冬吃萝卜夏吃姜**”的养生谚语。

2. 适当食寒

酷暑盛夏，阳热盛极，出汗很多，常感口渴，可适当食用味苦性寒的食物，以制约阳热之气太过，帮助体内散发热量，并补充水分、盐类和维生素，起到清热、解暑、生津的作用，如苦瓜、芥菜等苦味食物或西瓜、绿豆等寒性食物可经常食用，也可适当用些冷饮。但切忌因贪凉而暴吃冷饮凉菜、生冷瓜果等。否则，食冷无度会使胃肠受寒，脾胃阳气损伤，引起疾病。

3. 春夏养阳

明代医学家张景岳说：“有春夏不能养阳者，每因风凉生冷，伤此阳气。”盛夏，烈日炎炎，暑气逼人，人们汗液大出，阳气易于耗散。加之许多人不知夏季如何养阳，常常乘凉外感风寒，饮冷内伤寒湿，使阳气进一步挫伤，所以人们阳气多有亏虚。故《黄帝内经》指出要“春夏养阳”。如元代养生家邱处机主张夏季“宜桂汤、豆蔻、熟水”，在我国各地也都有夏季略微吃些羊肉、狗肉或鹿茸、附子等补养阳气的习俗。

4. 清淡营养

夏季气候炎热，人体气血趋向体表，常形成阳气在外、阴寒内伏的状况；同时夏季胃酸分泌减少，加之饮水较多，冲淡胃酸，导致机体消化功能较弱。但夏季由于出汗较多、睡眠不够，常常致使人们能量消耗较多。因此饮食调养应清热消暑、健脾益气，宜选清淡爽口、少油腻、易消化的食物，并适当选择酸味的、辛香味的食物以增强食欲。但是，清淡不等于素食，长期吃素容易导致营养失衡。所以在夏日不要拒绝荤菜，可适当摄入一些瘦肉、鱼肉、蛋类、奶品以及豆制品，关键是在烹调时多用清蒸、凉拌等方法，切记不要做得过于油腻。

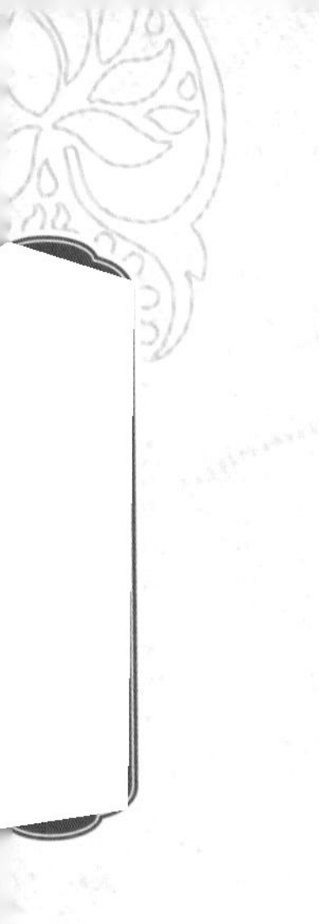

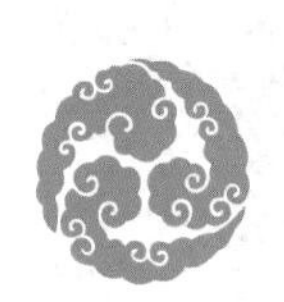

群芳立夏花渐落，
五谷小满果将圆。

一、立夏药膳食疗养生

立夏吃陈皮饼开胃醒脾

“立夏”是夏季的第一个节气，为二十四节气中的第七个节气，属于季节转换的节气，常在每年公历的5月5日前后。《月令七十二候集解》说：

立，建始也，夏，假也，物至此时皆假大也。

这里的“假”，即“大”的意思，是说春天播种的植物到夏天已经直立长大了，故名立夏。立夏标志着春天的远离，夏日的开始，所以这一天古时也称为“春尽日”。

立夏时节，自然界阳气开始旺盛，天气逐渐转热，温度逐渐升高，一般雨水会增多，万物因此生长茂盛。我国古代将立夏分为三候：

一候蝼蝈鸣，二候蚯蚓出，三候王瓜生。

《礼记·月令》亦说：“蝼蝈鸣，蚯蚓出，王瓜生，苦菜秀。”蝼蝈即蛙类，一说蝼为蝼蛄，蝈为蛙、蛤蟆。王瓜即土瓜。就是说这一节气的十五天里，首先可听到青蛙在田间的鸣叫声，接着在大地上便可看到蚯蚓在掘土，然后乡间田埂的王瓜蔓藤、苦菜野菜也都快速攀爬生长。实际上，若按气象学的标准，只有日平均气温达22℃以上时才作为夏季的开始。立夏节气前后，南方地区的南部刚进入夏季，其余地区的气温为20℃左右，属暮春时节，而东北和西北的部分地区这时才刚刚进入春季。

夏季是阳气高涨的时节，迎夏与度夏是夏季时令信仰、仪式的主要内容。立夏作为夏季的开始，自古就受到人们的高度重视。如“赐冰”“称人”，以及“吃立夏蛋”“吃陈皮饼”等就是立夏的传统习俗。

“立夏赐冰”，就是古代帝王在立夏这一天要率文武百官到京城南郊去迎夏，举行迎夏仪式，同时返回宫廷后还要赐冰，封赏百官。夏季自然界阳气旺盛，火热当令，同时在“五行”火为赤色，天人相应，君臣一律穿朱色礼服，配朱色玉佩，连马匹、车骑亦要朱红色，以表对夏季生机旺盛的崇敬和秋季丰收的企求。“立夏日启冰，赐文武大臣”，回到宫廷里，皇帝要颁行赏赐，封赏诸侯，将上年冬天贮藏的冰赐给百官，以博取民心，同时祝愿大家安然度夏。

“立夏称人”的习俗主要流行于我国南方，起源于三国时代。传说刘备死后，诸葛亮把刘备之子阿斗交给赵子龙送往江东，并拜托其后妈、已回娘家的吴国孙夫人抚养。那天正是立夏，孙夫人当着赵子龙的面给阿斗称了体重，并说来年立夏再称一次看增加体重多少，再写信向诸葛亮汇报，由此形成风俗并传入民间。据说这一天称了体重之后，就不怕夏季炎热，不会消瘦，否则会有病灾缠身。立夏之日，在横梁上挂一杆大秤，大人双手拉住秤钩，两足悬空称体重，孩童坐在箩筐内或四脚朝天的凳子上，吊在秤钩上称体重，若体重增加称“发福”，体重减轻谓“消肉”。古诗云：“立夏秤人轻重数，秤悬梁上笑喧闺”，讲的正是立夏“称人”的习俗。

“吃立夏蛋”的习俗由来已久，自古即有“立夏吃了蛋，热天不疰夏”“立夏胸挂蛋，孩子不疰夏”等养生谚语。由于从立夏这一天起，天气晴暖并渐渐炎热起来，许多人特别是儿童会有身体疲劳、四肢无力的感觉，食欲也会减退，身体还会逐渐消瘦，称之为“疰夏”。相传，女娲娘娘告诉百姓，每年立夏之日，吃鸡鸭鹅蛋，小孩子胸前挂上煮熟的蛋，可避免疰夏。因此，立夏吃蛋的习俗一直延续到现在。除了吃立夏蛋之外，还有“斗蛋”的玩法。煮好的蛋，挑出整只未破的，用彩线编织成蛋套，挂在孩子们的胸前。孩子们便三三两两聚在一起，斗立夏蛋，也就是碰蛋，以蛋壳坚而不碎者为赢。古人认为，鸡蛋圆圆溜溜，象征生活之圆满，立夏日吃蛋、斗蛋能祈祷夏日平安，经受“疰夏”的考验。

立夏“吃陈皮饼”又是另一养生食俗。中华老字号北京稻香村专门针对“春夏转季，气候炎热，雨水较多”的立夏节气，研发出“立夏陈皮饼”。其是采用醇香的陈皮入馅，甘甜之中微带桔香，受到人们的欢迎。

立夏为夏之伊始，与暮春相比气温涨幅较大，尤其南方地区已经开始出现温热的气候，一般人常易出现食欲不振、胃口不好的表现。而正由于夏季气候炎热，雨水较多，湿热病邪将要盛行，因此身体虚弱之人，特别是妇女、儿童，适应能力较差，所以最易被湿热侵袭而发生疰夏病证。鸡蛋尤其是茶叶蛋具有健脾益气、利湿清热与增进食欲的功效，陈皮具有理气健脾、促进消化和清凉败火的作用，因此立夏吃立夏蛋、吃陈皮饼有防治疰夏的养生保健价值。

立夏时节，自然界的变化是阳气渐盛，阴气渐微，相对人体脏腑来说，是肝气渐弱，心气渐强。中医认为，心在五行之中属“火”，为夏季主时之脏，与暑热之气相通，主管人的精神活动。但是因为夏季暑热之气易亢而为邪，反过来扰乱心神，常导致心病，引起心神不安、心悸失眠、头昏目眩、烦躁不安等症状，所以**立夏宜注重养心**。

立夏时节的饮食养生原则是增酸减苦，以助肝调胃，养心安神。

此时饮食宜清淡，以低脂、易消化、富含纤维素为主。多吃蔬果、粗粮。平时可多吃茯苓、麦冬、红枣、莲子、百合、竹叶、柏子仁等，都能起到养心安神的作用。

另外鱼、鸡肉、瘦肉、豆类、芝麻、洋葱、小米、玉米、山楂、枇杷、杨梅、香瓜、桃、木瓜、番茄等亦可搭配食用。

但应少吃动物内脏、肥肉等，少吃过咸的食物，如咸鱼、咸菜等。另外，换季的时节，多发肠道疾病，大蒜、洋葱、韭菜、大葱、香葱等杀菌蔬菜可应用于佐料以预防疾病。

立夏养生代表药膳食疗方

苦瓜炒香干

【原料】

苦瓜 1 根，豆腐干 5 片，新鲜小红辣椒 3 根。植物油、酱油、精盐各适量。

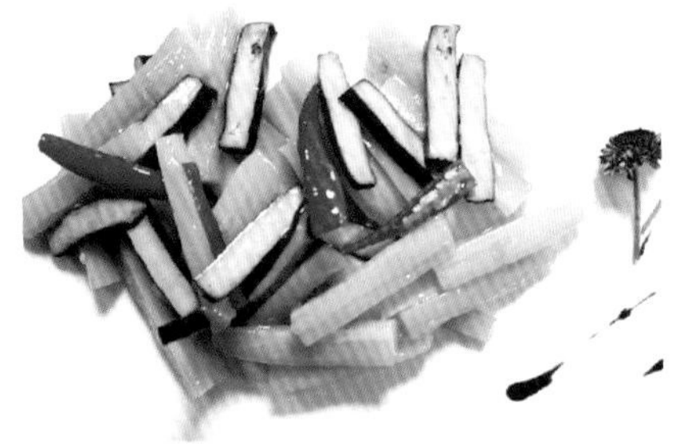

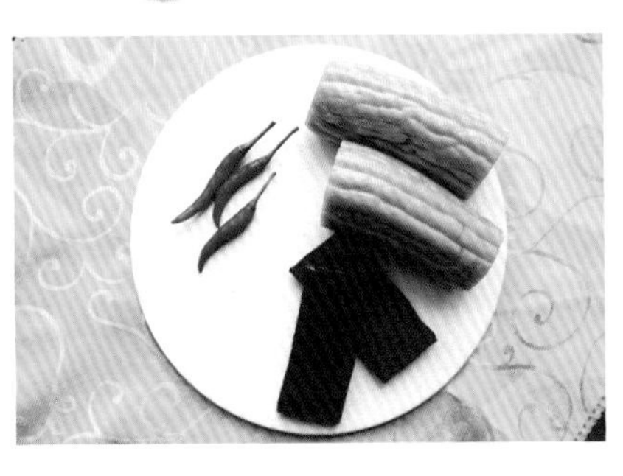

【做法与用法】

苦瓜洗净，去囊，切成小块；豆腐干亦切小块；小红辣椒洗净，切碎。起油锅加植物油，放入碎小红辣椒爆香，倒入小块豆腐干，煸香。最后倒入小块苦瓜，炒熟后放入精盐调味即可，根据需要，可淋入少许酱油上色。佐餐食用。

【专家点评】

苦瓜味苦性寒，以其味苦，故名苦瓜，因其性质寒冷，又名凉瓜，归心、脾、肝经，具有清心涤暑、润脾止渴、清肝明目、解毒疗疮等功效，宜于暑热心烦、脾热消渴、赤眼疼痛、痢疾腹泻、疮痈肿毒等病的调治，是夏季应季的最佳蔬菜。《泉州本草》说："主治烦热消渴引饮，风热赤眼，中暑下痢。"明代医药学家兰茂《滇南本草》说："治丹火毒气，疗恶疮结毒。"

现代研究表明，苦瓜富含苦瓜多糖、皂苷、多肽、黄酮类化合物等多种活性成分，具有辅助降血糖、降血脂、抗氧化、增强免疫力及预防肥胖等保健功能。苦瓜的辅助降血糖功能与过氧化物酶体增殖物激活受体等有关，通过对它们的有效调节，促进葡萄糖的异生作用，阻碍其吸收和生成，进而降低血糖水平。

本方源于民间，各地都有使用。方中以苦瓜为主，合入养阴清热、健脾祛湿的香干即豆腐干，以及开胃消食的辣椒组成。另外，辣椒不仅开胃消食，可改善暑季的食欲不振，而且温中散寒，可制约苦瓜过寒伤胃。本方性寒而不伤胃，且色香味形俱佳，有清心涤暑、健脾祛湿、开胃消食之功效。适用于立夏前后、夏季心烦失眠、口舌生疮、赤眼疼痛、食欲不振等不适的调治。

【食用注意】

苦瓜味苦，宜大火爆炒，以使苦瓜中的汁水迅速散发而减少苦味。另外，若接受不了苦瓜的苦味，亦可将苦瓜块加精盐少许腌渍 10 分钟，挤干水分，减除苦味后，再做烹炒。

莲心甘草茶

【原料】

莲子心 2g，生甘草 3g。白糖适量。

【做法与用法】

将莲子心与生甘草以开水冲泡，酌加白糖适量调味。代茶饮用，随喝随添水，至味淡为止。

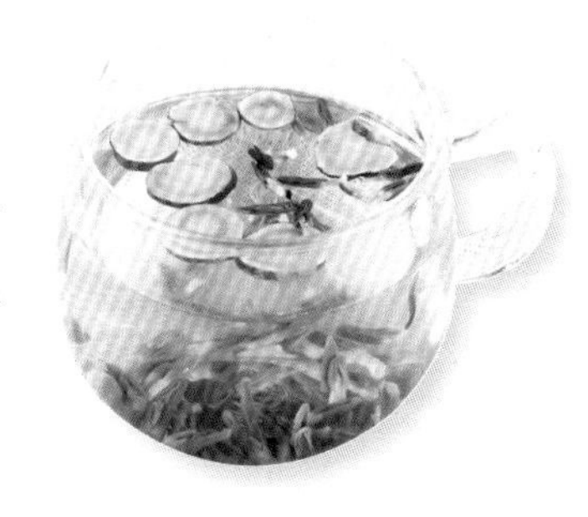

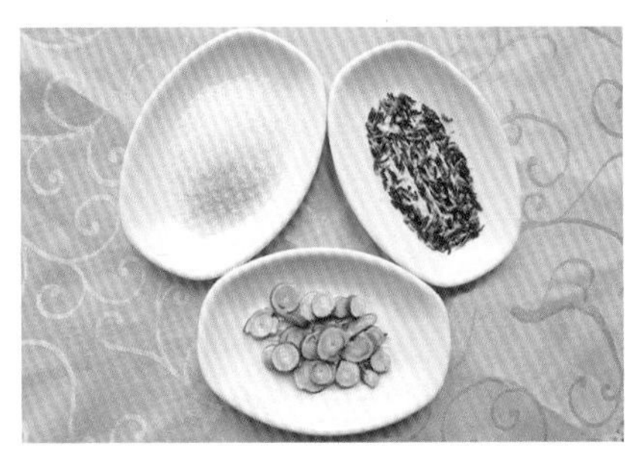

【专家点评】

莲子心，又称莲心，味苦性寒，入心、肝、肾经，功能清心安神、交通心肾、涩精止血，宜于烦躁不眠、口舌生疮、眩晕头痛、目赤肿痛、自汗盗汗、男子遗精等病证。清代医学家叶天士《本草再新》指出：莲子心“清心火，平肝火，泻脾火，降肺火。消暑除烦，生津止渴，治目红肿”。清朝医学家吴鞠通《温病条辨》记载：“莲心，由心走肾，能使心火下通于肾，又回环上升，能使肾水上潮于心。”

现代研究表明，莲子心含生物碱、木犀草苷、金丝桃苷及芦丁等成分，味道极苦，却有显著的强心作用，能扩张外周血管，降低血压。临床研究，莲子心有很好的去心火的功效，可以治疗口舌生疮，并有助于睡眠。

本方源于民间，主要流行于广东潮汕地区。方中以莲子心为主，配伍清热解毒、调和药味的生甘草，以及清热生津兼以调味的白糖组成。全方共奏清心安神、泻火解毒之功。适用于立夏前后、夏季气候炎热、情绪紧张、焦虑不安、头昏头痛、失眠多梦等不适的调养。此外，亦适用于心肝火盛所致烦躁不眠、眩晕头痛、手足心热、口舌糜烂、尿赤便秘等病的调治。

绿豆粳米粥（选自《普济方》）

【原料】

绿豆 25g，粳米 100g。冰糖适量。

【做法与用法】

绿豆、粳米淘洗干净，放入砂锅内，加水适量，用大火烧沸，再改用小火煮粥，直至豆熟米烂。最后将冰糖加水化开，兑入粥内，搅拌均匀即成。直接食用。

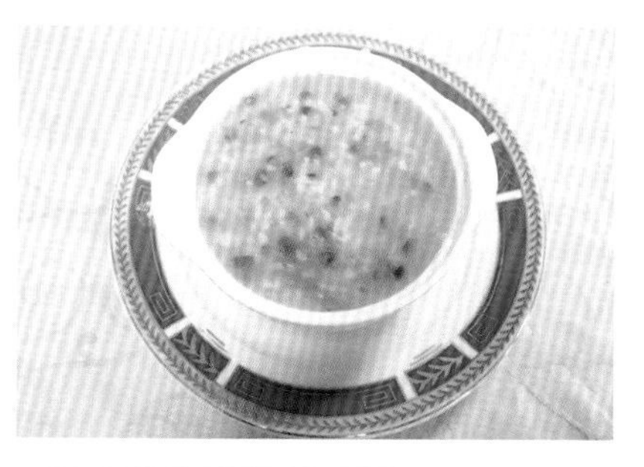

【专家点评】

绿豆，又名青小豆，因其颜色青绿而得名，味甘性寒，归心、肝、胃经。具有清热消暑、利水解毒的功效，主治暑热烦渴、消渴、淋证、小便涩痛等病证，以及药物及食物中毒等。由于绿豆营养丰富，用途较多，李时珍称其为“菜中佳品”，是夏令饮食的上品。宋朝官方本草《开宝本草》记载：“绿豆，甘，寒，无毒。入心、胃经。主丹毒烦热，风疹，热气奔豚……消肿下气，压热解毒。”明代医学家缪希雍《神农本草经疏》指出：“绿豆，甘寒能除热下气解毒。阳明客热则发出风疹，以胃主肌肉，热极生风故也，解阳明之热，则风疹自除。胀满者，湿热侵于脾胃也，热气奔豚者，湿热客于肾经也，除湿则肿消，压热则气下，益脾胃而肾邪亦自平也。”

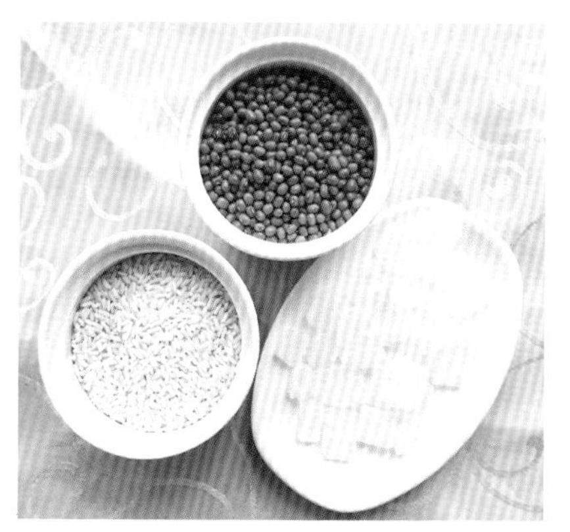

现代研究表明，绿豆有解毒、抗菌抑菌、补充无机盐及维生素的作用；含胡萝卜素、核黄素、蛋白质和糖类等成分，有降脂、抗动脉粥样硬化和抗肿瘤等作用；含丰富的胰蛋白酶抑制剂，可保护肝脏，减少蛋白分解，减少氮质血症，从而保护肾脏。

本方源于《普济方》。方中绿豆性寒清热，是夏季应季的豆类，兼加粳米护养胃气，冰糖补中调味。诸品合用，共奏清热、消暑、解毒之功，并且具有清热而不伤正的特点。适用于立夏节气前后、夏季心烦失眠、口渴便干等不适的调养，中暑证的预防，以及热毒壅盛所致疮痈肿毒等病的调治。

【食用注意】

若兼见食欲不振、胃寒冷痛，或大便较稀，可在原方基础上，加入健脾益气的大枣10枚、渗湿止泻的赤小豆25g。

杏仁牛乳羹（选自《齐民要术》）

【原料】

甜杏仁50g（或苦杏仁5g），鲜牛奶250mL，粳米100g，白糖30g。

【做法与用法】

先将粳米洗净，加清水浸透；杏仁用热水浸泡后去皮，投入米中拌和，带水磨成浆状。再在锅内放清水，加白糖烧沸，倒入事先备好的米浆，边倒边用勺搅动，至成薄浆状时，加鲜牛奶搅匀、煮片刻即成。随意食用。

【专家点评】

杏仁分为两大类，即南杏仁和北杏仁，均属药食两用物品，一般而言，南杏仁较甜，常做食材使用，而北杏仁偏苦，多做药材使用，同时因其有微毒，故不可多食。由于杏树在我国种植历史悠久，又属优秀果品，因而与种植历史同样悠久的枣、桃、栗、李共同被誉为“中国古代五大名果之一”。

北杏仁味苦、性微温，归肺、大肠经，具有降气止咳平喘、养阴润肠通便的功效，多用于咳嗽气喘、胸闷痰多，血虚津枯、肠燥便秘等证。南杏仁味甘、性平，功效与北杏仁类似，但作用较缓，且长于润肺止咳，宜于虚劳咳嗽或津伤便秘。如《神农本草经》谓：杏仁“主咳逆上气……喉痹，下气……”《滇南本草》曰：杏仁“止咳嗽，消痰润肺，润肠胃……下气……”《药性论》言：杏仁“……润心肺，可和酪作汤……”

现代研究发现，杏仁含有丰富的黄酮类和多酚类成分，其不但能够降低人体内胆固醇含量，还能显著降低心脏病和很多慢性病的发病危险。其含有丰富的维生素且易于被人体吸收，能够刺激皮肤血管扩张，改善皮肤血液循环和营养状态，起到滋润美白、减少皱纹和抗衰老的作用。杏仁中含量最丰富的是维生素 E，具有修复受损肌肤及滋润的作用。此外，杏仁还富含 β-胡萝卜素，它能在人体中转化成维生素 A，有助合成和修复上皮组织。据说，倾国倾城的四大美女之一杨贵妃除了喜食杏肉外，对杏仁也有独特爱好，可证其美容的确切功效。

本方又名“杏仁羹”，为南北朝时期贾思勰《齐民要术》的名方，方由润肺养心、止咳平喘、润肠通便的杏仁为主，合入补脾益肺、长养气血的粳米，以及补益肺胃、润肤养颜的牛奶组成，共奏润肺养心、补益脾胃、美容养颜、止咳平喘、润肠通便的功效。适用于立夏节气前后，心肺、脾胃虚弱所致神疲乏力、夜卧不安、胸闷虚咳、口干便结等不适或病证的调养或调治。另外，长期食用，有美容养颜的功效，可使容颜靓丽洁净、肌肤白皙细腻。

【食用注意】

若选用苦杏仁，宜用清水浸泡一夜后，再煮约 5 分钟，去皮去尖后使用，同时不可久用。孕妇不宜食用本膳。

立夏养生辅助药膳食疗方

桂圆粳米粥

【原料】

桂圆 25g，粳米 100g。白糖少许。

【功效与适应人群】

本方具有补益心脾、养血安神的功效。适用于立夏前后或夏季，心脾损伤，出现神疲乏力、失眠多梦等不适的调补。也适用于劳伤心脾、思虑过度所致身体瘦弱、面色萎黄、失眠多梦，以及妇女血虚月经推后、月经量少等病证的调治。

【食用注意】

如无口干、便结等内热表现，或非炎热夏季使用本方，可根据需要将白糖换为凉润的冰糖。本方宜于失眠等病的调治，因此忌饮酒、浓茶与咖啡。

赤小豆鹌鹑汤

【原料】

鹌鹑 1 只，赤小豆 20g。姜片、精盐各适量。

【功效与适应人群】

本方具有健脾益精、温阳散寒、除湿利水的作用。适用于脾胃虚弱、寒湿较盛的中老年人，胃肠功能发育未全的小儿，因立夏前后过食寒凉食物而损伤脾胃阳气，导致腹胀腹泻、畏寒怕冷、神疲乏力等病的调补。

玄参炖猪肝

【原料】

玄参 15g，新鲜猪肝 500g。菜油、酱油、生姜、细葱、白砂糖、料酒、湿淀粉各适量。

【功效与适应人群】

本方具有滋阴养血、补肝明目之功。适用于立夏前后或夏季，肝阴血亏虚所致的两目干涩、迎风流泪、视物模糊、视力下降、夜盲等病证的调补。

豆腐醪糟鱼

【原料】

鲜鱼 1 条（鲫鱼、鲤鱼均可），豆腐 1 块，醪糟 1 大匙。姜末、葱花、蒜末、辣豆瓣酱、料酒、酱油、精盐、白糖、醋、香油及水淀粉各适量。

【功效与适应人群】

本方具有益气养血通脉、健脾益胃利湿的功效。适用于立夏前后气血不足之人，由于过食生冷饮食或贪凉受寒，所致乏力嗜睡、纳差脘痞、头身疼痛等不适的调治，亦适用于妊娠期妇女水肿和哺乳期妇女乳汁不通等病证的辅助治疗。

【食用注意】

阳盛体质者，酒精过敏者，以及经期妇女，均应慎用本膳。

鱼腥草拌莴笋

【原料】

鱼腥草 50g，莴笋 250g。大蒜、葱、姜、精盐、酱油、醋、味精、香油各适量。

【功效与适应人群】

本方具有清热解毒、利湿化痰的功效。适用于立夏前后，湿热体质或湿热偏盛，引起的躁热心烦、口干口苦、大便黏滞、小便短赤等不适，或咳嗽痰多、小便热痛等病证的调理或调治。

二、小满药膳食疗养生

小满吃苦菜防湿疮皮肤病

“小满”是夏季的第二个节气，为二十四节气中第八个节气，是反映生物受气候变化影响而出现生长发育现象的节气，常在每年公历的 5 月 21 日左右。

《月令七十二候集解》指出：

小满，万物长于此少得盈满，麦至此方小满而未全熟，故名也。

其含义是从小满开始，北方大麦、冬小麦等夏熟作物籽粒已经结果，即将饱满，但尚未成熟，开镰收获还需等一段时间，所以叫小满。

中国古代将小满分为三候：

一候苦菜秀，二候靡草死，三候麦秋至。

意思是说小满节气中，苦菜已经枝叶繁茂，可以采摘食用了，接着是喜阴的一些枝条细软的草类在强烈的阳光下开始枯死，随后是麦子开始成熟的季节即将来临。从气候特征来看，在小满节气到下一个芒种节气期间，全国各地都是渐次进入了夏季，南北温差进一步缩小，降水进一步增多。

在古代，小满时节，新粮还未上市，储粮已经吃完，其时恰是青黄不接的时候。而此时，“春风吹，苦菜长，荒滩野地是粮仓”，苦菜的疯长恰好解决粮食短缺的问题，吃苦菜因此成了小满节气的独特食俗。《周书》说：“小满之日苦菜秀”。《诗经》说：“采苦采苦，首阳之下”。

据说唐朝宰相王允之女王宝钏，当年不顾父母之言，下嫁贫困的薛平贵为妻，被父母赶出家门，薛平贵入伍后，王宝钏独自一人在寒窑中苦度18年，为了活命曾在寒窑吃了18年的苦菜。当年红军长征途中，曾以苦菜充饥，渡过了一个个难关，江西苏区有歌谣唱：“苦苦菜，花儿黄，又当野菜又当粮，红军吃了上战场，英勇杀敌打胜仗”，所以苦菜又被誉为“红军菜”“长征菜”。

兰州人喜欢把苦菜烫熟，冷淘凉拌，调以盐、醋、辣油或蒜泥，清凉辣香，配以馒头、米饭，使人食欲大增。许多地方还将苦菜用开水烫熟，挤出苦汁，用以做汤、热炒、煮面，各具风味。苦菜的吃法还有清炒、炒肉、蒸菜馍、做菜粥、做汤、做馅等。但吃苦菜前一定要先用开水焯烫，这样既可去掉苦涩之味，同时可以除去草酸，有利于钙的吸收。

苦菜遍布全国，医学上叫它败酱草，李时珍称它为“天香草”，而甘肃称其为“苦苦菜”。其味苦涩、回味甘甜，性寒凉，具有清热解毒、凉血止痢之功效，主治痢疾、疔疮、痈肿、黄疸、血淋等病证。小满天气开始闷热潮湿，是湿性皮肤病的易发期，此时吃点苦菜可达到防治湿疮的作用。

现代研究表明，苦菜含有蛋白质、脂肪、碳水化合物和多种无机盐、维生素等营养成分，明代《本草纲目》记载："苦菜，久服，安心益气，轻身耐老。"所以说小满吃苦菜既可度荒，又有预防湿疮皮肤病、轻身耐老等保健价值。

小满过后，气温不断升高，雨水也多了起来，天气开始闷热潮湿，此时人体易感"湿邪"，容易出现食欲不振、腹胀腹泻等消化功能减退的症状，还常表现有精神萎靡、嗜睡困倦、身体乏力、不想喝水、舌苔白腻或黄腻等不适。中医认为这些表现都是因为人体感受湿邪，湿邪损害脾胃，影响人体运化功能所致。与此同时，人们往往喜爱用冷饮消暑降温，但冷饮过量易引起脾胃阳气损伤，引起胃肠不适而出现腹痛腹泻等病症。由于小儿消化系统发育尚未健全，老人脏腑机能逐渐衰退，因此小孩及老人更易出现此种情况。

因此，小满饮食养生要注意避免过量进食生冷食物，注意健脾化湿。

饮食宜以清淡为主，常人或湿热体质之人可兼食具有健脾、清热、利湿作用的食物，如赤小豆、薏苡仁、绿豆、冬瓜、丝瓜、黄瓜、黄花菜、水芹、荸荠、黑木耳、藕、胡萝卜、西红柿、山药、蛇肉、鲫鱼、草鱼、鸭肉等。不宜多食肥甘厚味、生湿助湿的食物，如肥肉、海鲜、黏糕等；也不宜多食辛辣、温热与油煎熏烤等助火之品，如葱、蒜、芥末、辣椒、韭菜、蘑菇、海鱼、虾、牛肉、羊肉、狗肉，以及烧烤、火锅、麻辣烫等菜肴。

小满养生代表药膳食疗方

马齿苋菜粥（选自《本草纲目》）

【原料】

马齿苋 150g，粳米 60g。麻油、食盐、葱花适量。

【做法与用法】

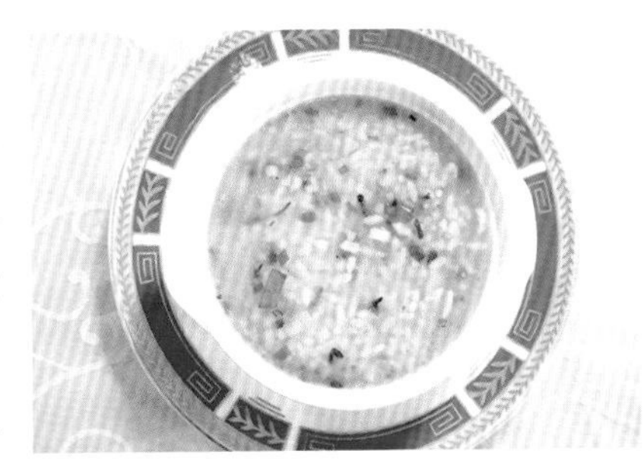

先将马齿苋去杂洗净，入沸水锅内焯一下，捞出后控干水分、切碎。再把油锅烧热后，放入葱花煸香，而后加入马齿苋、食盐炒至入味，出锅待用。然后将粳米淘洗干净，放入锅内，加入适量水煮熟，放入马齿苋稍煮片刻即成。直接食用。

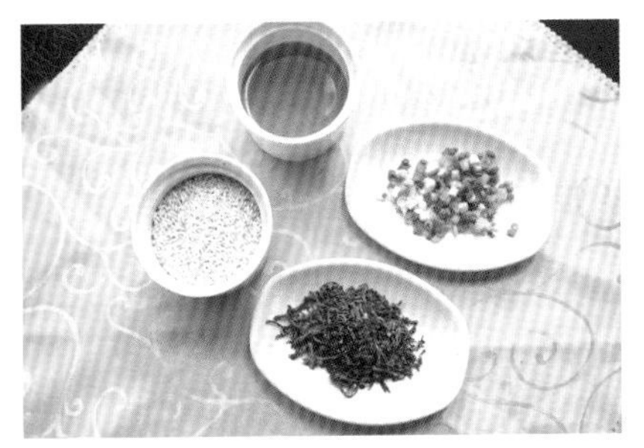

【专家点评】

马齿苋又名太阳草、酸米菜等，李时珍《本草纲目》谓："其叶比并如马齿，而性滑利似苋"而得名。其味酸、性寒，归大肠经，具有清热解毒、凉血止痢、除湿通淋的功效，主治热痢脓血、热淋血淋、妇女带下、痈肿疮毒等病证。《滇南本草》说："消暑热，宽中下气，润肠，消积滞，杀虫，疗疮红肿疼痛。"

现代研究表明，马齿苋还对痢疾杆菌、伤寒杆菌、大肠杆菌有较强的抑制作用，可用于敏感细菌所致炎症的辅助治疗，素有"天然抗生素"之称。另外，马齿苋全草含大量去甲肾上腺素和多量钾盐，有良好的利水消肿作用，钾离子可直接作用于血管壁，使血管壁扩张，阻止动脉管壁增厚，从而起到降低血压的作用。

本方源于《本草纲目》，是在调中和胃的粳米粥中加入清热解毒、散血消肿、杀虫利尿的马齿苋，不仅清淡鲜香，风味独特，还具有清热解毒、健脾养胃的功效。适用于夏季常发的肠炎、痢疾、泌尿系统感染、疮痈肿毒等病的辅助食疗。

【食用注意】

马齿苋性寒，有滑胎的副作用，怀孕和习惯性流产的妇女忌食。

木瓜蒸米糕

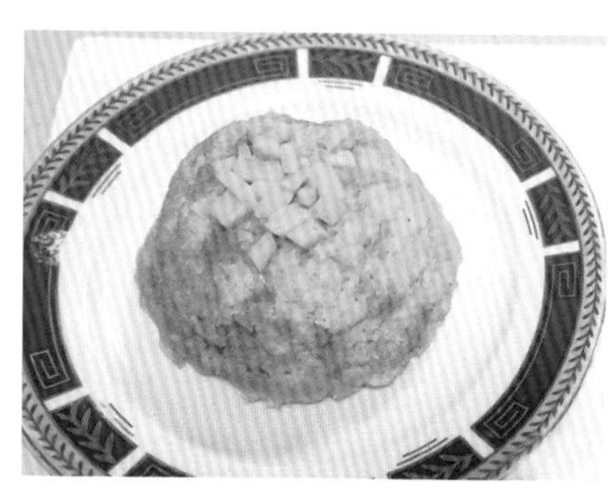

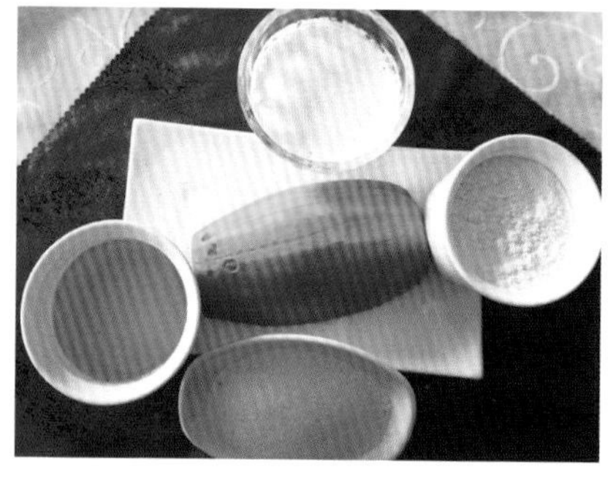

【原料】

番木瓜1个，中筋面粉2匙，牛奶1/2匙。白砂糖、玉米油适量。

【做法与用法】

番木瓜去籽去皮，切成小粒备用。先将面粉、牛奶、部分木瓜粒、白糖与水拌匀，制成蒸糕面糊，再在碗内涂一层玉米油（其他植物油亦可）防粘，将面糊倒入碗中，上笼屉，大火蒸40～50分钟，然后将蒸好的蒸糕取出待凉，撒上剩余的木瓜粒即可。稍凉，直接食用。

【专家点评】

小满时节多雨潮湿，脾喜燥恶湿，最易受到湿邪侵害，致使人体消化功能失调，出现脘腹胀满、食欲不振、大便泄泻。现代人常喜过食辛辣、辛燥重口之品，其虽能化湿但亦易耗伤胃液，过食则进一步影响脾胃消化功能，反助生内湿。此类胃燥脾湿之人常饥不欲食。此时欲服辛燥之品除湿又有伤胃阴之弊，服阴寒之品又有加重脾湿之忧，调治之法宜从平和之品入手。

番木瓜即木瓜，属瓜类水果，味甘性平，香甜味美，质润汁丰，食用价值突出，《中华本草》指出："消食下乳，除湿通络，解毒驱虫。主消化不良、胃十二指肠溃疡疼痛、乳汁稀少、风湿痹痛、肢体麻木、湿疹、烂疮及肠道寄生虫病。"

现代研究表明，番木瓜含有番木瓜碱、木瓜蛋白酶、脂肪酸、果糖、维生素及多种人体需要的微量元素，被称为"百益之果"。半个中等大小的木瓜足供成人整天所需的维生素C。根据药理研究，番木瓜的蛋白酶能帮助分解肉类蛋白质，可帮助人体消化和吸收肉食，对防治胃溃疡、肠胃炎、消化不良等有较好的辅助疗效。

本方出自清朝手抄菜谱、厨艺秘籍孤本《调鼎集》。成品外观色泽白净清爽，鲜亮橙黄的木瓜点缀其间，色彩搭配清新，入口细嚼，能品尝到木瓜的甜香与牛奶的乳香，口感软韧适宜，有激发食欲、开胃醒脾的作用，又因木瓜能消食导滞，可以减轻脾胃消化的负担，木瓜与面粉、牛奶配伍，健脾的同时又能护养胃阴。因此，本方具有和胃化湿、助运消食的保健功效。适用于小满节气前后，脾湿胃燥所致脘腹胀满、食欲不振、饥不欲食、反酸呃逆、形体消瘦、大便干湿不调等不适的调理。

大麦煮米粥

【原料】

大麦粉、粳米各适量。白糖或红糖适量。

【做法与用法】

取一碗清水，加入两小勺大麦粉调匀，备用。取粳米适量，按常法

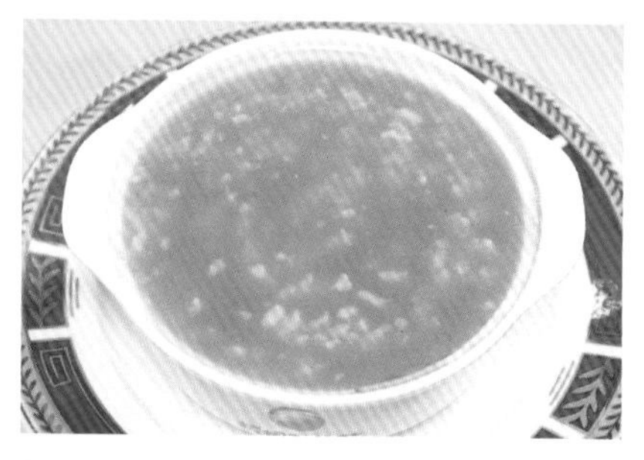

煮粥，粥熟，一边用勺搅拌大麦粉，一边缓缓注入粥内，根据需要，加入适量白糖或红糖调味即可。直接食用，晾凉后食用，口感更好。

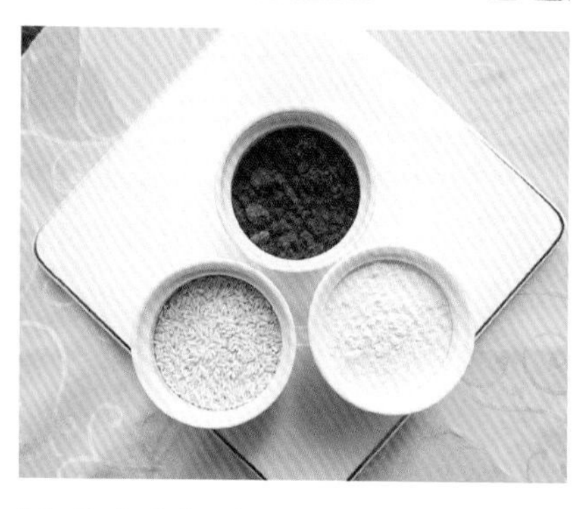

【专家点评】

大麦粉是用大麦磨成的粗粉，味甘性凉，入脾、肾二经，具有健脾和胃、清热凉血、宽肠利水的功效，主治饮食积滞、脘腹胀满、大便泄泻、小便淋痛、水肿、汤火灼伤等病证。唐代《新修本草》说："大麦面平胃，止渴，消食，疗胀。"陶弘景《名医别录》说："主消渴，除热，益气，调中。"《本草纲目》说："宽胸下气，凉血，消积，进食。"缪希雍《神农本草经疏》评价说："大麦，功用与小麦相似，而其性更平凉滑腻，故人以之佐粳米同食。或歉岁全食之，而益气补中，实五脏，厚肠胃之功，不亚于粳米。"

现代研究表明，大麦含脂肪、蛋白质、碳水化合物、钙、磷、铁、维生素 B 族等营养物质，含淀粉酶、水解酶、蛋白分解酶等多种酶，能促进人体消化功能，还含尿囊素，能促进化脓性创伤及顽固性溃疡愈合。

本方又名"大麦粥"，来源于大运河畔江苏丹阳的民间验方。夏天丹阳有家家户户喝大麦粥养生的习惯。本方以大麦粉为主，合入粳米，可增强方中补脾养胃的作用，加入白糖，以增强方中清热利尿的功效。全方合用，有健脾和胃、清热消暑、消积通便的功效。适用于夏季、小满前后食欲不振、胃腹胀满、口干口苦、大便干结等不适的调养。粥中加入益气补血、温脾暖胃的红糖，亦适用于脾胃虚弱所致神疲乏力、食欲不振、胃腹冷痛、大便泄泻等病的调治。

【食用注意】

传统上煮大麦粥有放碱的习惯，以求快熟黏烂，味美好吃。现代营养学研究认为，谷米中的维生素 B_1、B_2 喜酸怕碱，煮粥放碱会使米粥里的养分大量损失，因此煮大麦粥禁忌放碱。

白茅根炖猪肉

【原料】

鲜白茅根 150g（干品 100g），猪瘦肉 250g。食盐适量。

【做法与用法】

先将白茅根截成 2cm 长，猪瘦肉切成丝。上两物加适量水共煮熟，加精盐即可。分三次，饭后食用，连用 1 周。

【专家点评】

白茅根因其叶子形如长矛，故被称为“矛”，而其花和根均为白色，所以被称为“白茅根”，亦名茅根。白茅根是田野随处可见的多年生草本植物白茅的根茎，在我国大部分地区均有分布、出产。茅根甜滋滋的，很好吃，农家子弟无人不识，是农家儿时的零食，也可直接泡水当饮料喝。

白茅根的芽、花、根都有很高的药用价值，尤其根即白茅根是治疗各种出血证的良药，属药食两用物品。白茅根味甘、性寒，归肺、胃、膀胱经，具有凉血止血、清热利尿的功效，主治血热衄血、吐血、尿血，热病烦渴，肺热咳嗽，胃热呕吐，湿热黄疸，水肿尿少，热淋涩痛等病证，有清热利水而不伤肾的特点。譬如《本草纲目》谓：“止吐衄诸血，伤寒哕逆，肺热喘急，水肿，黄疸，解酒毒。”《名医别录》载：“下五淋，除客热在肠胃，止渴坚筋，妇人崩中。久服利人。”《神农本草经》曰：“劳伤虚羸，补中益气，除瘀血，血闭寒热，利小便。”

现代研究认为，白茅根含淀粉和多量蔗糖、葡萄糖以及少量果糖、木糖、柠檬酸、草酸、苹果酸；还含甘露醇、薏苡素和芦竹素等成分。其所含丰富的钾盐有良好的利尿作用，煎液对痢疾杆菌有明显的抑菌作用。临床实践证明其具有良好的止血、利尿、抗感染的作用，对病毒性肝炎疗效亦颇佳。

本方来源于广东民间。方由凉血止血、清热利尿的白茅根，与补肾、养阴、清热的猪肉同煮制成，有凉血止血、清热利尿的功效，同时有凉血止血、清热利尿而不伤阴、不伤肾的特点。适用于小满节气前后，湿热体质者出现小便不利涩滞、纳差纳呆、口干口苦、便溏或便黏等不适的调理，以及血热鼻衄、尿血等血证，胃热呕吐，湿热黄疸，水肿尿少，热淋涩痛等病证的调治。

小满养生辅助药膳食疗方

芹菜拌豆腐

【原料】

芹菜 150g，豆腐 1 块。精盐、味精、香油各少许。

【功效与适应人群】

本方具有平肝清热、利湿解毒的功效。适用于夏季、小满节气前后肝火过旺、湿毒侵袭所致头晕头痛、失眠多梦、皮肤瘙痒等不适的调治。

【食用注意】

脾胃虚寒，经常腹泻便溏者忌食。

冬瓜海薏汤

【原料】

冬瓜 100g，海带 30g，薏苡仁 30g。白糖适量。

【功效与适应人群】

本方具有清热解暑、健脾利湿与降血压、降血脂等功效。适用于夏季小满前后，因暑湿较盛、肝火郁结，致使甲状腺肿大、高血压、高血脂等症出现头痛头晕、性情急躁、面红汗多、大便燥结等不适的调养。

【食用注意】

因冬瓜、海带、薏苡仁三者均属于寒凉性食物，对于平素怕冷、易于腹泻的阳虚与脾胃虚寒者慎食，或食用时去白糖、加生姜调味，以制约寒凉太盛。

祛热除湿汤

【原料】

玉米须、薏苡仁各 15g，苦瓜 30g，绿豆、芦根各 20g。

【功效与适应人群】

本方为民间验方，有清热祛暑、生津止渴、解毒利尿等功效。适用于夏季、小满前后中暑、暑热烦渴，暑疖、痱子，以及目赤肿痛、小便短少等病的调治。

鱼尾节瓜汤

【原料】

鲩鱼（即草鱼）尾1条（约500g），节瓜1个（约300g）。生姜、精盐适量。

【功效与适应人群】

本方具有健脾开胃、清热消暑、利湿消肿解渴的功效。适用于夏季小满前后，气虚、痰湿体质或普通人群，因自然界湿气偏盛出现乏力嗜睡、四肢困乏、食欲不振等不适的调养，亦可作为脾胃虚弱、痰湿偏盛所致水肿或肥胖的调治。

番茄荸荠汁

【原料】

番茄、荸荠各200g。白糖30g。

【功效与适应人群】

本方具有补中和血、益气生津、清热利湿、宽肠通便的功效。适用于小满节气前后，中焦脾胃受损致使气血津液不足出现神疲乏力、肢体困倦、口干口渴、脘痞腹胀、大便不畅等不适的调养。另外，因其亦有补血养颜、丰肌泽肤、消斑祛瘀的作用，因此长期食用对女性皮肤色斑有一定的淡化保健功效。

【食用注意】

不宜空腹食用本膳。

芒种光阴贵比金，
夏至田间蛙声唤。

三、芒种药膳食疗养生

芒种端午吃粽子解暑利湿

“芒种”，是夏季的第三个节气，为二十四节气中的第九个节气，亦是反映生物受气候变化影响而出现生长发育现象的节气，常在每年公历的6月5日前后。

《月令七十二候集解》中说：

五月节，谓有芒之种谷可稼种矣。

“芒”指麦、稻等有芒的谷类作物，“稼”是收获等农事活动，“种”即农作物播种。是说芒种节气，有芒的麦子快要收获，有芒的稻子可以种植。由于此时正是播种最忙的季节，因此“芒种”亦称为“忙种”，芒种节气预示着农民即将开始忙碌的田间劳作。

我国古代将芒种分为三候：

一候螳螂生，二候鵙始鸣，三候反舌无声。

“螳螂”，草虫，能捕蝉而食，故又名杀虫，深秋生子于林木，一壳百子；“螳螂生”，是说这一节气自然界阳气旺盛而阴气开始产生，去年深秋螳螂产的卵，因此感阴气而生，破壳生出小螳螂。“鵙”，音jú，指百劳鸟，因其五月鸣，叫声鵙鵙，故以之立名；“鵙始鸣”，是说喜阴的百劳鸟开始在枝头出现，并且感阴而鸣啼。“反舌”，即百舌鸟，其“春始鸣，至五月稍止，其声数转，故名反舌”；“反舌无声”，是说反舌鸟却停止了鸣叫。从芒种节气开始，气温继续升高，雨水增多，湿度变大，北方进入雷雨、阵雨天，南方则已是阴雨连绵的梅雨天，天气异常湿热。

在芒种这一天，传统上有“送花神”“安苗”和“煮梅”的传统习俗。

“送花神”，是因为芒种节气已近五月间，百花开始凋残、零落，民间就在这一天举行祭祀花神仪式，饯送花神归位，同时表达对花神的感激之情，盼望来年再次相会。

"安苗"，在芒种这一天，在安徽皖南有安苗的农事习俗。该习俗始于明初。每到芒种时节，种完水稻，为祈求秋天有个好收成，各地都要举行安苗祭祀活动。此时家家户户用新麦面蒸发包，把面捏成五谷六畜、瓜果蔬菜等形状，然后用蔬菜汁染上颜色，作为祭祀供品，祈求五谷丰登、村民平安、生活美满。

芒种时节还有"煮梅"的习俗。煮梅的习俗在夏朝就有了，《三国演义》中就有"青梅煮酒论英雄"的故事。在南方，每年五六月是梅子成熟的季节，青梅含有多种天然优质有机酸和丰富的矿物质，但是新鲜梅子大多味道酸涩，难以直接入口，需加工后方可食用，这种加工过程便是煮梅。煮梅的方法有很多种，简单的是用白糖与梅子同煮，也有用食盐与梅子同煮，比较考究的还要在里面加入紫苏。青梅酒，是将青梅以白酒浸泡并加白糖制成。我国北方产的乌梅很有名气，若将其与甘草、山楂、冰糖一同煮水，便制成了消夏佳品"酸梅汤"。煮梅、青梅酒、酸梅汤，酸甜可口，具有清热解暑生津、和胃止呕止泻的保健功效。

芒种期间，常常还会遇到我国民间四大节日之一的"端午节"，并有"端午龙舟水"之说。端午节这天除了"划龙舟""挂石菖蒲、蒿草、艾叶""熏苍术、白芷""喝雄黄酒"等习俗外，最主要的还数"吃粽子"。端午节目前已成为国家法定节假日之一，并被列入世界非物质文化遗产名录。

"赛龙舟"，是端午节的主要习俗。相传起源于楚国人因舍不得贤臣屈原投江死去，许多人划船追赶拯救，人们争先恐后，追至洞庭湖时不见踪迹，之后每年五月五日划龙舟以纪念之，借划龙舟驱散江中之鱼，以免鱼吃掉屈原的身体，现在已演变成赛龙舟，不仅有民俗价值，也有娱乐、养生价值。挂石菖蒲、蒿草、艾叶，熏苍术、白芷，喝雄黄酒，以及佩戴装有苍术、白芷、石菖蒲等药材、香料的香囊，主要作用在于净化空气、辟秽防病，而佩戴香囊还有增加食欲、消除腹胀、改善脾胃消化功能的保健价值。

端午节“吃粽子”，是我国人民的又一传统习俗。全国不同地方所吃的粽子各有特色，南方的粽子多以咸为主，糯米需要调盐增味。江浙一带的粽子里面喜加咸肉、蛋黄、干贝、香菇等，形状以三角为主，也有瘦长的高脚粽。广西的粽子则常以枧水处理糯米，制成的斋粽淡黄莹透，多沾蜜凉食。贵州则有用黑糯米、腊肉与绿豆制成枕粽、四方粽的传统。北方的粽子以甜为主，一般只加红枣、青红丝、栗子、花生，或不添他物，只以五色丝与粽叶捆制成净白粽，吃时多蘸白糖或蜂蜜。南北方包粽的叶子也有不同，北方大多用芦苇叶，南方多用竹叶或荷叶，亦有少数民族使用香兰叶。芦苇叶可以清热生津、除烦止渴，竹叶可以清热除烦、利尿排毒，荷叶能清热利湿、和胃宁神。粽子的主料糯米能温暖脾胃、补中益气，对脾胃虚寒导致的食欲不佳、腹胀腹泻有一定调节作用。芒种节气、端午节日适量吃点粽子，有清热解暑、健脾利湿、因时养生的保健功效。

芒种时节，阳气旺盛、暑热偏盛，雨水较多、水湿偏盛，暑热、水湿相搏，故而表现为潮湿闷热的节气特点。中医认为此时人体与自然界相通应，人体阳气亦受鼓舞而透发于外，但易外感环境的湿邪引起体内阳气郁滞，便生为湿热；天气炎热，现代人不知节制常喜大口豪饮，瞬间大量的水液入胃不得运化，损伤脾胃，水饮与邪热结滞，演变为湿热水蓄，引起不思饮食、胸脘痞闷、心烦躁热、身重身热、肢体酸痛、精神萎靡、头昏头重、大便稀溏、小便短赤等不适。唐代医学家、养生家孙思邈认为：“常宜轻清甜淡之物，大小麦曲，粳米为佳”；元代医家朱丹溪指出：“少食肉食，多食谷蔬菜果，自然冲和之味。”

因此，芒种时饮食须清淡，选食宜质软、易消化之物。进食方式宜缓慢。少吃脂膏厚味及辛辣上火之物。还宜常食化湿利水、养阴生津的蔬菜、水果。

如西瓜、凉瓜、西红柿、绿豆、冬瓜、木耳、丝瓜等，既可为人体补充多种营养物质，又可预防中暑。绿豆汤、金银花露、菊花茶、芦根茶等饮品亦是不错的选择。

芒种养生代表药膳食疗方

银荷炒豆芽

【原料】

金银花 10g，荷叶半张，莲藕、瘦猪肉各 50g，绿豆芽 100g。植物油、生姜、精盐、醋各适量。

【做法与用法】

荷叶撕小片，与金银花一起洗净，同放砂锅中，加 1 碗水，开锅后煮 5 分钟滤取药汁。莲藕洗净，切片，放冷水中泡去淀粉，取出控干水分；猪肉切丝，豆芽洗净，生姜洗净、切丝。起油锅，煸炒肉丝，炒到七八分熟时起出。余下的油，先下姜丝爆香，再加藕片，边煸炒，边加入药汁约 30mL，至汁吸干后，再加入煸过的肉丝和绿豆芽，加少许精盐、醋，大火炒匀即可出锅。佐餐食用。

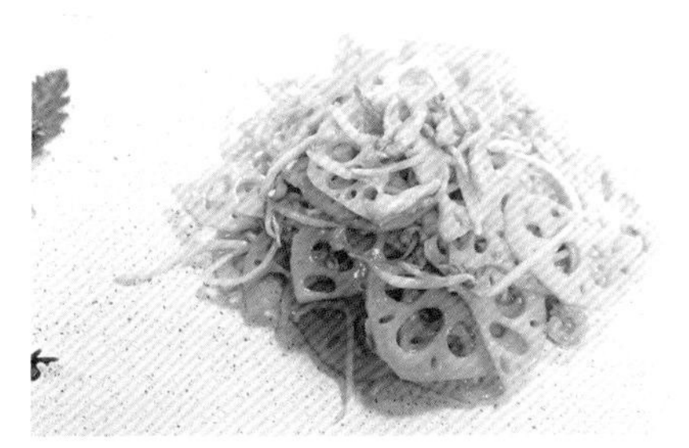

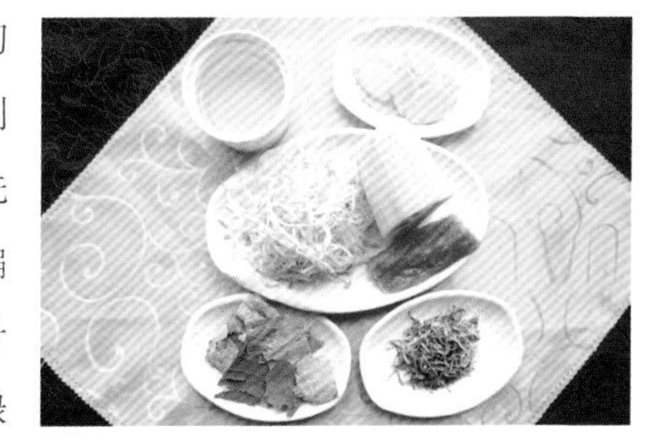

【专家点评】

金银花色黄或白，又称金花、银花、双花、二花、二宝花，味甘、性寒，归肺、心、胃经，具有清热解毒、疏散风热的功效，主治一切疮痈肿毒与风热感冒、热病发热等病证。

荷叶味苦涩，性平，归肝、脾、胃经，具有清暑利湿、升发清阳、凉血止血的功效，可用于暑湿所伤引致食欲不振、脘腹胀满、大便泄泻、头痛眩晕、吐血便血等病的调治。

绿豆芽即绿豆的芽，味甘性凉，归心、胃经，不仅能清暑热、通经脉、解诸毒，还能消肿、利尿、解酒毒、养阴润燥，现代研究有降血脂和软化血管的作用。适用于热病烦渴、酒毒燥热、小便不利、目翳等病的调治。李时珍《本草纲目》说："诸豆生芽皆腥韧不堪，惟此豆之芽，白美独异，今人视为寻常，而古人未知者也……解酒毒、热毒，利三焦。"绿豆在发芽过程中，维生素C会增加很多，而且部分蛋白质也会分解为各种人所需的氨基酸，可达到绿豆原含量的七倍，所以绿豆芽的营养价值比绿豆更大。

本方源于民间，各地都有使用。方中以清热解暑的金银花、荷叶药食两用物品为主，搭配养阴润燥、益气补中的莲藕、瘦猪肉与绿豆芽食物组成。全方为暑季气候炎热、出汗较多、气阴损伤而设，既清又补，以补为主，具清热解暑、养阴润燥、益气补中之功。适用于夏季、芒种前后心烦失眠、头痛头晕、口干口渴、便秘尿少、神疲乏力、食欲不振等不适的调养，以及夏季发热、微恶风寒、咽喉疼痛、咳嗽咯痰等风热感冒以及高血压病、疖肿疔疮等病的调治。

【食用注意】

金银花有抗早孕作用的动物实验报道，因此孕妇禁服本品。

洋参百合汤

【原料】

西洋参片 20g，百合 50g，玉竹、薏苡仁各 25g，老鸽 2 只，蜜枣 20 枚。生姜片、葱段、黄酒、胡椒粉、精盐适量。

【做法与用法】

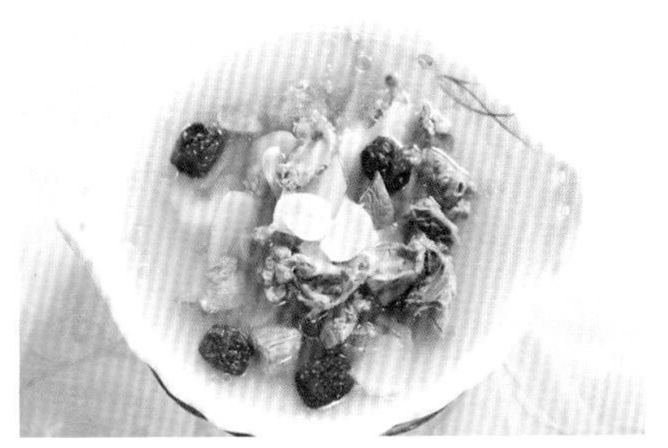

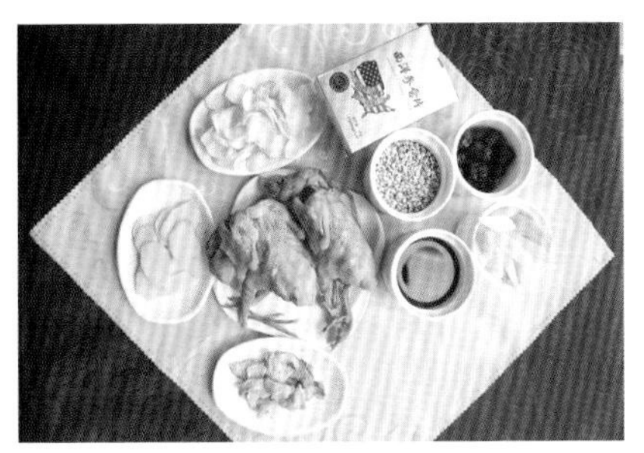

老鸽如常法收拾洗净，切块，沸水焯去血污；各味材料除蜜枣外洗净，装入纱布袋，扎紧袋口。将焯过的鸽块与纱布袋、蜜枣以及适量的生姜片、葱段、黄酒、清汤 3000mL 放入炖锅内，如常法用小火炖 1 小时。捞出纱布袋，取出西洋参，加精盐、胡椒粉调味，即可上桌。直接食用，食肉喝汤。

【专家点评】

本方又名“洋参百合老鸽汤”。西洋参又名花旗参、西参、洋参，因其与人参为同科植物、功用和人参相似，主产于西洋北美洲的美国、加拿大，尤以美国威斯康星州出产者质量最好，故名。其在中国的应用已有 200 多年的历史，目前我国吉林省、北京市、陕西省等地均有栽培。清代医学家吴仪洛《本草从新》说：（西洋参）“补肺降火，生津液，除烦倦。虚而有火者相宜。”近代名医张锡纯在其《医学衷中参西录》中称：“洋参能补助气分，兼能补益血分，为其性凉而补，凡欲用人参而不受人参之温补者，皆可以此代之。”其味甘微苦、性凉，归肺、心、脾经。功能补气养阴、清热生津，主治气阴两伤证、肺气虚证、肺阴虚证，以及热病气虚津伤口渴及消渴。西洋参药性和缓，性凉不燥，和人参的温热峻补不同，既能补气生津，又能养阴清热，特点是补而不过、补而不燥，因此最宜于现代都市白领阶层因工作繁忙、身心疲劳所致神疲体倦、心烦气躁、虚火旺盛等亚健康的调补，以及夏天气阴两伤引起精神萎靡、身体乏力、口渴心烦等的应季清补。西洋参既可直接含服、炖服，也可泡茶、煮粥、炖汤食用，或泡酒饮服。

现代研究表明，西洋参含有多种人参皂苷、洋参多糖及少量挥发油、维生素及微量元素等成分。其对大脑有镇静作用，对生命中枢有兴奋作用；还有抗疲劳、抗应激、抗缺氧、抗心肌缺血、增加心肌收缩力以及降血糖、降血脂、抗癌等作用。

百合味甘、性微寒，归肺、心、胃经，具有养阴润肺、清心安神的功效，主治阴虚燥咳、劳嗽咳血，阴虚有热之失眠心悸，以及心肺阴虚内热证等。《日华子诸家本草》说：“安心，定胆，益志，养五脏。”清代药学家赵学敏《本草纲目拾遗》说：“清痰火，补虚损。”现代研究表明，百合水提取液有强壮、镇静、止咳、祛痰、抗过敏等作用。

方中以益气清火、养阴生津的西洋参与养阴润肺、清心安神的百合为主，合入玉竹养胃生津、除烦止渴，薏苡仁健脾渗湿，蜜枣益气养血，鸽肉滋肾益气、祛风解毒。调料姜葱、胡椒、黄酒既能除腥提味，又取阴中见阳，阴阳互生之意。诸味配伍阴阳相益、消补得宜，有益气养阴、清补脏腑的作用。适用于夏天气候炎热，工作、学习紧张，操劳晚睡，虚火上升所致神疲乏力、虚烦躁扰、食欲不振、口干口渴、大便干结等不适的调养。

五叶芦根饮（《湿热病篇》）

【原料】

薄荷叶、藿香叶、荷叶各 3g，枇杷叶、佩兰叶各 30g，鲜芦根 30g，冬瓜 60g。白糖适量。

【做法与用法】

将上料洗净，先以枇杷叶、冬瓜共煎汤水约 500mL，再加入其他各物同煎 10 分钟，调入白糖即成。直接饮用。

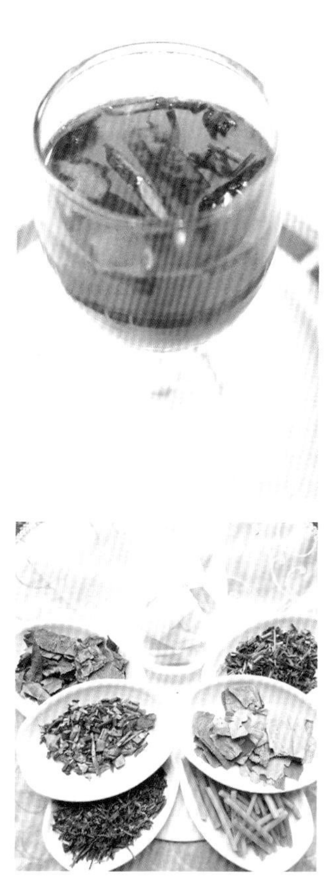

【专家点评】

薄荷叶味辛性凉，入肺、肝经，功善疏散上焦风热、清利头目、通利咽喉、透疹解毒，明朝药学家贾所学《药品化义》说："薄荷，味辛能散，性凉而清，通利六阳之会首，祛除诸热之风邪。取其性锐而轻清，善行头面，用治失音，疗口齿，清咽喉。"

藿香叶芳香辛散而不峻烈，微温化湿而不燥热，入脾、胃、肺经，功善化湿醒脾、和中止呕、解暑发表，为芳香化湿的要药。

荷叶味苦性平，清暑利湿、能升清阳；枇杷叶味苦微寒，清肺化痰、降逆止呕；佩兰叶味辛性平，化湿和中之功与藿香相似；鲜芦根味甘性寒，清热生津、除烦止呕、通利小便；冬瓜味甘微寒，利水消痰、

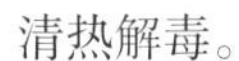

清热解毒。

本方源于清代医学家薛生白《湿热病篇》，方中以味辛苦、性寒凉的薄荷叶、荷叶、枇杷叶“三叶”，辛温的藿香叶、佩兰叶“二叶”，合入味甘性寒的芦根、冬瓜及其白糖组成。全方合用，味辛苦、性寒凉以清解暑热，辛温以芳香化湿，味甘性凉以生津除热，共奏清解暑热、化湿健脾、生津利尿的功效。适用于夏季、芒种前后出现暑湿较盛，食欲不振、消化不良、脘腹胀满、大便泄泻、头痛头晕、口干口苦等不适的调养，还适用于药物性肝病等湿热黄疸病后，余邪未尽，胃气未醒，所致胃脘微闷、知饥不食、大便泄泻等病证的调治。

陈皮煲老鸭

【原料】

老鸭半只（约1500g），绿豆100g，冬瓜500g，陈皮1块，生姜1片。胡椒粉、精盐各适量。

【做法与用法】

先将老鸭除去部分肥膏和皮后，切成大块，洗净沥干；绿豆略浸软，冲洗干净，沥干；冬瓜连皮和籽，洗净，切成大块；陈皮浸软，洗干净。烧沸适量清水，放入以上所有材料与姜片，待水再次沸起，改用中小火煲至绿豆软烂和其他食材熟软及汤浓，加入调味料调味即可。趁热食用。

【专家点评】

陈皮又称橘皮，为芸香科植物橘及其栽培变种的干燥成熟果皮，其植物分布于长江以南各地区，每年 10 ～ 12 月果实成熟时，摘下果实，剥取果皮，阴干或通风干燥。橘皮入药以陈久者为良，故名陈皮、贵老，为药食两用物品。

陈皮味辛、苦，性温，归脾、肺经，具有理气开胃、燥湿化痰的功效，主治胸脘胀满、食少呕吐、咳嗽痰多等病证。《本草纲目》给予其高度评价："橘皮，苦能泻能燥，辛能散，温能和。其治百病，总是取其理气燥湿之功，同补药则补，同泻药则泻，同升药则升，同降药则降。脾乃元气之母，肺乃摄气之要，故橘皮为二经气分之要，但随所配而补泻升降也。"《本草汇言》亦曰："味辛善散，故能开气；味苦开泄，故能行痰；其气温平，善于通达，故能止呕、止咳，健脾和胃者也。东垣曰：'夫人以脾胃为主，而治病以调气为先，如欲调气健脾者，橘皮之功居其首焉。'"现代研究认为，陈皮能调整消化系统；兴奋心脏，使心肌收缩力增强，剂量过大可抑制心率，又可使冠脉流量增加；对高脂饮食引起的动脉硬化有一定的预防作用；平喘祛痰；使肾血管收缩，使尿量减少；抑制离体子宫，高浓度可松弛子宫；增强免疫功能；抗炎；缩短出血及凝血时间；能促进唾液、胃液等消化液分泌和消除肠内积气。

本方源自广东民间，又名"陈皮绿豆煲老鸭"，方中以滋阴养胃、健脾补虚、利水消肿的老鸭与理气健中、开胃醒脾、燥湿化痰的陈皮为主，配合清热消暑、解毒利水的绿豆，解暑清热、利湿消肿的冬瓜，以及温中益胃的生姜，使本方具有滋补五脏气阴、清暑利湿消肿之功，且有补中兼清、清中带补的"清补"特点，同时还能顾及脾胃调和。适用于夏季特别是芒种前后，气阴不足或兼有脾胃湿热出现乏力肢困、嗜睡头昏、纳食不佳、口干口黏、大便黏滞、小便涩滞等不适的调养。另外，亦常用于暑疖、湿疹或痤疮等皮肤病证的调治。

芒种养生辅助药膳食疗方

五味枸杞茶

【原料】

醋炙五味子 5g，枸杞子 10g。白糖适量。

【功效与适应人群】

本方具有滋补肝肾、养血补精、敛气止汗的功效。适用于夏季、芒种前后肝肾虚损导致的头晕目眩、腰膝酸软、视力减退、耳聋耳背、气短乏力、出汗较多等不适的调养。

莲子芡荷粥

【原料】

莲子肉（去心）、芡实各 60g，鲜荷叶一张（干品 20g），糯米 50g。冰糖适量。

【功效与适应人群】

本方具有益气健脾止泻、补肾固精止带、清心安神定志的功效。适用于脾肾不足之人夏季、芒种前后出现食欲不振、胃腹胀满、大便泄泻、小便不利、心烦失眠等不适的调养，以及妇女白带较多、男子滑精遗精等病证的调治。

【食用注意】

感冒及发热期间出现小便不利、大便秘结者，不宜食用。

五味猪肚汤

【原料】

知母、天花粉、麦冬各9g，黄连3g，乌梅2g，猪肚1只。精盐少许。

【功效与适应人群】

本方具有清热降火、滋阴补虚的功效。适用于夏天、芒种节气前后暑热伤津所致低热、口渴、烦躁、失眠、食欲不振、神疲乏力等不适的调补。也可用于气阴两虚型糖尿病，于夏季出现口干口渴、神疲乏力、烦躁失眠的辅助食疗。

菊槐绿茶饮

【原料】

菊花、槐花、绿茶各5g。

【功效与适应人群】

本方具有清肝明目、利水消肿、安神醒脑之功。适用于芒种节气前后，由于肝热、湿阻出现目赤目胀、面热头昏、急躁易怒、睡眠不安、小便不利或涩痛、大便黏滞或便秘等不适或病证的调理或调治。

菊花乌鸡汤

【原料】

乌鸡1只（约1500g）、鲜白菊花50g(干品减半)。葱、生姜、料酒、精盐3g、味精、胡椒粉、香油各适量。

【功效与适应人群】

本方具有滋补肝肾、益精补血、清热明目的功效。适用于阴虚兼血虚质，芒种节气前后出现的头晕目眩或目赤红肿、急躁易怒，伴腰膝酸软、神疲乏力的调治。

四、夏至药膳食疗养生

夏至吃荞麦饸饹清暑解毒

“夏至”是夏三月六个节气中的第四个节气，为二十四节气中的第十个节气，是二十四节气中最早被确定的节气之一，公元前7世纪中国就采用土圭测日影的方法确定了夏至，时间常在每年公历的6月21日或22日。

根据《恪遵宪度抄本》记载：

日北至，日长之至，日影短至，故曰夏至。

夏至也称长至，为北半球一年中白昼最长、黑夜最短的一天。夏至以后，太阳直射地面的位置逐渐南移，北半球的白昼日短、黑夜日长。故民间有“吃过夏至面，一天短一线”的说法。

夏至日为一年之中阳气最为旺盛的一天，而后一阴初生。

《礼记》中记载了这一时节的物候形景：“夏至到，鹿角解，蝉始鸣，半夏生。”

也就是说具体将夏至分为三候：

一候鹿角解，二候蝉始鸣，三候半夏生。

古人将鹿视为阳兽，而鹿角居于鹿之巅顶为至阳之物，故鹿于夏至五日后感受始生之阴而纷纷落角。又五日，雄蝉即“知了”感受到了初生的阴气便开始鼓翼而鸣。再五日，溪岸林下的阴凉处，喜阴近水的“半夏”陆续生根发芽，这些都表明了阴气正悄悄地从地下生出。此时虽然一阴初生，但是阳气仍然保持向外向上发散的壮势，由于日长夜短的现象还将持续一段时间，地面仍接受长时间的日照使得气温还会继续升高，这也预示着夏日真正炎热的天气即将到来。

夏至日是一年的阳气之极，亦是阴阳转变的日子，古人非常重视这一节气的养生保健，并因此形成了许多的风俗习惯。

夏至是阴气上升的时节，主张顺应自然的古人在这天要举行相应的扶阴助气仪式。周代在夏至日举行“地神祭祀”仪式，期望能够驱除疾疫、荒年与饥饿。《史记·封禅书》记载：“夏日至，祭地祇。皆用乐舞。”东汉夏至日民间以桃印封门。南北朝时期，夏至吃粽子，唐朝依然，后改到了端午节。直至清代皇家还保持着夏至日祭地的大典，明清时期祭地典礼均在北京地坛举行。

夏至日为“冬病夏治”的最好时机。

根据《素问·四气调神论》中“春夏养阳”,《素问·六节藏象论》中“长夏胜冬”的思想，对于素体阳虚、寒伏于内的人于夏至日可进行“冬病夏治”。

夏至艾灸与贴三伏贴是“冬病夏治”最传统的保健方法。

至今在夏至日这一天，许多百姓仍会在家中或赴中医院艾灸尤其是贴三伏贴作为养生保健的活动。民间亦有夏至吃羊肉、狗肉等补养阳气的习俗，如广东尤其是阳江地区有夏至吃狗肉的传统习俗，并有“夏至狗，没地儿走（无处藏身）”“吃了夏至狗，西风绕道走”等俗语。徐淮地区每年夏至后的伏天有吃羊肉的习俗，并成为美食节日“伏羊节”，徐州民间有“彭城伏羊一碗汤，不用医生开药方”的说法。

古人在夏至节气养生，在养护身体阳气的同时，亦注重消暑养阴，常常在此时吃冷食、凉食、瓜果。清代文士顾禄《清嘉录》记载：“街坊叫卖凉粉、鲜果、瓜藕、芥辣索粉，皆爽口之物。什物则有香蕉、苎巾、麻布、蒲鞋、草席、竹席、竹夫人、藤枕之类，沿门担供不绝……

浴堂亦暂停爨火，茶坊以金银花、菊花点汤，谓之‘双花’。面肆添卖半汤大面，日未午已散市……”此时又是瓜类食品上市的季节，人们坐在瓜棚下乘凉，品尝西瓜清热消暑。

民间有“冬至饺子，夏至面”的俗语。饸饹，即是面食的一种，古称“河漏”，因多用荞面制成，习称荞麦饸饹或荞面饸饹。荞麦饸饹是陕西、甘肃等地区著名的汉族面食小吃，被誉为北方面食三绝之一，与兰州拉面、山西刀削面齐名。元代农学家王祯《农书》就有“北方山后，诸郡多种，治去皮壳，磨而成面或作汤饼”的记载。荞面饸饹有两种吃法，一种是吃热的，另一种是吃凉的。一般是夏季凉吃，调入精盐、香醋、芥末、蒜汁、芝麻酱和红油辣子等味汁，配以黄瓜丝等夏蔬于面上，轻拌后便可爽快入口。凉吃荞麦饸饹味汁酸甜辛香，面体爽口清甜，是消夏祛暑的上佳良品。

荞面为荞麦制成，荞麦味甘微酸、性寒，归脾、胃、大肠经。李时珍《本草纲目》言荞麦能“降气宽肠，磨积滞，消热肿风痛，除白浊白带，泄痢腹痛上气之疾。气盛有湿热者宜之”，并称其有“炼积滞之功”。在夏至吃荞麦饸饹大有好处，荞麦面性寒能清暑解毒，味甘微酸能化阴养津，培护夏至初生之稚阴；佐料汁味辛带酸，既益肺柔肝，符合夏月增辛宜酸的饮食习惯，又能制衡荞麦寒凉伤中之性。根据现代研究，荞麦中所含的化学成分有黄酮、蛋白质、脂肪酸、植物甾醇以及矿物元素等活性成分，主要有抗糖尿病、抗肿瘤的药理作用。

因此，在夏至时节不妨常常选择荞麦饸饹作为主食，将对身体大有裨益。

夏至是天地间阳渐减、阴渐生的节点，但是气温却是日渐拔高，“夏至三庚数头伏”，过了夏至后，大约再过二十多日，便是流火的三伏天了。

此时饮食仍宜清淡，不宜肥甘厚味。虽然饮食选择清淡，但亦要注重食物的五味调和，以使人心悦情畅，开胃欲食。

此时的佐料与食材选择应省苦增辛多酸。制作方法多以清炖、煸炒、蒸制、凉拌为主。在食材种类的选择上，仍应以五谷为主，可以多食荞麦、豆类。元代忽思慧《饮膳正要》亦指出："夏气热，宜食菽（即豆类）以寒之，不可一于热也。禁温饮饱食，温地濡衣。"

此外还应以新鲜绿叶蔬菜、时令瓜果等为辅，可以适量佐以瘦猪肉、鸭肉等补气养血、养阴清热的肉类。江南等地有夏至食三鲜的习俗，可以供以效仿。树三鲜为樱桃、香椿、梅子，地三鲜为苋菜、豌豆、蚕豆，水三鲜为螺蛳、鲥鱼、咸鸭蛋……，因地域不同，各地所指不同。这些食材皆合夏至的养生保健之理，可根据需要选择食用。

但是要注意：上述食物多偏寒凉清润，易伤脾胃阳气。现代社会，人们多贪凉喜冷，长期在空调房内生活，过食冷饮冰物等习惯容易导致寒凝内聚，或者素体阳虚之人食寒凉之物更为雪上加霜，因此在饮食取舍上还应以辨体施膳为原则择膳为食。

夏至养生代表药膳食疗方

绿豆乌梅粥

【原料】

绿豆、粳米各160g，乌梅100g。白糖适量。

【做法与用法】

绿豆、粳米淘洗干净，乌梅洗净，三者加锅内，加水约2000mL，熬煮至绿豆、粳米熟透，加入白糖即可。待温直接食用。

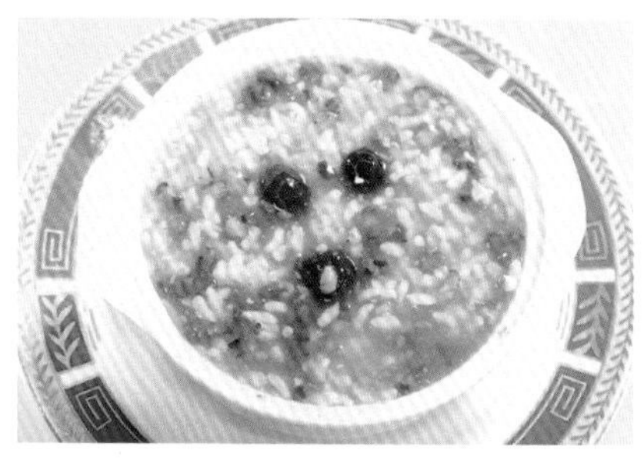

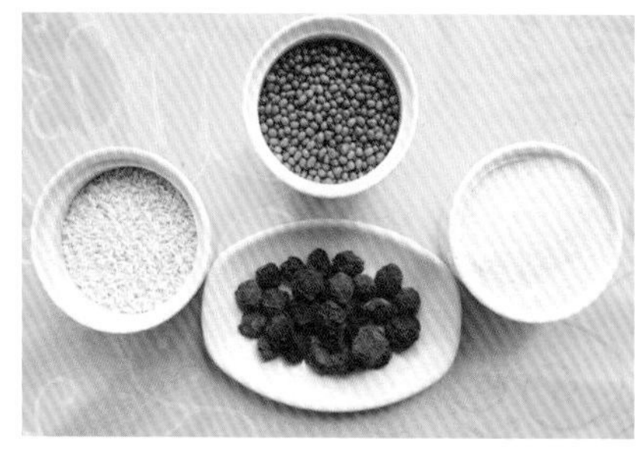

【专家点评】

绿豆素有“济世之良谷”的说法，是我国传统的豆类食物，其味甘、性寒，入心、肝、胃经，具清热、消暑、利水、解毒之功，主治暑热烦渴、感冒发热、呕吐泄泻、痰热哮喘、头痛目赤、口舌生疮、水肿尿少、痘疹疮疡、药物及食物中毒。《本草纲目》评价说：“绿豆，消肿治痘之功虽同赤豆，而压热解毒之力过之，且益气、厚肠胃、通经脉，无久服枯人之忌。”

绿豆含有丰富的无机盐、维生素，主要营养成分有蛋白质、脂肪、碳水化合物、维生素 B_1、维生素 B_2、叶酸、胡萝卜素，矿物质钙、磷、铁，富含赖氨酸、亮氨酸、苏氨酸，但是蛋氨酸、色氨酸、酪氨酸比较少。现代研究表明，绿豆所含蛋白质、磷脂成分均有兴奋神经、增进食欲的功能；多糖与球蛋白成分可通过增强血清脂蛋白酶的活性，促进胆固醇在肝脏中分解的作用降低血脂，从而预防冠心病、心绞痛等心血管疾病；绿豆含有丰富的胰蛋白酶抑制剂，可减少蛋白分解、减少氮质血症，因而起到保护肝肾功能等作用。

本方为民间验方，以绿豆为主，加入乌梅、粳米组成。夏至暑热为患，又兼湿邪，易伤津耗气、湿阻脾胃。绿豆与乌梅搭配，辅以粳米，既消暑利湿，恢复脾胃升降之职，又益气生津，补充人体耗损的津、气。本方适用于夏至时节的养生保健，能缓解因为暑热、湿热天气导致的厌食纳呆、心烦汗多、体劳身倦、口干便干等不适。

归戟羊肉汤

【原料】

羊肋条肉 1000g，当归、巴戟天各 5g，枸杞子、红枣、生姜各 10g。葱、精盐、黄酒、胡椒与清汤各适量。

【做法与用法】

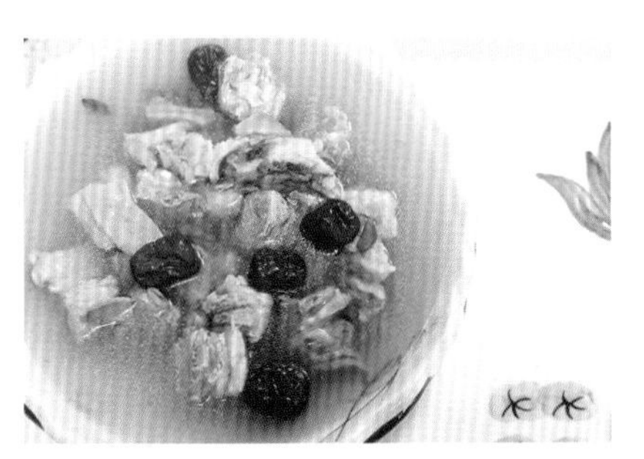

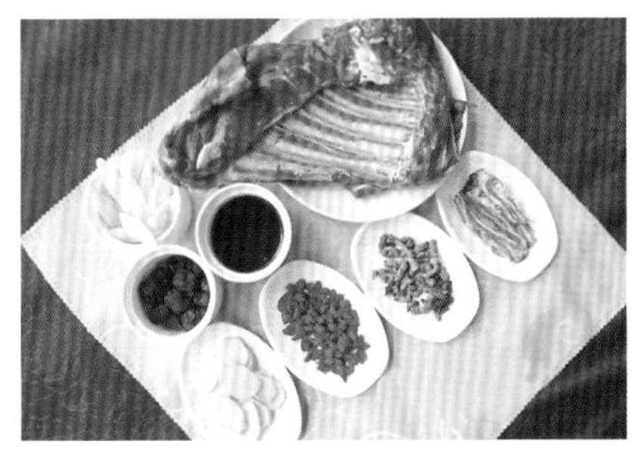

羊肉洗净，切块，开水焯去血污；生姜、葱洗净，姜切片，葱切段；当归、枸杞子、红枣、巴戟天洗净，当归、巴戟天润软装入纱布袋，扎紧袋口。将焯过的羊肉块与纱布袋和洗净的枸杞子、红枣，以及姜片和适量的葱段、黄酒、清汤或沸水放入炖锅内，如常法用小火炖 1.5 小时。捞出纱布袋，弃除姜、葱，加精盐、胡椒调味即可。佐餐食用，食肉喝汤。

【专家点评】

羊肉肉质较猪肉或牛肉都更为细嫩，其味甘、性热，入脾、胃、肾经，有温中健脾、补肾助阳、益气养血的功效。

现代研究表明，每 100g 羊肉中，蛋白质含量 19g，脂肪含量 14.1g，较猪肉和牛肉的脂肪、胆固醇含量都要少，含有 B 族维生素、维生素 A、烟酸等，是一种高动物蛋白的良好食物。

本方原名“当归温阳汤”，为邓沂教授自拟习用方，刊录于《生活与健康》杂志，实由张仲景《金匮要略》“当归生姜羊肉汤”改创。方中以当归与羊肉为主，合入枸杞子、红枣与巴戟天、生姜组成。当归补血活血、散寒止痛；羊肉温肾助阳、益精补血。枸杞子滋补肝肾、养阴补血；红枣益气养血、健脾益胃；巴戟天温肾助阳、散寒止痛；生姜温中散寒、开胃醒脾。张仲景原方以当归、羊肉兼补兼温，而以生姜宣散其寒，邓沂方又加入枸杞子、红枣强化养阴作用，巴戟天强化温阳功效，故具温阳散寒、养血补虚之功。夏至日为全年阳气极盛之时，夏至前后食用本膳取“冬病夏治”之意，可减轻脾肾阳气不足、冬重夏轻的症状。适用于冬日加剧之脾胃虚寒、脾肾不足之人脘腹冷痛、大便泄泻、畏寒肢冷、关节肿痛等病的调养。

银花天葵汤

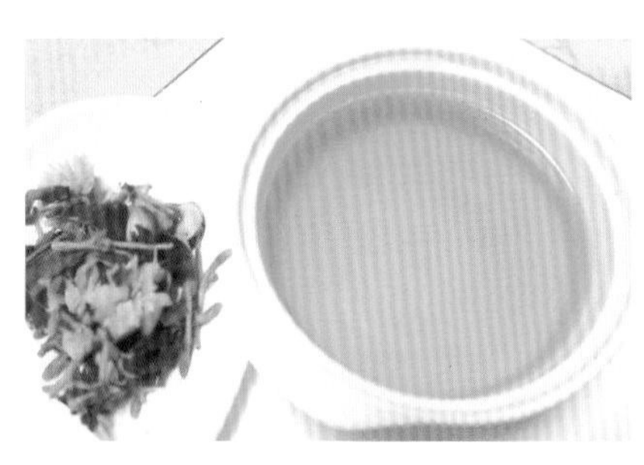

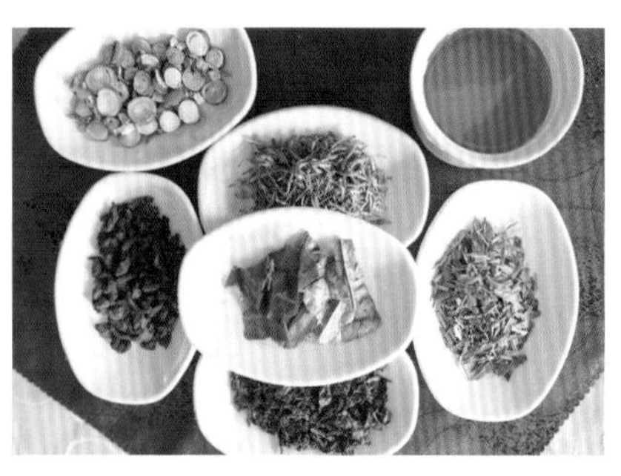

【原料】

金银花30g，天葵草20g，七叶一枝花15g，黄菊花、淡竹叶、生甘草各10g。鲜蜜糖适量。

【做法与用法】

各味洗净，水煎取汁，待凉入蜜糖调味即可。分次饮用。

【专家点评】

明朝官方本草《本草品汇精要》说：“金银花，花初开则色白，经一二日则色黄，故名金银花。”因此金银花亦有银花、双花、二宝花等别称，其味甘、性寒，有清热解毒、凉散风热的功效。

现代研究认为，金银花主要有效成分为挥发油及绿原酸、异绿原酸、木犀草素等，金银花煎剂及醇浸液对多种病原微生物有抑制作用，此外还具有增强免疫功能、抗炎解热、加强防御机能，以及降低血脂等作用。

天葵草为保健蔬菜，又名紫背天葵、紫背菜、血皮菜、观音苋、红背菜，其味苦、性微寒，具清热解毒、润肺止咳、生津止渴、散瘀消肿的功效。

本方为民间验方，方中金银花与菊花质地轻盈，遇水而浮，有升散之性，能疏散肌表风热，托发疮毒，佐以清热解毒、消肿止痛的天葵草、七叶一枝花、淡竹叶、生甘草，共奏清热解毒、托疮排脓、消肿止痛的功效。现代研究表明，夏季皮肤油脂分泌旺盛，其氧化产物易堵塞毛孔，加之细菌感染，容易引起毛孔发炎化脓等皮肤问题。本方适用于夏至大暑时节疔疖疮疡红肿热痛，伴见身热口苦、便干尿浊等不适的调治。

冬瓜鲤鱼汤

【原料】

鲤鱼 2 条（约 1000g），冬瓜 500g。黄酒、生姜片、葱花、味精、胡椒粉、精盐各适量。

【做法与用法】

鲤鱼去鳃、鳞及肠肚，洗净，切大块，加黄酒、精盐腌渍 30 分钟左右；冬瓜洗净，带皮切滚刀块。温油爆姜片、葱花，放入鱼块，鱼煎黄后加适量清水，小火炖 30 分钟，加入冬瓜块，大火再炖 10 分钟，撒上胡椒粉、味精即可。随意食用。

【专家点评】

冬瓜因瓜熟之际，瓜皮表面会蒙上一层白粉状的东西，很像冬天的白霜，因此亦称“白瓜”。其味甘、性寒，归肺、大小肠与膀胱经，具有利尿、清热、化痰、生津、解毒的功效，主治水肿胀满、淋病、脚气、痰喘、暑热烦闷、消渴、痈肿、痔漏，并解丹石毒、鱼毒和酒毒。冬瓜包括果肉、瓤和籽，含有丰富的蛋白质、碳水化合物、维生素以及矿质元素等营养成分。冬瓜维生素中以抗坏血酸、硫胺素、核黄素及尼克酸含量较高；矿质元素主要有钾、钠、钙、铁、锌、铜、磷、硒 8 种，其中含钾量显著高于含钠量，属典型的高钾低钠型蔬菜，对需进食低钠盐食物的肾脏病、高血压、浮肿病患者大有益处，其中元素硒还具有抗癌等多种功能；含有除色氨酸外的 8 种人体必需氨基酸，谷氨酸和天门冬氨酸含量较高，还含有鸟氨酸和 γ- 氨基丁酸以及儿童特需的组氨酸；冬瓜不含脂肪，膳食纤维高达 0.8%，营养丰富而且结构合理，营养质量指数计算表明，为有益健康的优质食物。冬瓜的种子和皮均可入药，冬瓜皮甘凉，具利尿消肿之功，用于水肿胀满、小便不利、暑热口渴、小便短赤等证；冬瓜子甘寒，有清肺、化痰、排脓之效，用于肺热咳嗽、肺痈、肠痈等证。

鲤鱼味甘、性平稍凉，入脾、肾、肺经，有补脾健胃、利水消肿、通乳下奶、清热解毒、止嗽下气的功效，用于各种水肿、腹胀、少尿、黄疸、乳汁不通等病证。

本方以冬瓜与鲤鱼为主构成，两者皆为味甘淡、性寒凉之属，均具消暑解热、利尿消肿之功，鲤鱼尚有健脾益气的作用，因此全方具有健脾益气、消暑解热、利水消肿、减肥瘦身的作用。适用于夏至节气前后，脾胃气虚、痰湿、湿热等体质，出现乏力嗜睡、四肢倦怠、食欲不佳、口干口苦口黏、大便偏稀或黏滞、小便不利或涩滞等不适的调理。亦常用于脾虚湿盛所致水肿、肥胖、淋证、黄疸，以及孕妇胎动不安、妊娠水肿的调治或辅助治疗。

夏至养生辅助药膳食疗方

豌豆柿饼糕

【原料】

豌豆500g，柿饼半个。小苏打3g，琼脂10g，白糖500g。

【功效与适应人群】

本方具有健脾益胃、清热利尿的功效。适用于夏至节气前后、伏天常人或脾胃功能虚弱之人脾胃消化功能失调的调养。

紫菜排骨汤

【原料】

排骨250g，紫菜30g，绿豆50g。生姜、盐、花椒各适量。

【功效与适应人群】

本方具滋阴润燥、清热利水的功效。适用于夏至前后口干口渴、大便干结、小便赤短等不适的调理。

忽思慧桂浆（选自《饮膳正要》）

【原料】

赤茯苓、肉桂各5g，神曲8g，杏仁（去皮尖）6g，大麦3g，生姜15g，蜂蜜30g。

【功效与适应人群】

本方具有清心养阴、健胃补脾、温胃散寒之功。适应于夏至前后心浮气躁、不欲饮食、胃凉胃胀、大便稀溏等不适的调治。

百合绿豆粥

【原料】

百合 20g，绿豆 50g，粳米 60g。冰糖 10g。

【功效与适应人群】

本方具有清热解暑、宁心安神的功效。适用于夏至时节口干舌燥、二便不畅、心烦躁热、睡卧不安等不适的调理。

荷叶茯苓粥

【原料】

干荷叶小半张（鲜品亦可），茯苓 50g，粳米或小米 100g。白糖适量。

【功效与适应人群】

本方具有清热解暑、健脾祛湿的功效，适用于夏至前后，因暑湿兼夹或伴脾胃气虚引起的乏力头昏、食欲不振、口干口苦口黏、大便偏稀黏滞或小便不畅涩滞、白天嗜睡、夜间不寐等不适的调理，也可用于单纯性肥胖或高血脂症、高血尿酸症等的辅助治疗。

小暑罗衫轻如云，
大暑凉亭伴月眠。

五、小暑药膳食疗养生

小暑吃杂烩菜补各种营养

“小暑”，是夏季的第五个节气，为二十四节气中的第十一个节气，是反映气温变化的节气，常在每年公历的7月7日左右。

《月令七十二候集解》说：

暑，热也，就热之中分为大小，月初为小，月中为大。

就是说，暑，表示炎热的意思，小暑虽热，但相较于大暑还不是最热，所谓“**小暑不算热，大暑三伏天**”。

我国古代把小暑分为三候：

一候温风至，二候蟋蟀居宇，三候鹰始鸷。

意思是说，到了小暑时节大地就不再有凉风了，所有的风都夹着热浪。等到了二候、三候的时候，由于炎热，蟋蟀离开了田野，到庭院的墙角下以避暑热，蟋蟀离开了田野，老鹰也因地面气温太高而到清凉的高空中捕猎去了。一言以蔽之：天气“热”。

小暑前后，华南西部地区进入暴雨最多的季节，全年7、8两个月的暴雨日数可占全年的75%以上，一般为3天左右。但在华南东部地区，小暑以后常因受副热带高压控制，多是连晴高温天气，开始进入伏旱期。我国南方大部分地区各地进入雷暴最多的季节。“出梅”和“入伏”是小暑标志性气象特点，高湿的“桑拿天”开始袭来。这种天气，很容易引起人们胸闷、气短和出汗过多等不适，容易引发“中暑”等节令疾病。

小暑时节民间有“吃黄鳝”“吃杂烩菜”的习俗。

相传，在三国时期，神医华佗得罪了曹操，被打入死牢，他痛惜自己一身的医术不能传人，思忖着想把医书交给自己的夫人。看管华佗的人敬仰华佗的医术和乐善好施，便决定为他做传书人。不料走漏了风声，传书人被杀，书也被烧成灰烬。灰烬飞落到水田，恰被黄鳝吃了。由此，人们认为黄鳝可以去除百病，免遭灾难，也就形成了“小暑吃黄鳝”的民间习俗。

农历六月初一，在豫南和豫东等地有过小年的说法。人们把这一天作为庆祝丰收、祈求丰年的节日。此时，麦子刚刚收获不久，人们在屋里、院内、麦场摆上供桌，放上枣馍、桃子、李子等，用贴上红“福”的斗盛满新收的小麦，焚香燃炮，祈求秋季风调雨顺，五谷丰登。虽然各地小暑的节庆方式不尽相同，但是此时夏收刚过，市面上的植蔬瓜果种类丰富，在食俗方面，人们不约而同地喜用应时鲜丰的食材制作一顿“杂烩菜”来作为家常宴客的美食。选材上山珍海味、时蔬瓜果、肥禽良畜皆可选用，其搭配和烹调各有不同，各家各味，体现了中华民族饮食上的灵活和智慧。

小暑时节，黄鳝体壮而肥，肉嫩鲜美，营养丰富，滋补作用最强，故我国民间有“小暑黄鳝赛人参”之说。

鳝鱼味甘性温，有温阳补虚、祛风除湿的功效，因此“小暑黄鳝赛人参”与中医“春夏养阳”的养生思想是一致的，蕴涵着“冬病夏治”的理念。

小暑时节已入初伏，气温高热湿闷，此时人体血液多分布于皮毛以散热，因此肠胃的消化功能相对较弱，容易引起食欲不振，导致营养摄入减少。同时在炎热的气温下，人体的新陈代谢速度较快，多种营养物质的损耗较高，所以人往往比常日消瘦，因此谓之“苦夏”，此时宜食杂烩菜。杂烩菜的食材因地变化万千，通过多种食材的搭配互补，往往具有更高的营养价值。

所以，在小暑常食杂烩菜能为人体提供均衡丰富的营养，满足人体的物质消耗。

而且，杂烩菜一般选择多种肉蔬来烹煮，各食材间的性质得以制衡，寒热不至偏颇，食物间滋味互补，味感层次迭起，更能激发人的食欲。但是需要注意，食材的选择应以新鲜应时之物为主，烹饪不宜过煮过炖，且最好当次食完，忌隔夜或多次反复加热。

小暑气温高，自然界阳气旺盛，人体阳气亦旺盛，阳盛则热，热则出汗较多，汗多则“气随汗脱”，人体阳气易于损伤，大汗及饮冷、纳凉过度，亦会耗伤阳气，悖于“春夏养阳”之理。所以人们在工作劳动之时，一方面要注意趋阴防热，不宜出汗过多，另一方面要注意适度降温防暑，不宜饮冷、纳凉过度。此外小暑暑湿之邪互结为害，人体易出现浑身乏力、头身困重、食欲不佳等不适。脾为人体后天之本、气血生化之源，主司运化饮食及水湿，喜燥恶湿，易受暑湿邪气的侵扰。

因此，小暑饮食养生原则是消暑健脾、养阴生津，宜以应时且味甘淡、性质平凉的食物为主。

如薏苡仁、赤小豆、黄豆、山药、冬瓜、莲子、莲藕、萝卜等都是不错的选择。其中淀粉含量较高的豆类、根蔬类可煮粥共食。口感爽脆的萝卜、黄瓜等可以调醋凉拌。选择炒制蔬菜时，宜快火少油，不宜久炖长焖。

小暑养生代表药膳食疗方

三豆苡仁粥

【原料】

绿豆、赤小豆、黑豆、薏苡仁各10g。

【做法与用法】

上4味淘洗干净后置锅中，加清水600mL左右，用小火煮20～30分钟即可。晾凉，直接食用。

【专家点评】

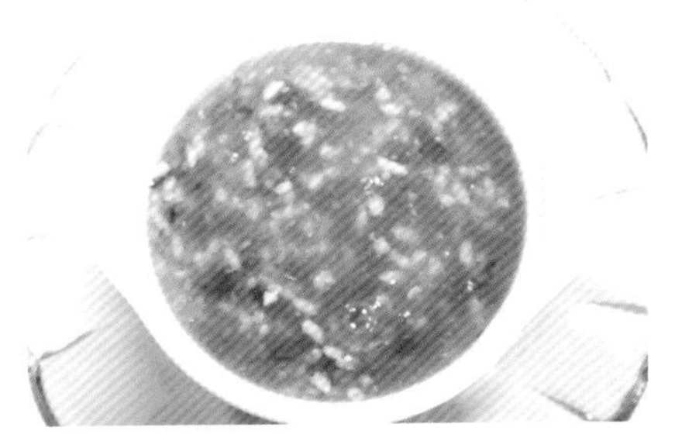

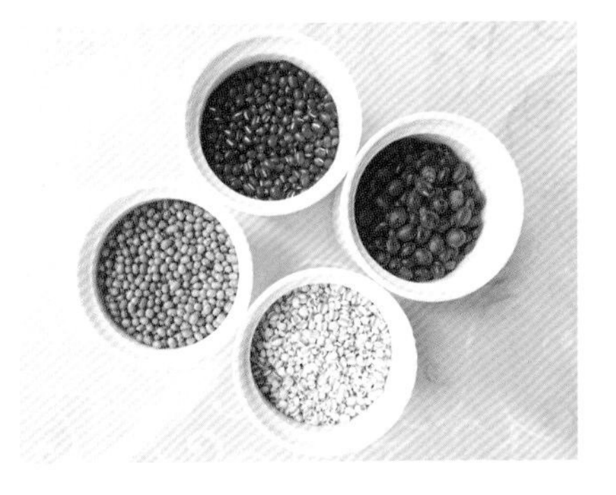

药膳专著《饮膳正要》便有“夏宜食菽”的说法，“菽”即为豆类。方中绿豆味甘性寒，能清心降火、消暑解毒。赤小豆味甘酸，性平，能利水消肿、清热解毒。黑豆味甘性平，最得“肾谷”之美称，能健脾益肾、利水活血。薏苡仁味甘淡，性微寒，能利湿健脾、除痹清热。

现代研究表明，方中的豆类蛋白质含量较高，脂类含量却很低，且氨基酸组成接近人体需要，能在蛋白质方面提供人体较为全面的营养支持，其中绿豆有较为明显的降血脂作用，红豆含钾元素较高，能起利水作用，黑豆含铁元素比一般豆类都高，对于缺铁性贫血患者有较好的补充作用。

本方源于民间，各地都有使用，其中豆类可灵活增减变换。方中豆类各有所长，绿豆偏于清暑，红豆、黑豆偏于利水，搭配健脾渗湿的薏苡仁，分消清利，使暑热湿邪有消泄之路，此外黑豆还能较好地补益脾肾，起到益中存阴的作用。全方合用，具清暑利水、健脾渗湿之功，适用于小暑至伏末“疰夏”的防治。疰夏，主要源于夏季的暑湿病邪和体质的虚弱，是一种季节性疾病，相当于西医的功能性发热，表现为全身乏力、胸闷不适、食欲不振等不适，甚至低热不退、汗出不畅，同时有夏季发病、秋凉自愈的特点。疰夏发病之前，食用本方，有预防作用；疰夏发作之时，食用本方，有辅助治疗作用。因此，伏天宜适当、经常食用本方。

【食用注意】

绿豆、红豆、黑豆属于豇豆类，是中等嘌呤食物，痛风患者急性发作期宜慎食。

解暑酱包兔

【原料】

兔肉 200g，佩兰叶 6g，鸡蛋 1 枚，甜面酱 15g。葱、姜、精盐、酱油、白糖、味精、黄酒、生淀粉、白汤、植物油、香油适量。

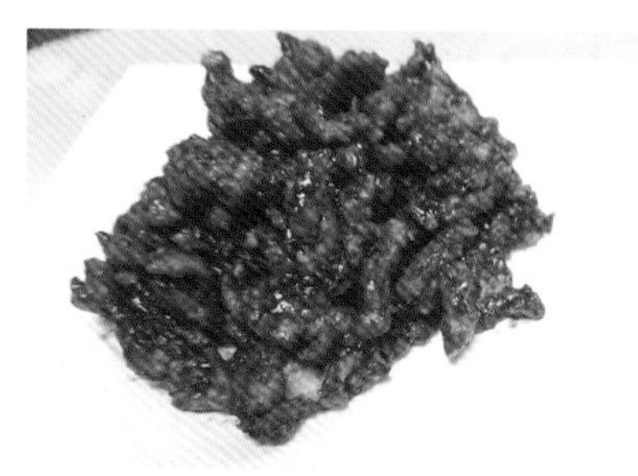

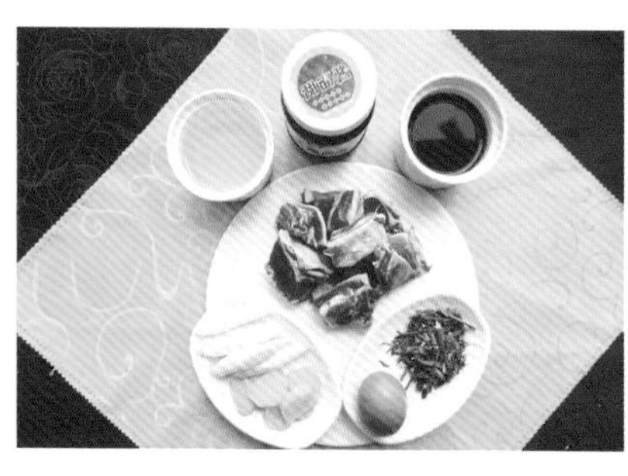

【做法与用法】

兔肉切成长 6cm、宽 3cm 的薄片，佩兰叶加水煎煮 10 分钟取汁，鸡蛋打破搅匀。肉片放入碗内，加生淀粉、精盐拌匀，再加佩兰汁，搅拌至肉片吸足水分，加鸡蛋汁搅拌，使蛋汁均匀地黏附在兔肉片上。先起油锅，放植物油，烧至五成热时放入挂芡的肉片，用筷子迅速搅散，避免粘连，至肉片断红时，取出沥去油。再把锅烧热，放植物油，烧至五成热时，放甜面酱、葱、姜，炒至酱细腻无颗粒、起香味时放黄酒、白糖、味精、酱油与白汤炒拌成糊状，然后放肉片拌匀，沿锅边淋上少许香油，翻炒至甜面酱包牢兔肉，出锅装盘即成。佐餐食用。

【专家点评】

兔肉味甘性凉，入肝、脾、大肠经，有补中益气健脾、养阴生津止渴、清热解毒疗疮的功效。李时珍《本草纲目》称其能“凉血，解热毒，利大肠。”主治口渴欲饮、舌强语謇、烦热易怒、皮肤瘙痒、肠热便秘等病证。

兔肉属于高蛋白质、低脂肪、低胆固醇的肉类，其蛋白质含量高达70%，比一般肉类都高，而脂肪和胆固醇含量却低于所有的肉类，故对它有“荤中之素”的说法。而且兔肉富含卵磷脂，卵磷脂对于脑功能与身体膜结构的稳定有重要作用。

佩兰味辛性平，为喜阴生于溪畔泽边的香草，所以又别称香水兰、大泽兰。小暑正值初伏，空气闷热潮湿，暑湿邪气相恋。中医理论认为，湿邪重浊，受暑而腐，易藏污纳秽，而芳香辛散的药材、食物则有化浊辟秽的作用。佩兰生于水湿之境不受浊而能气清香远，有芳香化浊、醒脾开胃、发表解暑的作用，屈原在《九歌》中便有“浴兰汤兮沐芳华”的记述。“浴兰汤”，即用佩兰作香汤来沐浴，寓意濯洗自身的污秽以彰明高洁的品格。

本方为成都市药材公司研发方，成品兔肉经过包酱处理，初尝酱甜味浓，而后细嚼便可品尝到细嫩甘爽的兔肉和丝丝药香。甘凉的兔肉配伍清香的佩兰，有清暑化湿、醒脾开胃的作用，搭配宣热止烦的甜面酱，全方共奏清暑解热、化湿醒脾、益气生津之效。适于小暑前后，暑湿所伤、气阴两虚所致烦热口渴、头晕头重、胸闷腹胀、食欲不振、神疲乏力、大便黏结等不适的调补。

萝卜猪肉汤

【原料】

白萝卜150g，猪瘦肉100g。香菜、生姜、精盐各适量。

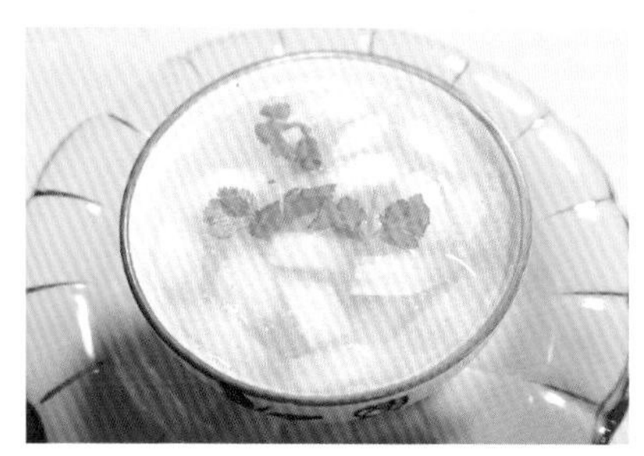

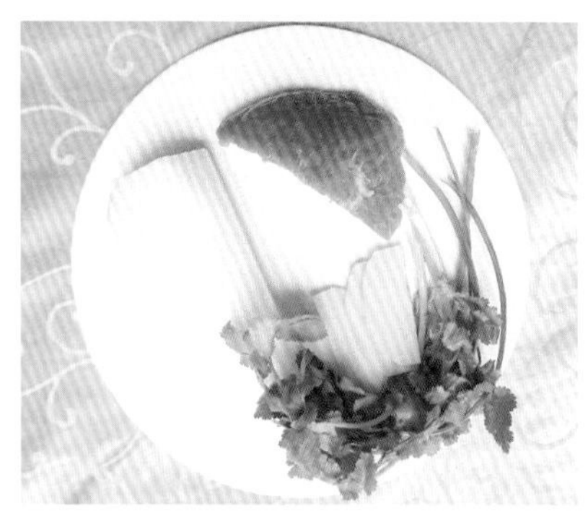

【做法与用法】

白萝卜洗净、切块。猪肉洗净切成小块，氽烫去血水，冲净备用。香菜、生姜洗净，香菜切碎、生姜切片，备用。将白萝卜、猪肉、姜片一同放入锅中，加清水，大火煮沸后改小火炖煮1小时，加精盐调味后盛出，撒上香菜末，稍搅拌即可。佐餐食用。

【专家点评】

小暑为三伏之始，值头伏，民间俗语说：“**头伏萝卜二伏菜，三伏有雨种荞麦**。”在头伏食用白萝卜，取白萝卜生津养阴、祛除湿气、促助消化的作用，以解入伏后头脑昏沉、不思饮食、小便赤短等不适。

白萝卜又称莱菔，生熟之性味功效略有所异，李时珍《本草纲目》云：“莱菔，生食升气，熟食降气。”生白萝卜味辛甘、性凉，熟者则味甘、性平，两者皆入脾胃经。欲豁痰、行气、消食、利尿，以生食为优。欲下气、补中、润燥，以熟食为优。

白萝卜属于十字花科植物，有别于伞形科植物胡萝卜，现代研究表明，异硫氰酸酯类成分是白萝卜的药效成分，具有刺激唾液、胃液分泌，抑菌、抗炎等作用，也是其辛呛口感的来源，由于易挥发分解，熟萝卜的异硫氰酸酯很低，其营养作用更为凸显，因不含草酸，是钙的良好来源。

本品源于民间验方，成品汤色清亮，萝卜晶莹透润如白玉凝脂，搭配补肾润燥、益气养血的猪肉，全方有补中养阴、化暑增液、生津开胃的作用，适合小暑至伏末伤暑多汗、阴虚津枯之人的调补，可以缓解夏季汗出过多导致的口渴、烦躁、食后腹胀、热燥咳喘、小便赤短等不适。

【食用注意】

脾胃虚弱引起的大便溏薄者不宜多食、生食萝卜。

八宝莲子粥

【原料】

莲子100g，糯米150g，青梅、核桃仁各30g，红枣40g，瓜子仁20g，海棠脯50g，瓜条30g，金糕50g，葡萄干20g。糖桂花30g，白糖150g。

【做法与用法】

糯米淘洗干净，用冷水浸泡发胀，放入锅中，加入约2000mL水，用旺火烧沸后，改用小火慢煮成稀粥。红枣洗干净，用温水泡软；莲子去皮，挑去莲心，与红枣一同放入蒸碗内入笼蒸半小时；青梅切成丝；核桃仁用开水浸泡，剥去黄皮，切成小块；瓜子仁用冷水洗干净沥干；海棠脯切成薄片；瓜条切成小片；金糕切成丁；葡萄干用水浸泡后洗干净沥干。白糖加冷水和糖桂花调成汁。糯米粥晾凉盛入碗内，再将制成的所有辅料摆在粥面上，最后将糖桂花汁淋在上面即可。制成后，若敷上保鲜膜放入冰箱内冷藏后取出食用，口感更好。随意食用。

【专家点评】

本方以莲子命名，一是莲子为夏季应季的食材，二是莲及莲子有“和美”“吉祥”“荣华富贵”“子孙满堂”“健康长寿”以及“清廉”“纯洁”等寓意，因此我国自古即有以莲荷入馔、以莲荷名膳的传统，如宋代的“玉井饭”、元代的“莲子粥”、清代的“桂花莲粉”与“拔丝莲子”等。玉井即莲花，典出唐·韩愈《古意》：“太华峰头玉井莲，开花十丈藕如船。”因其是由莲子、莲藕和稻米制成的米饭，故称玉井饭。元代的“莲子粥”至明清时期发展为“八宝莲子粥”，据说，慈禧太后的早膳就经常食用八宝莲子粥。

方中糯米、莲子味甘、性平，具健脾益胃之功。青梅、海棠脯、金糕（山楂糕）、葡萄干味酸、甘，消食开胃、生津止渴；瓜子仁（甜瓜子仁）、瓜条（冬瓜条）味甘、性稍凉，清热、生津，瓜子仁尚可通便；糖桂花味辛、甘，性平，祛秽醒脑、和调脾胃；白糖味甘、性凉，生津清热、补益脾胃。

八宝莲子粥为北京传统风味小吃，方由糯米、莲子为主，加上诸种果脯制成。全方合用，果料丰富、色彩绚丽、清凉酸甜、软糯爽口，色香味形俱佳，具有健脾益胃祛湿、清热解暑增食、安心除躁定志的功效。适用于夏季及小暑节气，湿热熏蒸所致乏力嗜睡、食欲不振、睡卧不安、心绪不宁、口干口黏、便稀尿结、排解不畅等不适的调理，是夏季中国家庭饭桌上应时而受到人们青睐的一款养生粥。

【食用注意】

随着社会的变迁以及地域的不同，不同时代、地区，“八宝莲子粥”的用料略有不同，具体可根据实际情况灵活加减应用。

小暑养生辅助药膳食疗方

栗子龙眼粥

【原料】

栗子 10 个，龙眼肉 15g，粳米 50g。白糖适量。

【功效与适应人群】

本方具有滋补强身、养血安神、温肾暖脾的功效。适用于身体羸弱之人夏至至小暑期间，劳心过度，脾肾虚弱，心肾不交，所致大便稀溏、脘腹胀满、失眠健忘、心悸烦闷等不适的调养。

西瓜番茄汁

【原料】

西瓜半个，番茄3个。

【功效与适应人群】

本方具有清热、生津、止渴的作用。宜于小暑前后及夏季风热感冒，出现口渴烦躁、食欲不振、消化不良、小便赤热等不适的调养。

鞭笋鳝段煲

【原料】

净鞭笋、净黄鳝各250g，净咸肉75g。姜丝、香菜段、鲜汤、精盐、料酒、胡椒粉各适量。

【功效与适应人群】

本方具有温肾散寒、强筋壮骨、养阴清热的作用。适用于小暑时节中老年人的滋补，以及夏季体虚乏力、受凉感冒、关节痹痛等病证的辅助食疗。

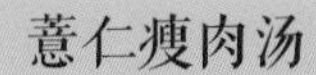

薏仁瘦肉汤

【原料】

薏苡仁 30g，绿豆 150g，瘦猪肉 150g，红枣 4 颗。精盐适量。

【功效与适应人群】

本方又名“薏仁绿豆猪瘦肉汤”，具有健脾祛湿、益气轻身、清热安神的功效。适用于小暑节气前后，脾胃虚弱兼有湿热引起的大便偏稀黏滞、身重肢困嗜睡、睡卧不安多汗等不适的调理，以及大便泄泻、小便涩滞、肢体水肿、湿疹瘙痒等病证的调治。

蚕豆炖牛肉

【原料】

牛肉 250g，鲜蚕豆或水发蚕豆 120g。精盐、味精、香油各适量。

【功效与适应人群】

本方具有健脾利湿、补虚强体的功效。适用于小暑节气前后，脾胃虚弱、内湿偏盛所致身体虚弱、乏力肢困等不适或病证的调理或调治。

【食用注意】

不宜多吃本膳，以免导致腹胀或肠胃不适。有蚕豆病者忌用本膳。

六、大暑药膳食疗养生

大暑吃羊肉狗肉温补阳气

“大暑”是夏季的最后一个节气，为二十四节气中的第十二个节气，也是反映气温变化的节气，常在每年公历的7月23日前后。

大暑之“大”区别于小暑之“小”，意思是气候壮热、大热，气温炎热程度比小暑更甚。

“冷在三九，热在中伏。”大暑正值三伏的中伏，是一年中高温天气集中的时候，俗话说：“大暑大暑，有米不愿回家煮。”大暑时天气潮湿闷热，感觉酷热难耐。我国古代把大暑亦分三候：

一候腐草为萤，二候土润溽暑，三候大雨时行。

第一候是说大暑时，萤火虫卵化而出，因为陆生的萤火虫常常产卵于枯草上，所以古人认为萤火虫是腐草变成的。第二候是说天气开始变得闷热，土地也很潮湿。第三候是说时常有大的雷雨天气出现，这大雨使暑气减弱，天气开始向立秋过渡。

大暑时节，天气灼热似火，暴雨时行，人的体感闷热黏腻，但是高热的气温与丰沛的雨水关乎到秋后的收成，故而大暑的民俗活动主要表达人们希望作物丰收，以及身体健康无恙的愿望。

浙江台州沿海地区已有几百年历史的大暑“送大暑船”活动，即是人们以祈愿送暑平安、生活安康为主要目的的民俗活动。

饮食方面，大暑节气的民俗文化更为丰富。广东、湘东南地区流行有“六月大暑吃仙草，活如神仙不会老”的谚语。仙草即“凉粉草”“仙人草”，为药食两用植物，茎叶晒干后可做成烧仙草，广东一带也叫凉粉，是一种类似龟苓膏的甜品，由于其神奇的消暑功效，因此被誉为“仙草”。浙江台州椒江人有大暑节气吃姜汁调蛋的习俗，部分地区也有老年人吃鸡粥等习俗，谓能补阳。有些地方则有大暑吃羊肉的习俗，像山东鲁南地区在大暑节气要喝“暑羊”（即喝羊肉汤），徐淮地区伏天要吃羊肉等。

羊肉味甘性温，入脾、胃、肾经，在大暑伏中时节食用，寓有“冬病夏治”、温补阳气之意。但是此时暑湿之邪盛行，若是素来体质燥热或阴虚火旺或湿热之人，以及伤暑少津短气，食用羊肉则有损害人体的弊端，需多加辨别。

大暑值伏中，为三伏最热的时候，其中“伏”有宜潜不宜动之意，又“伏”寓“土藏”，表示阴气藏伏地下、阳气彰行于外的意思。值此时节，人们应避开烈日曝晒的场所，居憩于阴凉洁净处静息养神，一则防止暑气伤人，二则养阴以备入秋。中医认为，“脾主长夏”，同时又认为“脾常以四时长四脏，各十八日寄治”。可知脾脏既通于长夏，又与春夏秋冬四季之末十八天有关联，唐代医学家王冰注释《素问·六节藏象论》说：“长夏者，六月也。土生于火，长在夏中，既长而旺，故云长夏也。”

大暑正值六月中，此时为夏秋交接的长夏之季，又为夏季之末，正为脾脏所主，土地的濡润之水受暑火蒸腾而成湿气，表现为天行流火，而空气多水汽焐闷，所以中医有“暑必夹湿”之说。

这时暑邪与湿邪最易胶结，侵犯脾胃，养生保健宜以健脾护胃为主。

同时，暑热易耗液伤津，损伤正气，身体容易发生内外交困的局面，所以在顾护脾胃的同时还要注意饮食居处上避暑避湿，这也与“伏”异述而同理。

大暑节气，常人与湿热体质之人在饮食选择上，宜选用性平偏凉或微寒之物为主，味宜甘淡、酸或微苦。

如山药、薏苡仁、绿豆、红豆、荸荠、甘蔗、苋菜、鲜藕、鲜莲子、冬瓜、香瓜、柠檬、西红柿、鸭肉、瘦猪肉等，都很适宜。若热盛者，可以适度食用西瓜、绿豆、凉粉，或冲泡绿茶、金银花、鸡蛋花、荷叶、生甘草等药茶；而湿盛者，可以添加藿香、薄荷、橘皮等作粥食，柚子皮、无花果、佛手、扁豆花、豆芽等亦可做常添的食材。无论热盛、湿盛，应少食荔枝、芒果、菠萝、榴莲等热性水果，烹调方法则以凉拌、快炒、白灼、蒸制、温火烧炖为主。

素体虚寒、脾阳虚弱之人，可以顺时之势以壮阳气，可以选择性平、温热之物相互辅佐为菜肴，味宜甘辛。

如糯米与艾汁制作而成的艾粑粑或青团，葱、姜、蒜、桂、八角等与牛羊肉同烹，榴莲炖鸡等，都很适宜，又可仿广东、福建人夏月狗肉、荔枝同食的习俗。此外，芡实、南瓜、桂圆、红枣、樱桃、椰肉、茼蒿、桂花、鳝鱼、鲤鱼等也可选择搭配食用。

大暑养生代表药膳食疗方

双甘藿香茶

【原料】

甘菊花 10g，生甘草 10g，广藿香 10g，绿茶 10g。

【做法与用法】

各味洗净，放入杯中，开水冲泡，代茶饮用，随喝随添水，至味淡为止。

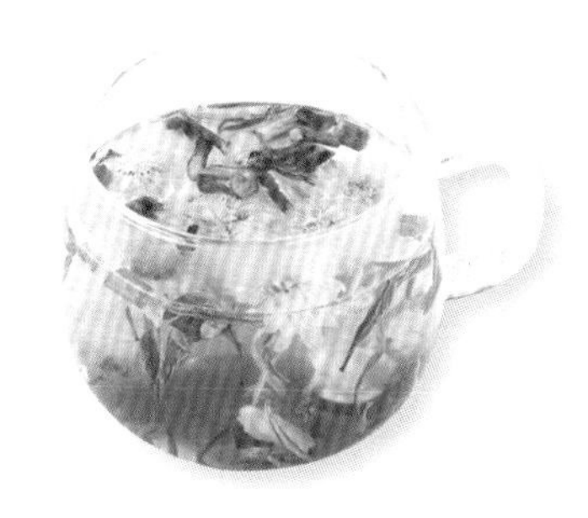

【专家点评】

菊花以清寒傲雪的品格闻名于世，其性亦微寒，又名甘菊花、白菊花、黄

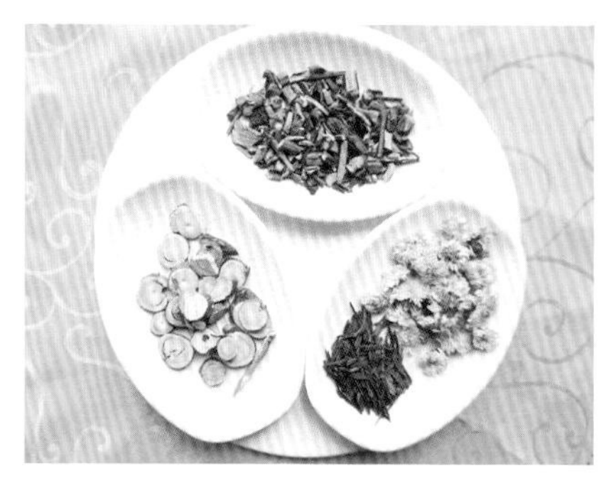

甘菊，因为产地、加工方法不同，分为“亳菊”“滁菊”“贡菊”“杭菊”等。菊花总体皆有疏散风热、平肝明目之功，但色泽偏于黄色的菊花，俗称黄菊花，以疏散风热见长，如产于浙江的杭黄菊，亦名黄甘菊；色泽偏于白色的菊花，俗称白菊花，一般统称甘菊花，以平肝明目见长，像产于安徽的滁菊、亳菊、贡菊，以及产于浙江的杭白菊，本方宜用白菊花。

甘草有生甘草、炙甘草之别，生甘草味甘，性平偏凉，长于清热解毒、消痈散疖。明代药学家贾所学《药品化义》云：“甘草，生用凉而泻火，主散表邪，消痈肿，利咽痛，解百药毒，除胃积热，去尿管痛，此甘凉除热之力也。”目前认为甘草甜素、黄酮类成分为甘草的有效成分，有调节免疫、保肝解毒、降脂护心、镇咳祛痰、抗癌抗炎等作用。

广藿香味辛，性微温，有芳香辟秽、祛暑解表、化湿和胃之效。

绿茶味甘微苦，性微寒，有清热解暑、生津止渴的作用。

本方源于民间验方，有解暑清热、化湿和胃、生津止渴的功效。大暑节气暑湿为患，人们易感受暑湿之邪，引起头晕胸闷、发热口渴，或呕吐腹泻、食欲不振等病，相当于西医所说的夏季上呼吸道感染、急性胃肠炎等病证。于大暑前后，以本品代茶饮用，可有效防治中暑及上呼吸道感染、急性胃肠炎等病症。

【食用注意】

甘草有类似醛固酮样作用，有水肿、低血钾的患者慎用。

荷叶绿豆粥

【原料】

荷叶30g，绿豆100g，粳米50g。冰糖15g。

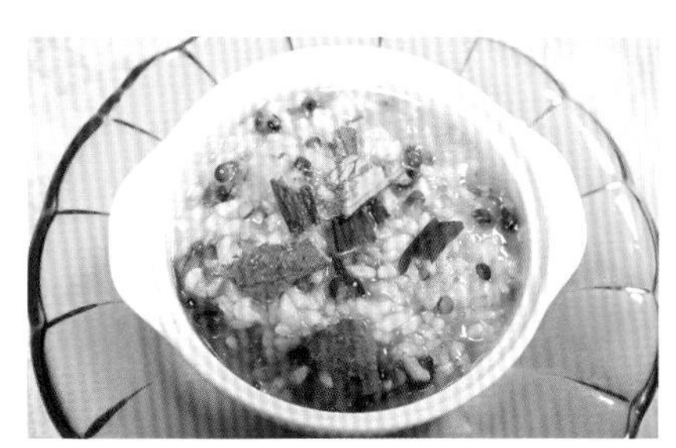

【做法与用法】

绿豆洗净，用温水浸泡2小时。粳米淘洗干净，用冷水浸泡半小时，捞出，沥干水分。锅内加入冷水、绿豆，先用大火煮沸，后改用小火煮至半熟，加入洗净的荷叶、粳米，续煮至米烂豆熟。去除荷叶，以冰糖调味即可。直接食用。

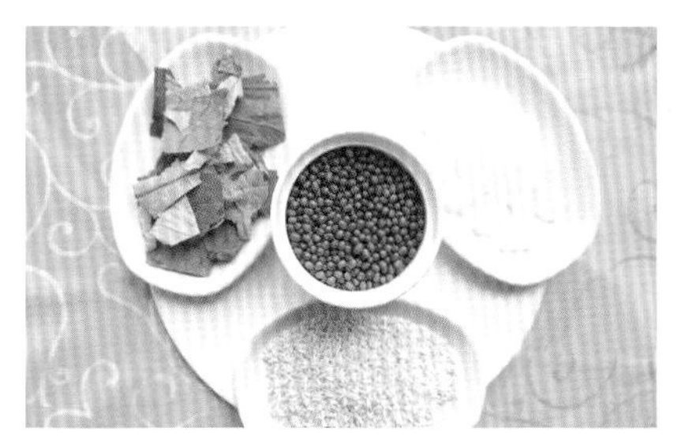

【专家点评】

荷是夏季的代表植物，而荷出淤泥而不染、清洁无瑕的高洁品性在宋代哲学家周敦颐《爱莲说》一文最能体现。荷叶味苦、性平，归肝、脾、胃经。李时珍《本草纲目》中记载荷叶、荷花、莲子、莲衣、莲房、莲须、莲子心、荷梗、藕节等均可药用。清朝汪绂《医林纂要》认为荷叶相较于其他部位偏于“平热去湿，以行清气，泻心肝而清金固水。”清代医学家张璐《本经逢原》称：“荷叶得清震之气。”综诸家论述，荷叶清暑化湿、升发清阳之效尤佳。

现代研究表明，荷叶有效成分主要为荷叶生物碱与有机酸，前者具有较明显的降血脂的作用，后者参与人体脂类的氧化代谢，人体缺乏这类有机酸可能引起脂类的代谢障碍。此外荷叶还有解热、抑菌的作用。

本方源于民间食俗。荷叶与清热解毒的绿豆配伍，两者消暑之力相得益彰，而粳米、绿豆煮至软烂绵柔则可补脾厚肠，防止荷叶与绿豆的清消升散耗中伤阳。全方合用，有清热解暑、健脾利湿的功效。适用于大暑节气、三伏天感受暑湿病邪，所致心烦、躁热、目赤、喉痛、口干、大便泄泻或黏滞秽臭等病的调治。亦适合于湿热体质高脂血症及肥胖的调治。

【食用注意】

荷叶有“令人瘦劣”“升散消耗，虚者禁之”等败坏脾胃的记载，因此脾胃虚寒、年老体弱者不宜服用，常人亦不宜久服。

赤豆酒酿汤

【原料】

赤小豆 50g，甜酒酿 250g。白糖或红糖适量。

【做法与用法】

赤小豆洗净，入锅，加适量水，煮烂，接着加入酒酿煮沸。直接食用。

【专家点评】

赤豆酒酿的食法全国各地皆有之，不同地方配方略有不同，但是多以赤小豆、酒酿为主料，其变化出的一系列的甜汤各具特色。南京以赤豆、桂花、元宵为主制作的甜汤，称为桂花赤豆元宵；芜湖以赤豆、酒酿、水子（实心小汤圆）为主制作的甜品，称为赤豆酒酿水子；两广地区常在甜酒酿中加入莲子、红豆，打入鸡蛋，称为鸡蛋甜酒。

赤小豆又称赤豆、红小豆，味甘酸、性平，归心、脾、小肠、肾经，利水消肿退黄、清热解毒消痈，主水肿、胀满、黄疸、淋病、便血、肿毒疮疡等病证。

酒酿是南方的叫法，亦称“甜酒”，在北方地区又叫江米酒，醪糟，古时叫“醴”。清代赵学敏《本草纲目拾遗》云：“味甘辛，性温”“性善生透”“行血，益髓脉，生津液”。酒酿虽属酒，但是其性质更为缓和，行而不烈。

本方为民间验方，成品色泽红润，口感香甜鲜爽，可清热利湿、温通血脉、利水消肿。适用于三伏天感受暑湿而致的心浮气躁、神不守舍、消化不良、肢体肿满、小便不畅等不适的调治。此外，亦适用于天气炎热，使用冷空调过度，引起头昏头重、胸闷腹胀、食欲不振、全身酸困、恶心呕吐、大便稀溏等不适，即“空调病”的防治。

【食用注意】

根据需要，若口干口渴、口苦口黏、大便黏滞臭秽者可调入白糖；而口干口渴、饮不解渴、胃腹冷痛、大便稀溏者可调入红糖。

西瓜翠衣粥

【原料】

西瓜皮 100g，大米 50g，白糖少许。

【做法与用法】

将西瓜皮削去外表绿色硬皮，切成丁，大米淘洗干净。上两物同入砂锅中，加适量水，大火煮沸，再转用小火煮成粥，最后加入少许白糖调味即可。随意食用。

【专家点评】

西瓜皮为药材，别名西瓜青、西瓜翠、西瓜翠衣，为葫芦科植物西瓜的外层果皮。一般在夏季收集西瓜皮，削去内层柔软部分，或将外面青皮削去，仅取其中间部分，洗净，晒干后使用。西瓜皮味甘、性凉，入脾、胃、膀胱经，具有清热解暑、生津止渴、利尿消肿的功效，主治暑热烦渴、小便短少、水肿、口舌生疮等病证。《本草再新》曰："能化热除烦，去风利湿。"《随息居饮食谱》谓："凉惊涤暑。"《现代实用中药》言："……为利尿剂。治肾脏炎浮肿，糖尿病，黄疸。并能解酒毒。"

现代研究表明，西瓜果皮含蜡质及糖分；果汁含瓜氨酸、甜菜碱、苹果酸、果糖、葡萄糖、蔗糖、番茄红素、维生素C等，有解热、促进伤口愈合以及促进人体皮肤新陈代谢的作用。西瓜皮中所含瓜氨酸能增进大鼠肝中的尿素形成，从而具有利尿作用，可以治疗肾炎水肿、肝病黄疸及糖尿病。

本方来源于民间，由新鲜的西瓜皮、补脾益胃的大米与清热利尿的白糖组成，共奏清热利尿、解暑消肿、疗治口疮的功效。适用于多种人群炎暑时节或大暑前后解暑之用，亦用于湿热、阳盛体质口舌生疮、痤疮、疖肿等病证的辅助治疗。

大暑养生辅助药膳食疗方

鲜蘑烧冬瓜

【原料】

鲜蘑菇150g，冬瓜350g。葱花、姜末，以及精盐、鸡精、湿淀粉、香油各适量。

【功效与适应人群】

本方具有健脾益气、清暑利湿、利尿消肿的功效。适用大暑前后，气虚体质之人出现食欲不振、神疲乏力、头昏头痛、小便不利等的调补。

【食用注意】

蘑菇的品种较多，在部分地区有的毒蕈与蘑菇极为相似，因此在选取蘑菇作为食材时，应该选择来自正规合法经营商贩的蘑菇，慎食色彩艳丽的菌类，切勿随意采摘山林野地里未知品种的蘑菇。

牛乳粳米粥（选自《本草纲目》）

【原料】

牛乳 250g，或牛乳片 2 片，粳米 100g。白糖适量。

【功效与适应人群】

本方具有清暑解热、养肺生津、益胃润肠的功效。适用于阴虚火旺、气阴两虚体质，大暑期间出现口渴欲饮、反胃噎嗝、大便燥结等不适的调补。

荸荠薏仁饮

【原料】

荸荠 100g，薏苡仁 25g，茯苓 25g。

【功效与适应人群】

本方具有清利暑湿、健脾消肿、宁心安神的功效。适合于大暑雨热交替的天气，脾虚湿热、心火旺盛所致大便泄泻、小便不利、心烦燥热、失眠多梦等不适的调治。

苦瓜萝卜汁

【原料】

苦瓜一个，白萝卜 100g。蜂蜜适量。

【功效与适应人群】

本方具有清热解暑、祛湿疗疮的功效。适用于大暑节气防暑消暑之用，也用于湿热、阳盛体质疮疖肿痛等病证的调治。

薏米小豆粥

【原料】

薏苡仁 20g，赤小豆 30g，大米 100g。白糖少许。

【功效与适应人群】

本方具有健脾益气止泻、祛湿消肿减肥的功效。适合于大暑节气痰湿体质，由于脾胃湿盛所致乏力嗜睡、口干口苦、便溏尿赤等不适的调理，也用于脾气虚弱、痰湿偏盛型单纯型肥胖的调治。

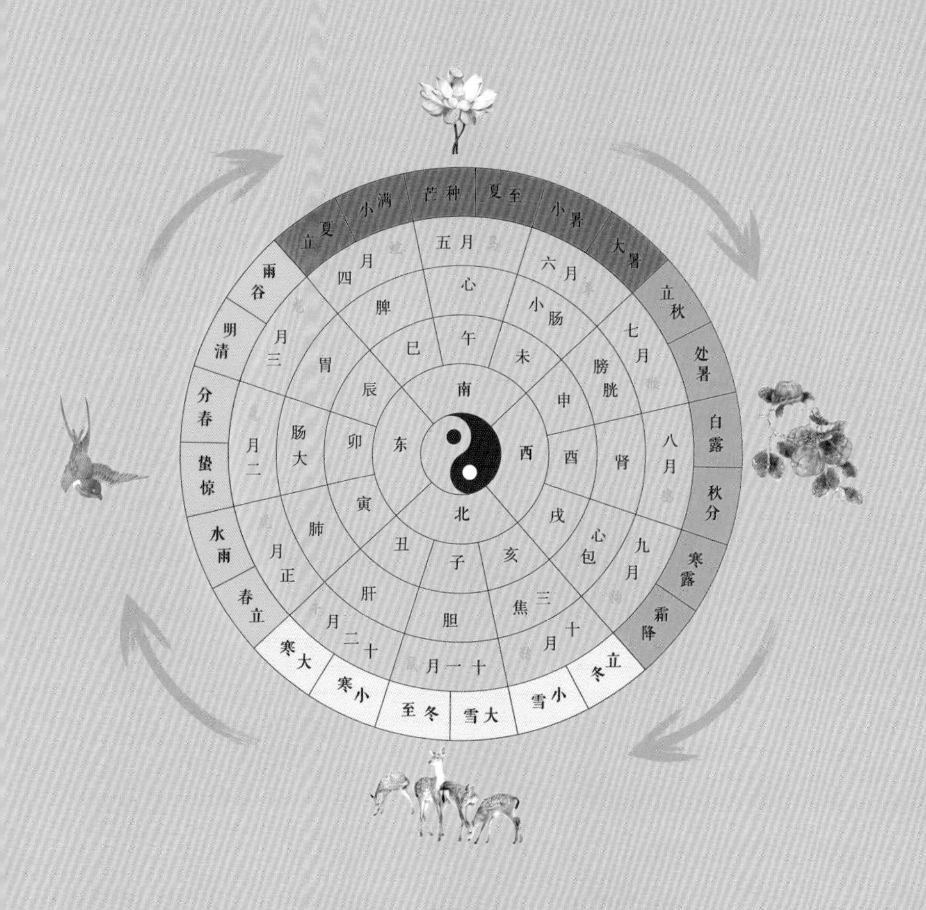

立夏
小满
芒种
夏至
小暑
大暑
立秋
处暑
白露
秋分
寒露
霜降
立冬
小雪
大雪
冬至
小寒
大寒
立春
雨水
惊蛰
春分
清明
谷雨
四月
五月
六月
七月
八月
九月
十月
十一月
十二月
正月
二月
三月
脾
心
小肠
膀胱
肾
心包
三焦
胆
肝
肺
大肠
胃
巳
午
未
申
酉
戌
亥
子
丑
寅
卯
辰
南
西
北
东

秋季药膳食疗养生

秋季亦称秋三月，即中国农历的七月、八月、九月的三个月，按节气则指自立秋日起至立冬前一日止的三个月，包括立秋、处暑、白露、秋分、寒露、霜降共六个节气。

《素问·四气调神大论》说：

秋三月，此谓容平。天气以急，地气以明……此秋气之应，养收之道也。

也就是说，秋季天气转凉劲急，地气清肃明净，是万物收获的季节。秋季的三个月谓之“容平”，此时自然界万物经过春天的生发、夏天的长养已趋成熟，形态平定，处于一种丰硕、从容的平定景象。秋季自然界阳气收敛，阴气微生，气温转凉，秋风劲急，在秋气肃杀作用下，草木花凋叶落，果实成熟，因此大地山川呈现出清肃明净之象。天人相应，所以秋季亦是人体阳气收敛、阴精微生之时，按中医五行学说的说法，秋季与人体肺脏均属“金”行，金主肃降，故秋季也是人体肺脏功能调降、清肃之际。

因此，秋季养生即应保养此“收敛”之气。

根据《黄帝内经》“此秋气之应，养收之道也”，即秋季养生应保养“收敛”之气的要求，**秋季饮食养生宜注意以下四方面：**

1. 减辛增酸

秋季肺脏当令，肺脏功能较强，而肺属“金”行，味辛，肝属“木行”，味酸，肺强则易于伤肝，因此秋季饮食宜减辛增酸。秋季宜多食山楂、石榴、柠檬、酸枣、青果、乌梅等酸味食物或药食两用物品。食酸味可以强肝以防肺“金”克伐肝“木”，同时酸味、甘味的食物、药食两用物品亦可化阴以润燥，甘味的食物如梨、甘蔗、百合、山药、桑椹、枸杞子等。秋季宜少食辣椒、韭菜、大葱、生姜，少饮白酒，即减少辛温的食物。此既可避免肺气过强伤肝，也可减少辛温耗伤津液而预防秋燥病的发生。如民间即有“一年之内，秋不食姜；一日之内，夜不食姜”的养生箴言。

2. 慎食秋瓜

立秋之后，由于自然界和人体阳气收敛、阴气微生，即人体阳气相对春夏季节要虚弱一些，尤其是很多人夏季爱吃苦寒食物，或是冷饮，到了秋季，人的脾胃阳气多有损伤而处于虚弱状态。因此入秋后，尤其是脾胃虚弱的人，应尽量少吃过于寒凉的食物或生食大量瓜果，特别是不要吃或少吃西瓜、苦瓜、黄瓜等瓜类，以免损伤阳气，损伤脾胃，出现手脚发凉、胃凉腹痛，或是腹泻拉肚。饮食讲求顺应时节，建议秋季多吃应季水果，如梨子、鲜枣和葡萄等凉润之品，以养阴润肺、生津润燥。如民间素有“秋瓜坏肚”“立秋不食瓜”等养生谚语。

3. 润肺防燥

秋季过了“秋分”之后，由于雨水逐渐减少，空气中湿度较小，秋燥便成了中秋到深秋的主要气候。秋季又是燥气当令之时，稍有疏忽，人体的肺脏极易被秋燥病邪耗伤津液，引发口干舌燥、咽喉疼痛、皮肤干燥、咳嗽咯痰、大便干结等病症。因此，秋季宜常吃养阴生津、润燥润肺的食物，如梨、甘蔗、柑橘、红枣、莲子、白果、芝麻、百合、山药、白木耳、蜂蜜、牛奶、泥鳅、鲥鱼、鸭肉等都是秋季最好的食物。

4. 贴膘强体

民间流行在立秋这天以悬秤称人，将体重与立夏时对比来检验肥瘦。因为人到夏天，暑湿难耐，脾胃消化功能较差，饮食清淡简单，营养摄取多有不足，加之出汗较多，睡眠较少，身体常有损耗，一个夏天过下来，人们的体重大都要减少一点。秋风一起，胃口大开，瘦了当然要“补”，补的办法就是“贴秋膘”，在立秋这天乃至整个秋天，要多吃肉来“贴秋膘”，以此增加营养，补偿夏天的损失，适当增加一些皮下脂肪的含量，让形体强健，为过冬御寒打下良好的基础。“贴秋膘”和“以肉贴膘”的养生习俗来自生活水平较低的时代。这个说法对于现代人来说不一定适用，需要因人而异。但对于那些形体瘦弱、神疲乏力、畏寒肢冷，乃至贫血、低血压的人，可趁此秋凉来临适当多吃点动物肉类，配以足够的主食和适量蔬菜、水果，对于改善健康、提高抗寒能力有一定的好处。

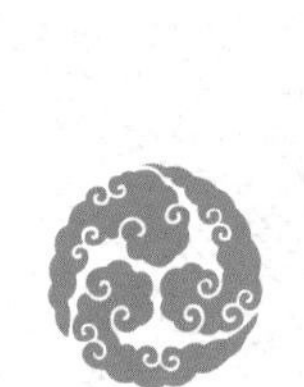

立秋向日葵花艳，
处暑热消蝉生晚。

一、立秋药膳食疗养生

立秋吃西瓜可免冬春腹泻

“立秋”，是秋季的第一个节气，为二十四节气中的第十三个节气，是一个反映季节转换的节气，时间在每年公历的8月7～9日之间。“立”是开始的意思，《月令七十二候集解》说：

秋，揪也，物于此而揪敛也。

“秋”由禾与火字组成，是禾谷成熟的意思。因此，“立秋”不仅指暑去凉来，意味着秋天的开始，也表示草木开始结果孕子，收获季节到了。

立秋开始，自然界阳气收敛，阴气微生，气温由热转凉，预示着夏天即将过去，秋天即将来临。

古代将立秋分为三候：

初候凉风至，二候白露降，三候寒蝉鸣。

“凉风至”，是说立秋后，我国许多地区开始刮偏北风，偏南风逐渐减少，小北风给人们带来了丝丝凉意；“白露降”，是说由于白天日照仍很强烈，夜晚的凉风刮来形成一定的昼夜温差，空气中的水蒸气于清晨室外植物上凝结成了一颗颗晶莹的露珠；“寒蝉鸣”，是说这时候的蝉，食物充足，温度适宜，在微风吹动的树枝上得意地鸣叫着，好像告诉人们炎热的夏天过去了，寒凉的秋冬将要来临。

一候为5天，立秋15天，天气会逐渐变凉。立秋后虽然一时暑气难消，还有“秋老虎”的余威，但天气总的趋势是逐渐变得凉爽，气温的早晚温差逐渐明显，往往是白天很热，而夜晚却比较凉爽。“秋老虎”是我国民间所指立秋以后短期回热天气，一般会持续7～15天。形成秋老虎的原因是控制我国的西太平洋副热带高压秋季逐步南移，但又向北抬，在该高压控制下晴朗少云，日射强烈，气温回升。

古人把立秋当作夏秋之交的重要时刻，一直很重视这个节气。早在周代，逢立秋那日，天子亲率三公、九卿、诸侯大夫到西郊“迎秋”，举行祭祀仪式。天子回朝之后还要对有功的军人进行奖赏，并开始军事训练，整顿法制，修缮监狱，审理案件，处分罪犯，征讨抗拒王命之人。据记载，宋时立秋这天，宫内要把栽在盆里的梧桐移入殿内，等到“立秋”时辰一到，太史官便高声奏道“秋来了”，奏毕，梧桐应声落下一两片叶子，以寓报秋之意。

我国各地，自古就有立秋“啃秋”吃西瓜的饮食习俗。民国时期《首都志》记载：“立秋前一日，食西瓜，谓之啃秋”，有迎秋之意。后来人们把在立秋当天吃西瓜也称之“啃秋”或“咬秋”。清代《津门纪略》明言：“立秋之日食瓜，曰咬秋，可免腹泻。”据说在河北、天津一带，立秋这天，家家户户事先都买好西瓜，晚饭后全家围坐一起吃西瓜，称为“咬秋”。江苏各地在立秋时刻吃西瓜以“啃秋”，认为可不生秋痱子。在北方农村，农人的啃秋则豪放得多，他们在瓜棚里，在树荫下，三五成群，席地而坐，抱着红瓤西瓜啃，抱着白生生的山芋啃，抱着金黄黄的玉米棒子啃，啃秋抒发的，实际上是一种丰收的喜悦。

西瓜是从西域传入中原，我国西北立秋前后西瓜刚进入采摘期，所以立秋吃西瓜本身就是一种尝鲜，只是北方风俗的影响而已。“啃秋”吃西瓜的风俗约在清代影响南方，而立秋江浙沪等地的西瓜已进入末市，因此立秋日人们再吃一吃西瓜，有依依惜别之意。

西瓜味道甘甜，性质寒凉，故称“寒瓜”，有清热利尿、解暑生津的功效，堪比主治大热、大汗、大渴、热证的名方“白虎汤”，又称“天生白虎汤”。因其具有清热祛湿的作用，故立秋“啃秋”吃西瓜，清解暑湿季节积留体内的湿热郁结之邪，确有防治冬春湿热泄泻的作用。所以说，立秋“啃秋”吃西瓜，既有民俗价值，亦有保健意义。不过立秋后人体阳气逐渐收敛，胃肠道对寒凉食物的适应力下降，因此西瓜一次不要吃得太多，也不能吃冰藏时间过长的西瓜，以免损伤脾胃，引起各种疾病，年老体弱者，尤其是脾胃素虚、阳虚体质者要特别注意。

立秋后自然界阳气收敛，阴气微生，所以有“立秋之日凉风至”的谚语。但由于我国地域辽阔，幅员广大，纬度、海拔高度不同，实际上是不可能在立秋这一天同时进入凉爽的秋季的，许多地区此时仍处于炎热气候之中，“秋老虎”正在肆虐。

所以，在立秋饮食养生方面，首先宜少辛而增酸。

《素问·脏气法时论》说：“肺主秋……肺欲收，急食酸以收之，用酸补之，辛泻之。”因为辛味发散泻肺，酸味收敛肺气，秋天肺气宜收不宜散，因此要少吃葱、姜、蒜、韭菜、辣椒等辛辣食物，多吃橘子、柠檬、葡萄、苹果、石榴、杨梅、柚子等酸味食物。其次多食滋阴润肺食物：立秋后燥气当令，燥邪易伤肺而引起口干口渴、咽干咳嗽、皮肤干燥瘙痒、大便干结不通、小便短少黄赤等不适，故饮食应以滋阴润肺为宜，可适当食用芝麻、百合、蜂蜜、菠萝、乳制品等以滋阴润肺。

另外，因立秋时气温仍高、暑热还未尽消，故仍需适当食用防暑降温之品。

如绿豆汤、莲子粥、百合粥、银耳羹等，此类食疗药膳不仅能消暑敛汗，还能健脾开胃、促进食欲。

立秋养生代表药膳食疗方

黄精煨猪肘

【原料】

猪肘子1只（750g左右），黄精、党参各12g，红枣5枚。葱、生姜、黄酒、精盐、冰糖各适量。

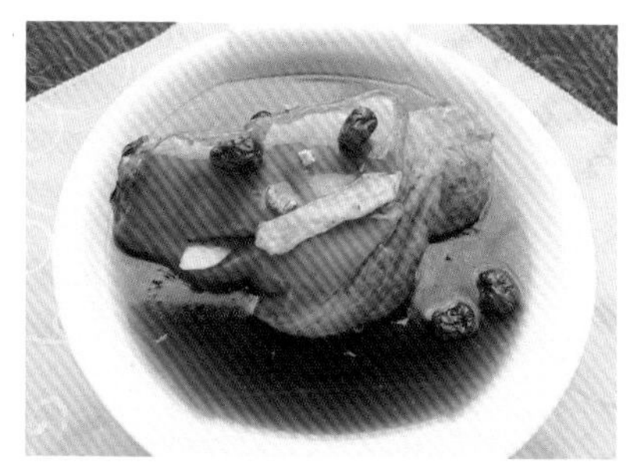

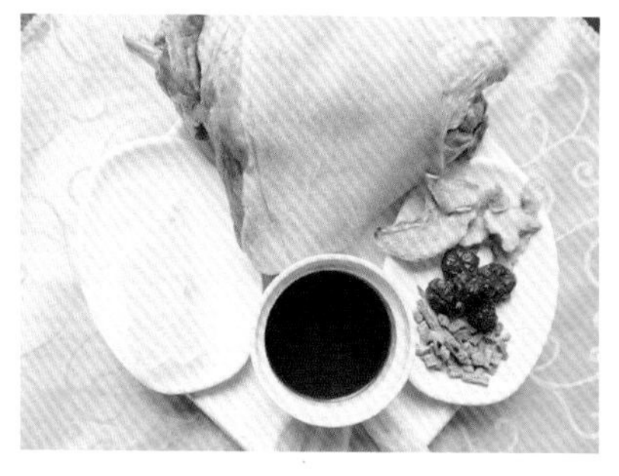

【做法与用法】

黄精、党参洗净，装入纱布袋，扎住袋口。红枣洗净，葱、生姜洗净，葱切段，生姜切片，冰糖捣碎。猪肘刮洗干净，入沸水锅内焯过，捞出洗净。将以上各物，同置砂锅内，加入适量清水、葱段、生姜片、黄酒、精盐等配料，用小火煨约2个小时，捞去药袋、葱、生姜，再煮10分钟后，加少量胡椒调味即可。直接食用，吃肉喝汤。

【专家点评】

黄精味甘，性平，是药食两用的滋补强壮佳品，有益气养阴补虚、调补肺脾肾脏的作用，如清代医学家张璐《本经逢原》说："黄精，宽中益气，使五脏调和，肌肉充盛，骨髓强坚，皆是补阴之功。"

猪肘即猪蹄髈的俗称，味甘微咸，性平，有和血脉、润肌肤、填肾精、健腰脚的功效，补益作用较猪肉更强。

本方为民间验方，以黄精和猪肘为主，合入具补气健脾之功，善治精神不振、四肢乏力、食欲减退的党参与红枣组成。全方合用，有调补脾肺、益气养阴、补肾强腰的功效。传统上苦夏身瘦，立秋需调补，现如今秋季养生宜润养脾肺，故本方宜于"贴秋膘"、丰肌润肤之用。另外，也适用于脾胃虚弱所致饮食不振、形体消瘦，肺虚引起咳嗽、长期不愈，以及肾虚精亏导致腰膝酸软、腰脚无力等病的调补。

冰糖莲子羹

【原料】

去芯莲子300g，冰糖200g，金糕（即山楂糕）30g，桂花卤少许。

【做法与用法】

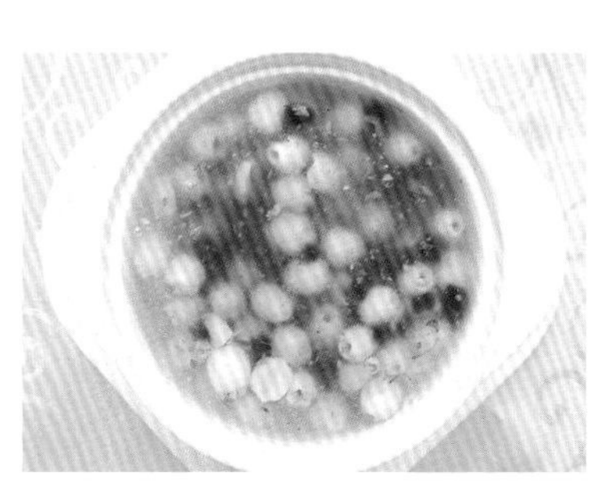

莲子水泡胀发后，用水洗净，倒入海碗中，加入开水，漫过莲子，上屉蒸约50分钟取出。锅内加水2000mL，烧开后，下入冰糖，融化。金糕切成小丁。在蒸好的莲子中倒入冰糖汁，放上金糕丁，撒入桂花卤即成。不拘于时，直接食用。

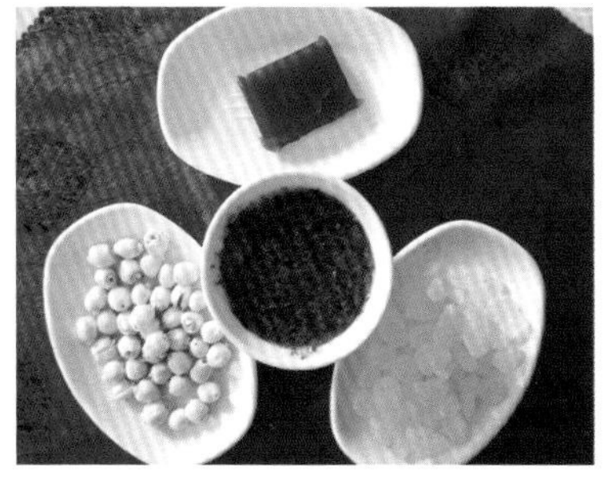

【专家点评】

《素问·脏气法时论》说："肺主秋……肺收敛，急食酸以收之，用酸补之，辛泻之"。莲子味甘微涩，性平，归心、脾、肾经，除养心、益肾、补脾之外，还具有较好的收涩之性，可涩精、止泻、止带。如清代医学家黄元御在《玉楸药解》中说："莲子甘平，甚益脾胃，而固涩之性，最宜滑泄之家，遗精便溏，极有良效。"

冰糖为白砂糖煎炼而成的冰块状结晶，味甘、性平，入肺、胃二经，其不同于性凉、清热利尿的白砂糖，以及性温、温中止痛的红糖，而是养阴滋润、润肺止咳、益胃止渴，最宜秋季养生之用。

本方为民间验方，以莲子、冰糖为主，合入酸甜消食的金糕与甜香开胃的桂花卤组成，口感滑柔、清甜、黏稠。全方合用，具有补脾润肺、收敛固精的作用，是立秋前后、秋季养生润肺止咳、益胃止渴的必备良品。另外，对妇女体虚白带，男子肾虚遗精、滑精、早泄，以及脾虚久泻、食欲不振等病亦有较好的调治作用。

芝麻核桃羹

【原料】

黑芝麻、核桃仁各 15g，粳米 100g。白糖适量。

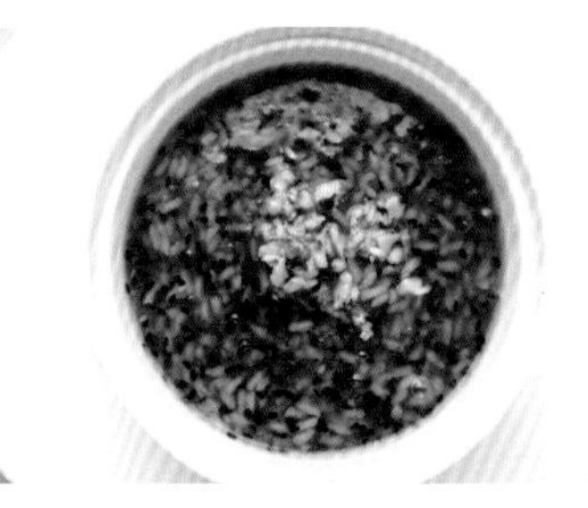

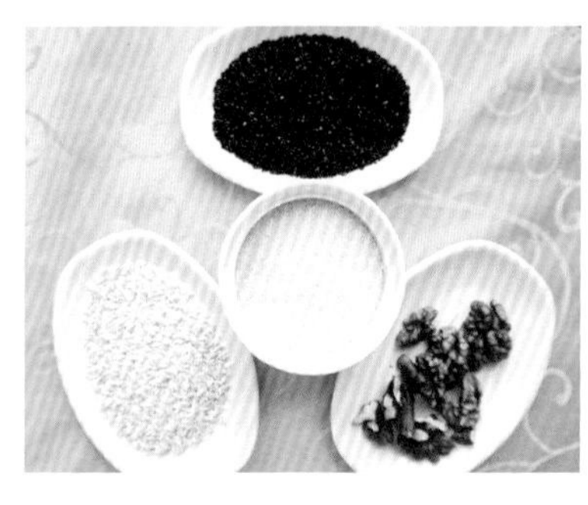

【做法与用法】

先将黑芝麻炒香、研碎，核桃仁切小块，粳米洗净。再将三物与白糖一起放入锅内，加水适量煮熟即可。直接食用。

【专家点评】

芝麻有黑、白二色，习惯上黑色入药，既是食物，亦是药物，为药食两用之品。黑芝麻味甘甜、性平和，入肝、肾、脾、胃、大肠经。东汉《神农本草经》指出："补五内（脏），益气力，长肌肉，填脑髓，久服轻身（减肥）不老"，清代医学家黄元御《玉楸药解》记载："补益精液，润肝脏，养血舒筋。疗……皮燥发枯、髓涸肉减、乳少……生秃发"。明代医学家缪希雍《本草经疏》评价："气味和平，不寒不热，益脾胃，补肝肾之佳谷也。"

黑芝麻因其色黑入肾，味甘甜入脾胃，同时甘甜之味又有补益作用，故其有补肾、补脾胃的功效；而又因其富含油脂、入大肠经，故有润肠通便的效能。由于肝藏血主筋，肾藏精主骨，头发的营养源于血，而其生机却在肾，即发为血之余、肾其华在发，乳汁的产生则由精血转化而来。脾胃为后天之本、气血生化之源，又主肌肉。大便的正常排出与精血充足、津液充沛密切相关。因此，黑芝麻最基本的功效即是滋补肝肾、强筋壮骨、乌发生发、通乳生乳，补益脾胃、增长气力、丰肌润肤，生精补血、润肠通便。

现代研究表明，黑芝麻具有抗衰老作用，其所含维生素 E 能保护细胞膜，防止脂褐质形成，增强免疫功能，而且对于老年人患高血压伴随而来的动脉硬化症能起预防和治疗作用，并且具有对血管壁瘢痕的修复功能；黑芝麻中的抗氧化成分是芝麻纤维素被分解后形成的物质，具有增加好胆固醇、减少坏胆固醇的作用。其还是补钙佳品，黑芝麻的钙含量远高于牛奶和鸡蛋，每百克黑芝麻中含钙接近 700mg，而每百克牛奶中钙含量才 100mg 左右，每百克鸡蛋中钙含量才 55mg 左右。

本方以黑芝麻为主，合入核桃仁组成。黑芝麻补养五脏，偏于补阴。核桃仁味甘、性温，入肾、肺、大肠经，功能补肾、温肺、润肠，主治腰膝酸软、阳痿遗精、虚寒喘咳、大便秘结等证，偏于补阳。二者搭配，阴阳互补，滋阴不助湿，补阳不碍阴，最宜于秋季、立秋前后阴虚内燥所致皮肤粗糙、咽干咳嗽、大便干结等不适的调补。另外，对于肝肾不足、病后体弱所致须发早白或头发脱落以及头晕目眩、耳鸣耳聋、腰膝酸软等病亦有较好的调治价值。

秋梨川贝膏

【原料】

百合、麦门冬、款冬花、川贝母各 30g，秋梨 1000g，冰糖 50g，蜂蜜 100g。

【做法与用法】

先将百合、麦门冬、款冬花、川贝母入煲加水煎汁，秋梨洗净，去皮去核榨汁，再将梨汁与砸碎的冰糖一同放入药汁内，小火煎至浓稠后调入蜂蜜拌匀，沸时熄火，冷却后装瓶备用。每次食膏15g，日服2次，温开水冲服。

【专家点评】

梨为食材，是秋季应时水果，故称秋梨，其味甘甜稍酸、性质偏凉，具有养阴润燥、润肺止咳的功能。百合与麦冬均属味甘性凉之品，麦冬味稍苦，前者为药食两用物品，后者是药材，皆有养阴润肺清热之功；款冬花辛温润肺下气、止咳化痰，寒热虚实咳嗽皆宜；川贝母苦甘微寒，善于清化热痰、疗治虚劳咳嗽；冰糖、蜂蜜，一为食材，一为药食两用物品，味甘润肺健脾，蜂蜜兼以收膏。

本方为民间验方，各地都有使用，方以秋梨为主料，配合诸物，制膏而成，共奏养阴润燥、润肺清心、化痰止咳之功。常作为立秋时节、秋末冬初防治流感的保健膏方，亦用于肺热燥咳或肺虚久咳所致咳嗽气短、痰少难咯、咽干口渴，以及热病后期热邪伤津引起咽干口渴、大便秘结、心烦眠少等的调治。

立秋养生辅助药膳食疗方

荷叶蒸乳鸽

【原料】

乳鸽1只，鲜荷叶1张。酱油、醋、料酒各适量。

【功效与适应人群】

本方具有滋肾生津、清热润燥、涤秽治烦的功效。适用于秋季或立秋前后，暑热未消，热盛伤阴，所致头晕乏力、心烦失眠、口鼻干燥等不适的调补。也适用于体质虚羸、身体消瘦、神疲乏力等病证的调养。

冰糖鸭蛋羹

【原料】

鸭蛋 2 只，冰糖适量。

【功效与适应人群】

本方具有清热泻火、养阴润肺、清利咽喉的作用。适用于立秋前后、秋季天热干燥所致干咳无痰、咯痰不多、咽喉干痛，以及口干口渴、大便干结等不适的调养。也适用于气管炎、咽喉炎等疾病，由于肺热伤阴，致使咳嗽长期不愈、咽痒咽痛时发时止、咯痰不多或痰黏难咯、心烦口渴、小便短黄、大便秘结等病证的调治。

【食用注意】

有胃腹冷痛、大便稀软甚至泄泻者，忌食本方。

杞菊莲心茶

【原料】

枸杞子 10g，甘菊花 3g，莲子心 1g，苦丁茶 3g。

【功效与适应人群】

本方具有滋阴平肝、清心泻火之功。适用于秋季天热干燥，热伤心肝两脏，引起头晕头痛、心烦失眠、口疮疼痛、大便秘结等不适的调养。亦适用于心肝火旺型、阴虚火旺型失眠、高血压病、更年期综合征，出现燥热烦渴、性情急躁、口干口苦、头昏头痛、失眠多梦、面色通红或潮红如妆等病证的辅助治疗。

蜂蜜酿苹果（选自《滇南本草》）

【原料】

苹果1个，蜂蜜适量。

【功效与适应人群】

本方具有健脾益胃、润燥通便的功效。适用于脾胃虚弱之人，立秋前后因秋燥津液不足，所致口干舌燥、大便不爽或便秘等的调养或调治。

山楂梨子膏（选自《寿世保元》）

【原料】

新鲜山楂、梨子各500g。

【功效与适应人群】

本方具有健胃消食、润燥通便之效。适宜于立秋前后，气候干燥，出现食欲不振、饮食不消、口干舌燥、大便不爽或便秘等的调养。

二、处暑药膳食疗养生

处暑百合鸭补肺养阴润燥

“处暑”是秋季的第二个节气，为二十四节气中的第十四个节气，为反映气温变化的一个节气，时间在每年公历的8月23日前后。

《月令七十二候集解》说：

处，止也，暑气至此而止矣。

这时的三伏天气已过或接近尾声，所以称“暑气至此而止矣”。处暑既不同于小暑、大暑节气，也不同于小寒、大寒节气，不是气温高低变化的节气，而是代表气温由炎热向寒冷过渡的节气。

我国古代将处暑分为三候：

一候鹰乃祭鸟，二候天地始肃，三候禾乃登。

“鹰乃祭鸟”，是说秋季肃杀，此节气中老鹰因此开始大量捕猎鸟类，有的鹰还会将捕到吃不了的猎物放在地上，如同祭祀陈列一样。“天地始肃”，是说这时气温开始下降，开始有了凉气，一些树叶草木开始发黄，因此有了肃杀之气。“禾乃登”，“禾”即黍、粳、稻、粱类农作物，“登”是成熟的意思，是说由于“阴成形”的缘故，即阴气有成形的作用，因此随着秋季阴气的发生而农作物会逐渐成熟。

到了处暑以后，我国大部分地区气温逐渐下降，已不再暑气逼人。处暑时节，由于太阳直射点继续南移，太阳辐射减弱，副热带高压跨越式地向南撤退，蒙古冷高压开始出现，使我国东北、华北、西北地区率先开始进入秋季。而在我国华南，尤其是长江沿岸低海拔地区，最高气温还时常高于30℃，人们还会感受到“秋老虎”的余威。

处暑节气意味着正式进入凉爽的秋天，处暑节气前后的民俗多与“祭祖”及“迎秋”有关。

处暑前后民间会有庆赞“中元”的民俗活动，俗称“七月半”或

“中元节”。旧时民间从七月初一起，就有开鬼门的仪式，直到月底关鬼门止，都会举行普度布施的活动。时至今日，已成为祭祖的重大活动时段。

处暑过后，秋意渐浓，正是人们畅游郊野迎秋赏景的好时节。处暑过，暑气止，就连天上的那些云彩也显得疏散而自如，而不像夏天大暑之时的浓云成块。民间向来即有“七月八月看巧云”之说，之后就有了“出游迎秋”的意味。

民间素有处暑“吃鸭子”的传统，鸭子的做法也五花八门，有白切鸭、荷叶鸭、核桃鸭等。北京至今还保留着这一传统，一般处暑这天，北京人都会到店里去买处暑百合鸭等。如北京稻香村特制的“处暑百合鸭”，由百合、菊花、陈皮、蜂蜜等腌制而成，芳香可口，营养丰富，很受人们的欢迎。

鸭肉味甘咸、性凉，具有滋阴养胃、健脾补虚、利水消肿作用，被民间认为是“补虚劳的圣药”，适用于处暑“温燥”致使体内虚火又有阴津损伤者食用，尤其适用于低热、乏力、食少、便干、咽干、口燥、盗汗等身体虚弱或病后体虚患者食用。百合味甘微苦、性平，入心、肺经，具润肺止咳、清心安神之功，营养丰富，为滋补妙品，补益而兼清润，补无助火，清不伤正，十分适合处暑“温燥”的节气特征。以百合炖鸭，醇香清润，可补肺益气、养阴润燥，非常适宜处暑季节食用。

处暑期间，真正进入秋季的只有东北和西北地区。但每当冷空气影响我国时，若空气干燥，往往带来刮风天气，若大气中暖湿气流输送，往往形成一场像样的秋雨，每每风雨过后，人们都会感到较明显的降温。故有“一场秋雨一场寒”的说法。北方南部的江淮地区，还有可能出现较大规模的降雨。气温下降明显，雨后艳阳高照，人们往往对夏秋之交所谓冷热变化不适应，容易引起呼吸道、胃肠道疾病。因此，此时需随时增减衣物，注意少食寒凉食物，以保养肺脾。

处暑，意味着暑气的结束，炎热的气候已接近尾声，但气温并未真正下降，也就是人们常讲的“秋老虎，毒如虎”。处暑时节，早晚温度低，白天气温高。此时节的显著气候特征为干燥，天气少雨，空气中湿度小，具有中医“温燥”特征。人们往往出现皮肤紧绷，甚则起皮脱屑，口唇干燥或裂口，鼻咽燥得冒火，毛发枯而无光泽，头皮屑增多，大便干结。

因此，处暑饮食养生应以润肺健脾，养阴润燥为原则。

另外，人们在经历酷暑及“秋老虎”的肆虐后，人体多比较虚乏，所谓“一夏无病三分虚”，即是此意。根据中医“春夏养阳，秋冬养阴”的原则，处暑时节已进入秋季进补的好时节。但是人们需要注意的是，进补不可滥补。处暑时，进补应以清补、平补为主，即选用寒温之性不明显的平性滋补品来进补。中医的治疗原则是虚者补之，除阳虚体质者外，不要过多食用温热的食物或药物，如羊肉、狗肉、人参、鹿茸等。因为由于秋季阴阳虽相对平衡，但燥是秋季的主气，进食过多温热的补品就有可能使肺的阴津被燥气所伤。

处暑养生代表药膳食疗方

黄芪杞菊茶

【原料】

黄芪、枸杞子、黄菊花各10g。冰糖少许。

【做法与用法】

前三味洗净，放入茶壶中，加1000mL沸水冲沏，盖上盖子闷10分钟后放入冰糖调味，当茶饮用。也可先将前两味加水1200mL，大火煮沸，转小火煎煮10分钟，再将菊花放入，大火煮沸后熄火5分钟，加入适量冰糖调味当茶随意饮用。

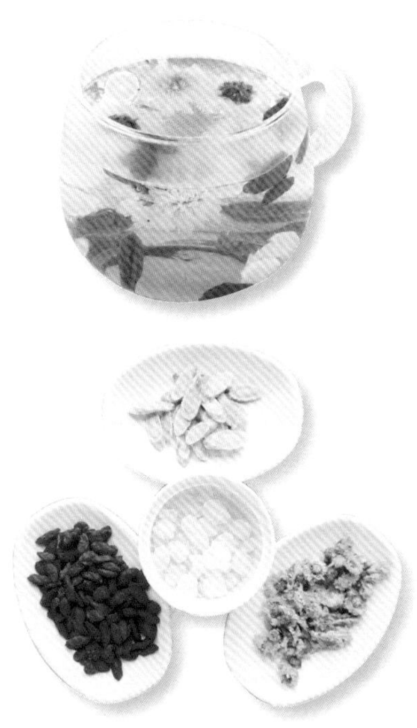

【专家点评】

黄芪味甘、性微温，是药食两用的滋补佳品，明代医学家倪朱谟《本草汇言》说："黄芪，补肺健脾，卫实敛汗，驱风运毒之药"。清代医家张璐《本草逢原》亦谓："黄芪能补五脏诸虚"。故黄芪既能补气升阳，又能补肺健脾。现代研究表明，其有提高机体抗病能力和抗疲劳的作用，适用于肺脾气虚引起的神疲乏力、食欲不振、消化不良与体虚易患感冒等病。

枸杞子味甘性平，亦是药食两用的滋补佳品，具有滋补肝肾、益精明目的作用，明代医家李中梓《本草通玄》说："枸杞子，补肾益精，水旺则骨强，而消渴、目昏、腰疼膝痛无不愈矣。"

黄菊花与白菊花、野菊花不同，白菊花功能养肝明目，侧重清虚火，野菊花较寒凉，侧重清热毒，而黄菊花味辛甘性凉，侧重于疏风散热、清肝明目。

本方为邓沂教授经验方，方中以黄芪为主，与疏风散热、清肝明目之黄菊花与滋补肝肾、益精明目的枸杞子配伍，并以调味润肺的冰糖组成。全方合用，甘甜爽口，肺脾肾三脏同调，共奏补脾肺、养肝肾、散风邪、清燥热的功效。适用于处暑时节或早春时节，由于气血不足、感受风燥或风温病邪所致精神不振、身体疲乏、咽干口燥、两目干涩等病证的调治。也用于气血不足之人感冒等外感病证的预防。

上海梨膏糖

【原料】

鸭梨（其他梨亦可）1000g，百部50g，茯苓、杏仁、制半夏、前胡、川贝母各30g，款冬花20g，生甘草10g，橘红粉30g，香橼粉10g。冰糖、白砂糖、食用油各适量。

【做法与用法】

梨切碎，与橘红粉、香橼粉以外的各物，共入锅内，加少许水，边熬边加水，共加水4次，熬至稠厚时，加入冰糖500g，和匀，继续熬至稠黏时，加橘红粉、香橼粉，和匀，再熬至用铲挑起即成丝状，但不黏手，倒在涂有食用油的搪瓷盘中，冷却后切成100块，撒上一层白糖即可。随意食用，每次1块，咳嗽时可每次1～2块，含服。

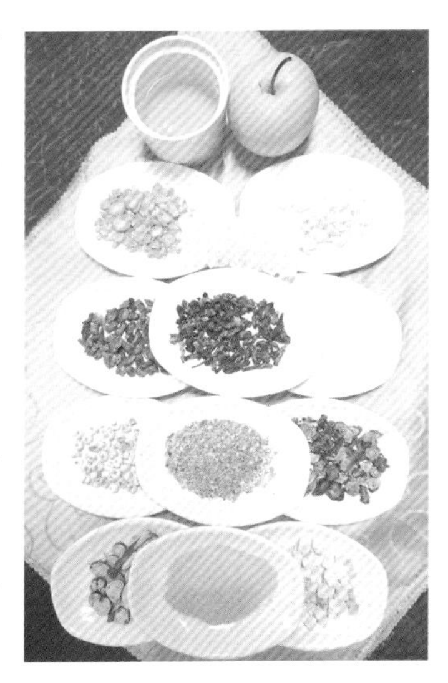

【专家点评】

梨子，既为秋季的时果，也是亦食亦药的止咳佳品，其味甘微酸而性凉，质润而多汁，功能养阴生津润燥、清肺化痰止咳，可直接食用，榨汁饮用，也可蒸煮或熬膏后食用，但生食、熟用功用有别，如明代医学家李中梓在《本草通玄》中说："生者清六腑之热，熟者滋五脏之阴。"

百部、款冬花、茯苓、杏仁、半夏、前胡、川贝母化痰止咳；橘红、香橼利气消痰；生甘草清热解毒、祛痰止咳，并有调和诸药的功效。冰糖、白砂糖调味为主，同时味甘性寒，还有养阴、润肺、止咳的作用。

“梨膏糖”源于民间，各地都有使用，此处介绍的是“上海梨膏糖”，亦称“城隍庙梨膏糖”。上海城隍庙已有1300多年的历史，与豫园毗邻，城隍庙周边庙会现已成为上海年代最为久远的商业区域，各种小吃餐厅、古玩商铺和小商品市场鳞次栉比，而以小笼包、梨膏糖、五香豆独具特色，特别是城隍庙梨膏糖最为驰名。上海梨膏糖渊源于唐初名相魏徵为母疗咳的传说，起源于清代，是家喻户晓的传统糖果，目前分为品尝型梨膏糖与疗效型梨膏糖两类，此处介绍的是属于药膳性质的后一类梨膏糖。

此药膳以梨为主要食材，与润肺化痰之百部、款冬花、茯苓、杏仁、半夏、前胡、川贝母合用，共成清热润燥、化痰止咳的作用，适用于肺热、肺燥型感冒、气管炎所致干咳无痰、痰黏难咯，以及咽痒、口渴等不适的调治。秋季、处暑前后经常食用也有预防风热感冒、秋燥咳嗽的功效。如今，上海老城隍庙梨膏糖是上海著名的传统土特产，口感甜香如蜜、松而酥脆、不腻不黏、芳香适口、块型整齐、包装美观，由于品质优良，疗效显著，在国内外享有盛名，深受广大男女老少的喜爱。

青鸭煮汤羹

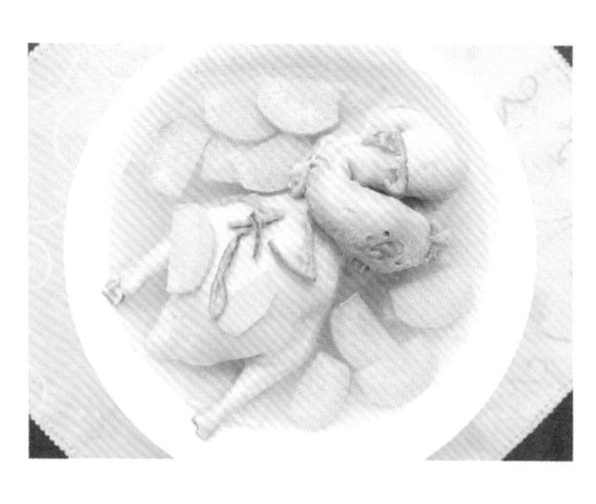

【原料】

青头鸭一只，青萝卜500g，陈皮少许。生姜两片。

【做法与用法】

青头鸭去毛及内脏，洗净，放在滚水内焯去血污，冲洗干净，切块不切块均可。青萝卜去皮，洗净，切厚片。陈皮浸软，去络，洗净，切丝。待汤锅的水烧开后，放入所有用料，慢火炖约两小时，调味后即可。直接食用，食肉喝汤。

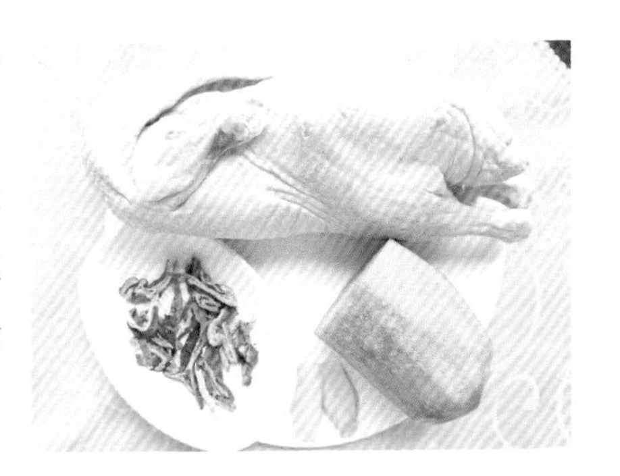

【专家点评】

金秋时节，鸭子最为肥嫩，此时也是食鸭的最佳时日，秋天喝老鸭汤在江南一直以来都比较盛行。鸭子味甘性凉，入肺、脾等经，有养阴益气、补肺益脾、清热利水的作用。元朝饮膳太医忽思慧《饮膳正要》说：“味甘、冷，无毒，补内虚，消毒热，利水道。”清代医学家郭佩兰《本草汇》说：“滋阴除蒸，化虚痰，止咳嗽。”

本方为民间验方，方中以青头鸭为主，合入健脾消食、理气化痰的青萝卜与理气健脾、燥湿化痰的陈皮组成。三者共煮为汤羹，滋而不腻，味道鲜美，既能滋阴补虚，又能利水消肿，适用于处暑前后乃至整个秋季的调养。另外，亦适用于感染性疾病、传染性疾病后期低热不退以及脾虚水肿、小便不利的辅助治疗。

燕窝糯米粥（选自《本草纲目拾遗》）

【原料】

燕窝 10g，糯米 100g，冰糖 10g。

【做法与用法】

先将燕窝放入开水中焖泡，水冷后换入清水，摘去绒毛和污物，洗净，盛入碗中，加清水 100mL，上笼蒸 30 分钟，至燕窝完全涨发，再将糯米洗净入锅，煮沸，改用小火煮至米粒开花时加入泡发的燕窝、冰糖，小火煮熬 10 分钟左右，即可食用。每日 1 次，连服 7 ～ 10 天。

【专家点评】

燕窝是金丝燕及其同属燕类的唾液或唾液与羽毛混合凝结筑成的燕巢窝，味甘、性平，功能益养肺胃之阴、补助脾胃之气，有补而不燥、润而不腻的特点，为调理虚劳羸弱之佳品，《本草逢原》称其“调补虚劳，治咳嗽红痰”。《本草从新》言其“为调理虚损痨瘵之圣药”。自古以来燕窝就是人们调理身体虚弱、养颜美容的常服之品。糯米味甘、性平，入脾、胃、肺经，有补助脾胃、益气生津、实肠止泻的作用。

本方燕窝、糯米合用，有健脾益气而助生化、滋肺养阴而润肌肤的功效，常食可使人精神矍铄、体力增强、容颜靓丽、肌肤润滑。适用于处暑时节，因脾肺虚损、元气不足，所致精神不振、体力不济、面色不华、肌肤失润以及咳嗽气喘、咯痰不多等不适或病证的调理或调治，既可作补养强力、美容养颜之用，又可作滋润肺燥、疗治虚劳咳喘之用。

【食用注意】

痰湿内盛、咯痰较多者，不宜调食甜粥。

处暑养生辅助药膳食疗方

桂花核桃冻

【原料】

鲜桂花 15g（干品减半），核桃 250g，奶油 100g。白糖适量。

【功效与适应人群】

本方具有益气养血、滋阴润肺、润肠通便之功效。适用于处暑或处暑前后身疲乏力、腰膝酸软、咽干口燥、干咳喘息、肠燥便秘等不适的调养。

木耳红枣粥

【原料】

黑木耳 30g，粳米 100g，红枣 3 ～ 5 枚。冰糖适量。

【功效与适应人群】

本方具有益气养血、化瘀止血的作用。适用于处暑或处暑前后气候干燥，气血虚弱之人血络损伤引起的干咳无痰、痰少带血，大便干结、痔疮出血，以及眼底出血等病的辅助食疗。

莲子拌牛肚

【原料】

莲子 40 粒，牛肚 1 个。食盐、香油、葱、姜、蒜、酱油各适量。

【功效与适应人群】

本方具有健脾益胃、养心安神的作用。适用于处暑或处暑前后心脾两虚，所致神疲乏力、食少纳差、饮食不消、性情急躁、失眠多梦等不适的食疗，也可用于病后体虚引起虚烦不眠、消化不良等病的调补。

花生粳米粥（选自《粥谱》）

【原料】

新鲜花生仁 50g，粳米 100g。冰糖适量。

【功效与适应人群】

本方具有润肺止咳、健脾益胃的功效。适宜于处暑或处暑前后，脾肺虚弱、肺津不足所致乏力纳差、咽干口燥、干咳少痰等不适或病证的调养或调治。

紫苏麻仁粥（选自《普济本事方》）

【原料】

紫苏子仁、麻子仁各 15g，粳米 50g。

【功效与适应人群】

本方具有养阴润肠通便、润肺益脾止咳的作用。适用于处暑前后各种习惯性便秘与慢性咳嗽痰喘的辅助治疗，亦用于年老、体虚、久病之人及妇女产后肠燥便秘的调治。

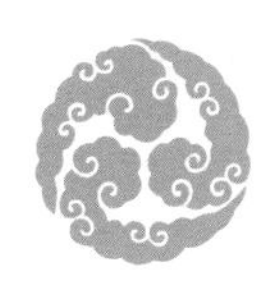

朝饮白露残荷间，

秋分金榜翰林院。

三、白露药膳食疗养生

白露吃龙眼益心脾补气血

“白露”为秋季第三个节气，为二十四节气中的第十五个节气，是反映自然界气温变化、水汽凝结的节气，时间在公历每年的9月7日到9日。“露”是“白露”节气后特有的一种自然现象。

节气至此，由于天气逐渐转凉，白昼阳光尚热，而太阳一落山，气温便很快下降，至夜间空气中的水汽便遇冷凝结成细小的水滴，非常密集地附着在花草树木的绿色茎叶或花瓣上，呈白色，尤其是经早晨的太阳光照射，看上去更加晶莹剔透、洁白无瑕，很是惹人喜爱，因而得“白露”美名。

正如《月令七十二候集解》所释：

阴气渐重，露凝而白……

我国古代将白露分为三候：

一候鸿雁来，二候元鸟归，三候群鸟养羞。

“鸿雁来”“元鸟归”，即大雁、燕子等候鸟，由于天气渐冷而南飞避寒。三人以上为众，三兽以上为群。《礼记》注释说：“羞者，所美之食”。可见，所谓“群鸟养羞”，是说此节气正是百鸟开始贮存干果粮食等美馐食物，以备过冬养用的最好时节。白露实际上是表征天气已经转凉。这时，冷空气分批南下，往往带来一定范围的降温，人们会明显地感觉到炎热的夏天已经过去，而凉爽的秋天已经到来了，常常是白天的温度仍达三十几度，可是夜晚就会下降到二十几度，昼夜温差可达十多度。此时，我国北方地区降水明显减少，秋高气爽，比较干燥，而长江中下游地区常有暴雨或低温连阴雨，东南沿海特别是华南沿海还可能会有台风造成的大暴雨天气。

白露时节，各地都有许多饮食习俗。

苏浙一带在白露有用糯米、高粱等五谷酿制、饮用“白露米酒”的习俗。

浙江温州等地有过白露节的习俗。如苍南、平阳等地民间，人们为与“白露”字面的“白”字上相应，要在此日采集“十样白”或“三样白”等白字的草药，如白木槿、白毛苦等，以此煨制乌骨白毛鸡或是鸭子食用，据说食后可滋补身体、祛风除湿。

福州有个传统叫“白露必吃龙眼”，认为在白露这一天吃龙眼有大补身体的奇效，吃一颗龙眼相当于吃一只鸡那么补。

米酒性温不烈，有温阳散寒的作用，同时还有健脾利湿的功效，南方白露前后低温多雨，适当饮用，确有保健价值。用温州的“十样白”或“三样白”炖制的鸡鸭，所用药材可能都是祛风除湿的中药，而鸡鸭等家禽肉食有健脾益气的保健价值，现代研究认为其可提高人体的免疫力，在白露吃家禽亦有一定的保健价值，但是药膳鸡鸭，需根据个人需要，同时最好在中医师指导下对证选用，切不可盲目使用。

龙眼肉甘温滋补，入心脾两经，具有益心脾、补气血的功效，而且甜美可口，不滋腻，不壅气，还可以治疗贫血、失眠、神经衰弱等多种疾病，故清代严西亭《得配本草》谓龙眼肉：“益脾胃，保心血，润五脏，治怔忡。”

白露时节，龙眼完全成熟，甜度最高，口感最好。

此时，一般人吃龙眼，既尝鲜、饱口福，又有益脾胃、补气血的保健价值，对身体健康确有益处。对于久病体虚或老年体衰，证属气血不足，表现面色苍白或萎黄、倦怠乏力、心悸气短、失眠多梦等症状者，食用龙眼既补心脾，又益气血，有较好的疗效，同时还有治疗和预防贫血的功效。若属此类人群，不妨在白露时节多吃些龙眼。

但是，并非所有人都适合在白露吃龙眼。因为龙眼是属性偏温的水果，过量食用会引发目赤、便秘等不适，甚至出现长口疮、流鼻血、躁热失眠等病证，因此容易上火的人要少吃龙眼。另外，糖尿病患者因多属气阴不足、内有虚火，也不宜白露时节多吃龙眼。在吃完龙眼之后，最好喝一些淡盐水或稀蜂蜜水，多吃些青菜，这样可以适当中和一些龙眼的热性，不容易上火。

白露时节的养生保健，就起居养生来说，“**白露身不露，着凉易泻肚**”。白露时天气已转凉，在着衣方面应注意避免受凉，宜换上长衣长袖类服装。尤其是腹部更应注意保暖，否则脾胃易受寒而引起腹泻。白露时昼夜温差较大，早晚应添加衣服，尤其是年老体弱之人，更应注意适时加衣。但添衣不能太多太快，应遵循“春捂秋冻”的原则，适当接受耐寒训练，可提高机体的抵抗力，对安度冬季有益。

白露饮食养生，应当以健脾润燥为主。

此时宜食性平味甘或甘温、营养丰富、容易消化的平补食品；忌吃性质寒凉，易损伤脾气、脾阳的食品，以及味厚滋腻，容易阻碍脾气消化功能的食品。粮食类宜选择粳米、籼米、玉米、薏苡仁、番薯等性平、容易消化的食物。肉、蛋、奶类应选择牛肉、鸡肉、兔肉、狗肉、牛肚、猪肚、桂鱼、乌鸡等性温的食物。蔬菜类多选择扁豆、豇豆、胡萝卜、洋葱、平菇等性平、稍温、补益的食物。

白露养生代表药膳食疗方

洋参炖白鸭

【原料】

鸭肉100g，西洋参3g，麦门冬10g，淡竹叶6g。精盐适量。

【做法与用法】

将鸭肉洗净，切小块，西洋参切薄片，备用。先将麦门冬、淡竹叶煎汤，去渣取汁，再下入鸭肉炖煮，鸭肉将熟时加西洋参片，煮至肉熟，精盐调味。每日一次，空腹食肉喝汤。

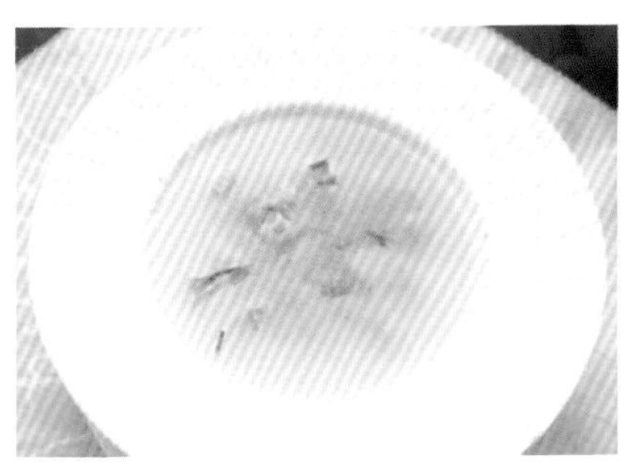

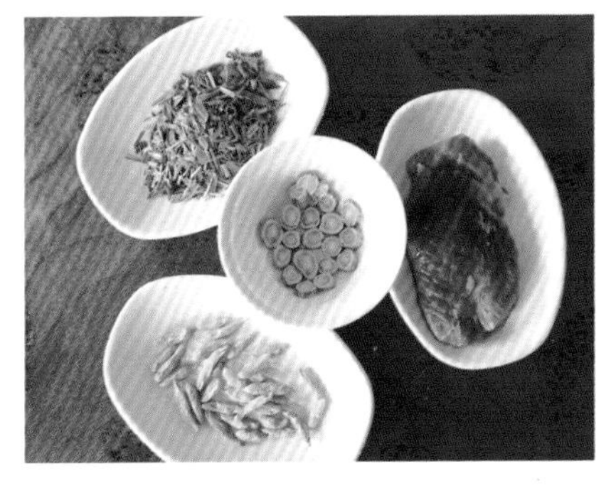

【专家点评】

鸭肉味甘性凉，归脾、胃、肺、肾经，滋阴补虚。西洋参味甘微苦、性凉，主归肺、心经，清代医家吴仪洛在《本草从新》中谓其“补肺降火，生津液，除烦倦”，故可补气养阴、清热生津，对气虚有火者十分适宜。麦冬亦为甘寒养阴生津之品，淡竹叶甘寒清热生津。

本方以鸭肉、西洋参为主，合入麦门冬、淡竹叶组成。四者合用，共成补气、养阴、清热之方。适宜于白露前后温燥所致气阴两伤，出现心烦躁热、口渴口干、气短乏力等不适的调治。

【食用注意】

本方偏于寒凉且补益之力较强，故脾胃虚寒及外感疾病邪气未解者不宜食用。

银杏炒鸡丁

【原料】

银杏 200g，无骨嫩鸡肉 500g。鸡蛋清 2 个，花生油、香油、黄酒、淀粉、食盐、酱油、生姜、葱各适量。

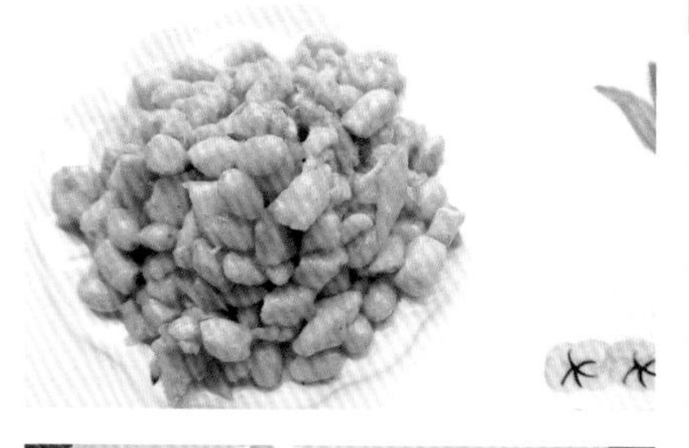

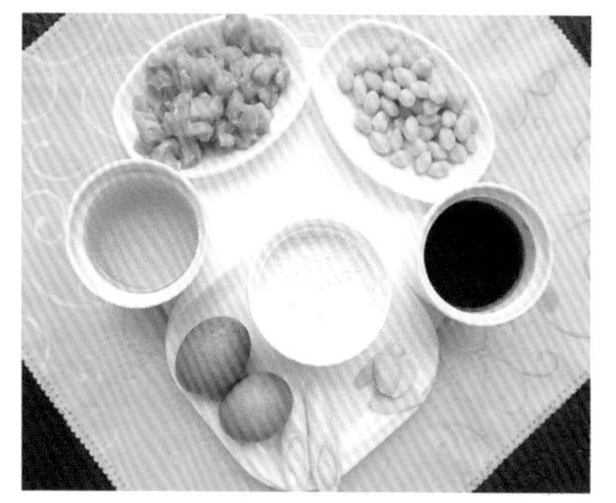

【做法与用法】

银杏去壳，放入温水中浸泡2小时，去掉胚芽，再用开水焯过备用。鸡肉切成1cm大小的肉丁，放入碗内，加入鸡蛋清、黄酒、淀粉、食盐，拌匀上浆。生姜、葱洗净，生姜切片，葱切段。锅烧热，放入花生油，待油烧至六成热时，将鸡丁下锅用勺划散，放入银杏炒匀，至热后连油倒入漏勺内，滗出多余的油。原锅再加入少量花生油，放入姜、葱煸炒出香，烹入黄酒、食盐、酱油，倒入鸡丁和银杏，翻炒几下，用淀粉着薄芡，推匀后淋入香油，再颠翻几下，起锅装盘即成。佐餐食用。

【专家点评】

银杏即白果，味甘甜，稍苦涩，性平和，具有益肺补肾、消痰平喘、涩精止带的功效。明代医药学家李时珍《本草纲目》中记载白果："熟食温肺益气，定喘嗽，缩小便，止白浊。"

鸡肉味甘性温，五代时期《日华子诸家本草》载："添精补髓，助阳气，暖小肠，止泄精"，故鸡肉具有温中健脾、添精补髓的作用。

方中银杏和鸡肉搭配在一起，除了温肺补肾、定喘宁咳以外，还有补益脾胃、化痰止咳的作用。因为中医认为咳嗽和脾胃有关，所以健脾益胃可以促进脾胃强盛，脾胃强盛则可健脾化痰，故咳喘可愈。全方合用，共奏益气补虚、止咳平喘、涩精止遗之功。常用于白露前后慢性气管炎、支气管哮喘，及遗尿、尿浊、男子遗精、女子带下等病的调治。身体虚弱或无病者食之，亦可强健脾肺，有预防秋季感冒或气管炎发生的作用。

【食用注意】

银杏尤其是银杏胚芽内含有少量氰苷，在一定条件下可分解为氢氰酸，生食或熟食过量会引起中毒。去掉胚芽的熟白果食用安全，一般成人1次以10粒以内为宜，儿童1次以5粒以内为宜，5岁以下的幼儿应禁吃白果。因为哮喘的发生与高盐饮食有关，所以这道菜的口味以清淡为佳，在制作过程中应少放盐。

扁豆山药粥（选自《本草纲目》）

【原料】

炒扁豆、怀山药各30g，粳米60g。

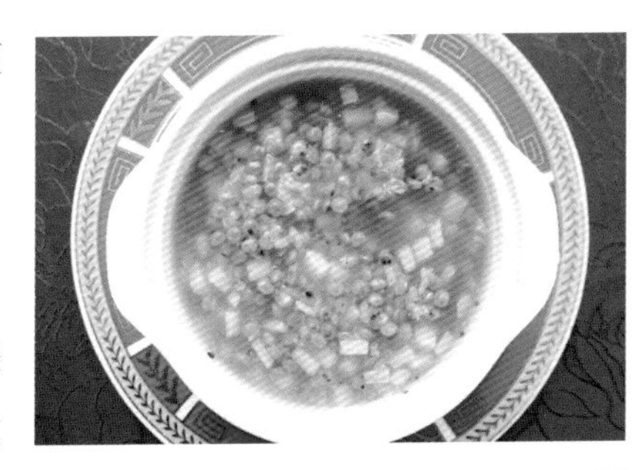

【做法与用法】

将炒黄的扁豆、切成小块的怀山药与洗净的粳米一齐放入锅内，加清水适量，文火煮成粥，调味即可。直接食用。

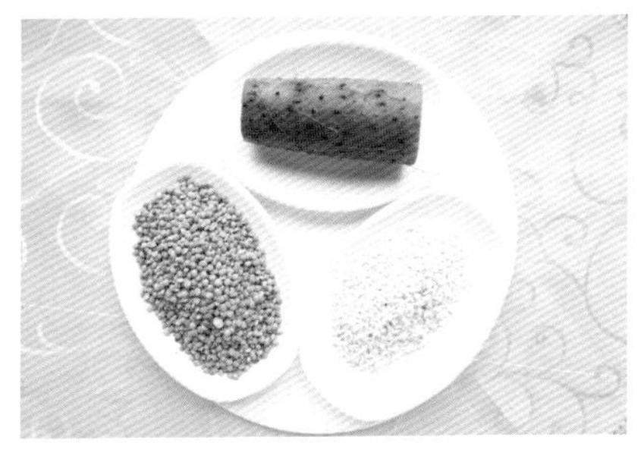

【专家点评】

山药色白汁黏、味甘微涩、性平稍凉，色白入肺，味甘归脾，味涩、汁黏益肾，功能健脾补肺、益肾固精，是物美价廉、药食两用的补品，补而不腻，香而不燥，历代医家盛赞其为“理虚之要药”。山药食用，烹可为肴，蒸可为膏，煮可成粥，味甘性平，可以常服多服。

扁豆甘平，入脾胃经，明代医学家贾九如《药品化义》记载：“扁豆味甘而不甜，气香而不窜，性温和而色微黄，与脾性最合。”炒扁豆由性平转为性温，故具有较好益气健脾、化湿和中之功。

本方源于《本草纲目》，方以粳米为食材，所选扁豆、山药皆为药食两用之品。三者合用，共成粥品，有益气健脾、祛湿止泻的作用，适用于脾虚体质之人，或年老体衰者在白露时节由于受凉或过食寒凉，引起饮食减少、大便溏薄或泻出水样便、体虚乏力等不适的调治，也适用于单纯消化不良性腹泻的预防与辅助治疗。

沙参枸杞粥

【原料】

沙参、枸杞子各 15 ～ 20g, 玫瑰花 3 ～ 5g, 粳米 100g。冰糖适量。

【做法与用法】

枸杞子、玫瑰花洗净，先用水煎沙参汁，再将粳米连同枸杞子、沙参汁及适量水一起同煮粥，粥临熟入玫瑰花稍煮片刻，调入白糖即可。分 2 次温食。

【专家点评】

方中沙参为药材，其有北沙参、南沙参之分，两者来源于不同植物，但均属味甘微寒之品，入肺、胃二经，具养阴清热、润肺化痰、益胃生津之功。枸杞子、玫瑰花皆为药食两用物品，枸杞子滋补肝肾、清解虚热、明目聪耳，玫瑰花柔肝醒胃、舒气活血、美容养颜。粳米属食材，具有健脾胃、补气血的功效。

本方诸物合用，具有滋阴润燥、养血明目的功效。适用于白露时节阴血亏虚体质之人，出现干咳少痰、咽喉干燥、声音嘶哑、胃脘灼痛、饥不欲食、干呕呃逆、头晕眼花、两目干涩、视物模糊、手足心热等不适或病证的调养或调治。

【食用注意】

1. 若以咽干口渴、咳嗽痰少为主，宜北沙参；以乏力纳差、咳嗽痰多为主者，宜南沙参。

2. 外感风寒所致的咳嗽患者不宜食用。

白露养生辅助药膳食疗方

莲子百合煲

【原料】

莲子（去心）、百合（鲜品增倍）各30g，猪瘦肉200g。精盐、姜片、葱段各适量。

【功效与适应人群】

本方具有益气补脾、润肺止咳、养心安神的功效。适用于白露或白露前后气候干燥、温燥伤肺、气阴损伤所致咽痒咽干、干咳无痰、神疲乏力、睡卧不安等不适的调补。

珠玉二宝粥（选自《医学衷中参西录》）

【原料】

生山药、薏苡仁各50g，柿饼30g。

【功效与适应人群】

本方具有清肺补脾、益气滋阴之效。适用于白露或白露前后气阴虚亏所致低热潮热、干咳少痰、食欲不振、饮食减少，肺脾肾虚亏引起咳嗽气喘、腰膝酸软、久泻久痢、大便稀软、小便频数等不适的调补。

栗子仁焖鸡

【原料】

肥母鸡1只，栗子仁200g，杏仁10g，核桃仁20g，红枣5枚。料酒、味精、精盐、芝麻酱、白糖、植物油、猪油、香油、豆粉各适量，姜丝、葱段少许。

【功效与适应人群】

本方具有温肺健脾补肾、止咳平喘、强健腰膝之功。适用于白露或白露前后老人肺脾肾不足引起咳嗽虚喘、神疲乏力、腰膝酸痛、腿脚无力的调补，以及老年性支气管炎、支气管咳喘所致咳喘短气、神疲乏力、呼多吸少等病的调治。

银耳百合粥

【原料】

银耳、百合各10g，粳米25g。冰糖少许。

【功效与适应人群】

本方具有养阴益气、生津润肺的作用。适用于白露前后气候干燥，由于肺脾气阴不足所致乏力、纳差、咽干、口燥、二便排解不畅等不适的调养。

杏仁猪肺粥（选自《食鉴本草》）

【原料】

甜杏仁 50g，猪肺 200g，粳米 100g。植物油、盐、味精各适量。

【功效与适应人群】

本方具有养阴润燥补肺、降气化痰平喘的功效。适用于白露时节，肺阴亏虚之人久咳，症见咳嗽痰少黏白，或痰中带血，伴口干咽燥、声音嘶哑、神疲乏力、纳呆便秘等的调治。

四、秋分药膳食疗养生

秋分吃芋饼健脾益胃补气

“秋分”为公历 9 月 23 日左右，是秋季的第四个节气，为二十四节气的第十六个节气。《月令七十二候集解》释：

分者平也，此当九十日之半，故谓之分。

意思是秋季前后九十天，秋分恰居之中，从而将秋季平分为二。《春秋繁露·阴阳出入上下篇》说：“秋分者，阴阳相半也，故昼夜均而寒暑平。”意思是此时一天 24 小时昼夜均分，各 12 小时。

我国古代将秋分分为三候：

一候雷始收声，二候蛰虫坯户，三候水始涸。

“雷始收声”，是说古人认为雷声是因为阳气盛而发出的，秋分后阴气开始逐渐旺盛，所以就不再打雷了。“蛰虫坯户”，“坯”是细土的意思，“户”即门户，指洞口，是说由于阴气渐旺，“阴静阳躁”的缘故，蛰居的小虫开始藏入洞穴之中，并且用土将洞口封起来以防寒气侵入。“水始涸”，是说此时降雨量开始减少，因为天气干燥，水汽蒸发较快，所以湖泊与河流中的水量变少，一些沼泽及水洼处便干涸了。

秋分之后，白天逐渐变短，黑夜渐次变长，昼夜温差逐渐加大，幅度将高于10℃以上，气温逐日下降，一天比一天冷，逐渐步入深秋季节。如俗语说：

“一场秋雨一场寒”“白露秋分夜，一夜冷一夜”“八月雁门开，雁儿脚下带霜来”，东北地区降温早的年份，秋分时节见霜已不足为奇。

秋分曾是传统的“祭月节”。“秋分祭月”习俗由来已久，如古有“春祭日，秋祭月”之说，即古代帝王礼制中的春秋二祭，北京的月坛就是明清皇帝祭月的地方。据考证，最早先人们祭月，选的就是二十四节气中秋分这一日，此时暖湿空气消退，天空明净，星朗月明，是祭月、赏月的最佳时期。

秋分虽在农历八月，但每年日子却不固定，秋分当天，天上挂的并不一定都是满月，而月亮不满，赏月就不能尽兴，祭月之仪，也就无从谈起。所以，后来先人们就将“祭月节”由“秋分”调至农历八月十五中秋这一日。月坛迎来了数百次隆重的皇家祭祀大典，那个与月有关的秋分被人淡忘，中秋逐渐取而代之。通常是过了中秋节，第二天就是秋分节气。

中秋节的传说是非常丰富的，嫦娥奔月、吴刚伐桂、玉兔捣药之类的神话故事流传甚广。现在中秋节已形成了拜月、赏月、吃月饼、庆团圆的节日，很受中国人的重视，也是国家法定节日之一。

秋分节气还有“吃芋头”“吃秋菜”等传统饮食习俗。如北京就有秋分节气吃芋饼的习惯，北京稻香村每年亦有应时生产“秋分芋饼”上市的传统，一层层酥皮像盛开的花瓣，好看又好吃，深受人们的喜爱。像广东江门市开平苍城镇，昔日即有春分、秋分吃春菜、秋菜的习俗。春分那天吃的是“春碧蒿”，秋分那天吃的是“秋碧蒿”，既有期望家人平安健康、少生病痛的民俗价值，亦有养生保健的实用价值。

芋头味甘微辛、性平，入脾胃经，既有益气补脾等补益功效，同时又可辅助治疗大便秘结、甲状腺肿大、乳腺炎、虫咬蜂蜇、肠虫癖块、急性关节炎等病。现代研究表明，其营养价值很高，块茎中的淀粉含量达70%，还富含蛋白质、钙、磷、铁、钾、镁、钠、胡萝卜素、烟酸、维生素C、维生素B_1、维生素B_2等多种成分。既可当粮食，又可做蔬菜，是老幼皆宜的滋补品，为秋补素食一宝，且温软易消化，最宜秋分时节食用。

秋季，自然界的阳气由疏泄趋向收敛、闭藏，生活起居养生也要相应调整。《素问·至真要大论》谓：**“谨察阴阳之所在而调之，以平为期。”**秋分节气的饮食养生最为重要，合理饮食才能避开疾病的发生。所以，在饮食调养上，应以阴阳平衡作为出发点。

秋分时节，饮食上首先要特别注意预防秋燥。

秋分的“燥”不同于白露的“燥”“温燥”，而是“凉燥”，因此饮食上要注意多吃一些清润、温润为主的食物，比如芝麻、核桃、糯米等，秋天上市的果蔬像莲藕、荸荠、甘蔗、秋梨、柑橘、山楂、苹果、葡萄、百合、银耳、柿子等，都是调养佳品。

值得注意的是，秋分后寒凉天气日渐浓郁，如果本身脾胃不好，经常腹泻，水果吃多了也可能诱发或加重疾病。预防秋燥方面，对运动养生来说，每次锻炼后应多吃一些滋阴、润肺、补液、生津的食物，比如生梨、芝麻、银耳等。若出汗较多，还可适量补充一些淡盐水，补充时以少量、多次、缓饮为准则。

秋分还宜多食温食，少食寒凉之物，以保护颐养胃气。

如过食寒凉之品或生冷、不洁瓜果，会导致湿热内蕴，毒滞体内，引起腹泻、痢疾等，故有“秋瓜坏肚”之民谚，老人、儿童及体弱者尤要注意。

秋季是进补的好季节。

由于从炎夏转入凉秋，人体常常觉得比较舒服，由于“疰夏”而致的身体消瘦也渐渐地恢复，胃口和精神的转好，使秋季因此成了一个进补的好季节。

在进补过程中宜平补。

这是根据秋季气候凉爽，阴阳相对平衡而提出的一种进补法则。所谓平补，就是选用寒温之性不明显的平性滋补品。另外，秋季阴阳虽相对平衡，但燥是秋季的主气，由于“天人相应”，肺脏易被燥所伤。

因此，进补时还应当注意润补。

可用养阴、生津、润肺，采取平补、润补相结合的方法，以达养阴润肺的目的。补肺润燥，要多用芝麻、蜂蜜、水果等性柔、含水分较多的甘润食物。一方面，可以直接补充人体的水分，以防止口唇开裂等气候干燥对人所产生的直接伤害；另一方面，通过这些食物或药物补养肺阴，防止因机体在肺阴虚的基础上再受燥邪影响，产生疾病。

晨饮淡盐水，晚饮蜂蜜水，既是补水分、防便秘的好方法，又是养生抗衰的重要措施。

秋分养生代表药膳食疗方

百合甲鱼汤

【原料】

甲鱼 1 只（750g 左右），百合干 20g（鲜品增倍），北沙参、枸杞子各 10g，红枣 20g。生姜、葱、黄酒、清汤、精盐、胡椒各适量。

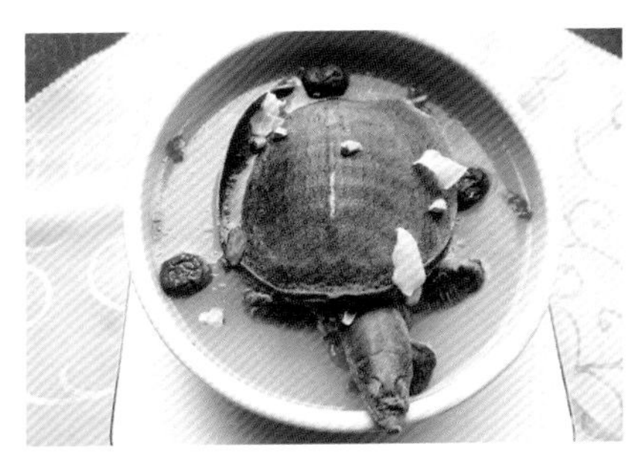

【做法与用法】

生姜切片，葱切段。各味配料洗净，装入纱布袋，扎紧袋口。甲鱼宰杀除去内脏，洗净，切块，沸水焯去血污，炒锅内煸炒，然后将甲鱼块与纱布袋以及适量的姜、葱、黄酒、清汤放入炖锅内，如常法用小火炖 1.5 小时。捞出纱布袋，加精盐、胡椒调味即可。佐餐食用，食肉喝汤。

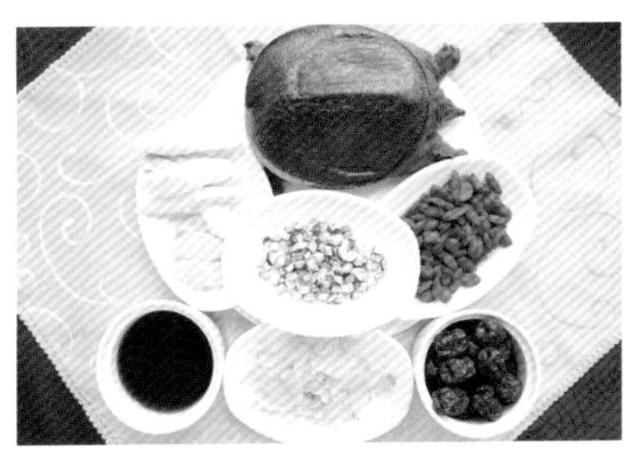

【专家点评】

百合是蔬菜，亦是良药，自古以来就被人们视为吉祥之物。它之所以被命名为“百合”，就是取“百年好合”“百事和合”之意。百合还专治“百合病”，这是一种类似于现代所说的神经衰弱、癔病或某些发热性疾病后期虚弱状态的病，这也是命名“百合”的原因之一。

百合品种很多，全世界有百余种，中国有 60 多种，我国的优良品种有甘肃的兰州百合、江苏的宜兴百合、浙江的杜百合、安徽的宣百合、湖南的麝香百合，以及全国各地都有的百花百合、细叶百合等。不管哪种百合，都以个大、肉厚、质坚、粉性足为佳，食用百合，以瓣大肉厚、色白味甜的兰州百合最好，药用百合以体形偏小、略带苦味的江浙皖出产的百合最佳。

百合味甘稍苦、性质偏凉，归心、肺两经。功能养阴生津、润肺清燥、清心安神。主治气管炎、肺结核等肺阴虚所致久咳、咯痰带血，围绝经期综合征，神经衰弱、癔病等心阴虚导致虚烦惊悸、失眠多梦、精神恍惚等病。此外，百合有很好的润肺清燥作用，最宜秋季气候干燥、燥邪过盛伤肺，出现口干咽燥、咳嗽少痰、大便干燥、小便短少、皮肤干燥等不适的调养。百合有良好的清心安神作用，也宜于发热性疾病后期，以及肿瘤放疗、化疗之后低热不退、虚烦躁扰、失眠多梦等不适的调治。

百合含生物碱、皂苷、磷脂、多糖等活性成分，还含有淀粉、蛋白质、氨基酸、维生素和大量微量元素等营养物质，营养比一般蔬菜丰富，被誉为蔬菜中的珍品。如据甘肃省科学院生物所分析，兰州百合蛋白质含量是其他根茎类蔬菜的 2.5 倍，含有人体必需的 8 种氨基酸，维生素含量达 0.44mg/g。现代药理研究发现，百合具有镇咳、祛痰、镇静、强壮及抗癌的作用。

甲鱼又称鳖、水鱼、团鱼和王八，味甘，性平稍凉，清代医学家王士雄《随息居饮食谱》载甲鱼："滋肝肾之阴，清虚劳之热"；元代医学家吴瑞《日用本草》亦谓："补劳伤，壮益气，大补阴之不足"，可见甲鱼有滋阴清热、益气补虚的作用。其肉质鲜美、营养丰富，不仅是餐桌上的美味佳肴，而且是一种用途很广的滋补品。

本方以百合和甲鱼为主要食材，合入养阴补血之沙参、枸杞子和补气健脾之红枣组成。全方合用，共成滋阴清热、润肺止咳的药膳汤品。适用于阴虚体质之人，秋分前后或秋季出现咽干口干、干咳无痰、心烦躁热、夜卧不安、神疲乏力、大便干结等不适的调补。也适用于气管炎、肺结核引起干咳痰少或咯痰带血、手足心热、潮热盗汗等病证的调治。

【食用注意】

风寒咳嗽、湿热或痰湿壅盛者不宜食用本膳方。

腔骨萸药汤

【原料】

猪腔骨500g，山茱萸20g，山药50g，枸杞子12g。生姜片、葱段、食盐各适量。

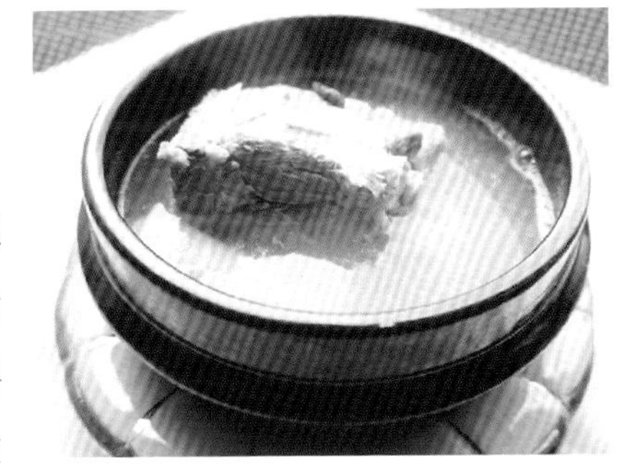

【做法与用法】

先将山茱萸、山药、枸杞子装入纱布袋，扎紧药袋口；猪腔骨洗净，先用沸水焯一下，再用温热水洗净备用。将猪腔骨放入砂锅，加药袋、姜片、葱段等调料，加热水没过腔骨，大火煮沸后，转小火炖1小时，弃除药袋，加盐调味即可。直接食用。

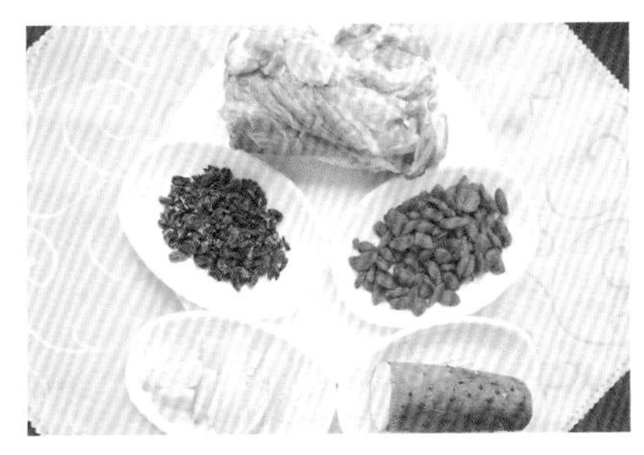

【专家点评】

猪腔骨指猪胸腔的骨头，主要是排骨的下半部分并包含脊椎骨，肉比较多，骨头比较软，形状不规则，清代医学家王士雄《随息居饮食谱》谓其："补肾液，充胃气，滋肝阴，润肌肤，利二便，止消渴"，具有益气生津的作用，是做汤的常用食材。

山茱萸味酸涩、性微温，入肝、肾经，补益肝肾、收敛固精、生津止渴；山药味甘性平，补益肺脾、固肾涩精；枸杞子味甘、性平，滋阴养血、补益肝肾。

本方以腔骨为主要食材，合入补益肺脾、益气养阴的山药，以及滋补肝肾之山茱萸、枸杞子组成。全方共成补益脾肝肾脏、益气养阴生津之功，同时性质平和，补而不燥。适宜于秋分时令凉燥伤阴，出现咽喉干燥、干咳无痰、口干口燥、大便燥结、腰膝酸软、眼目干涩等不适的调补。此外，该药膳也适合于阴虚燥热型糖尿病，表现为形体消瘦、口干咽燥、潮热盗汗、烦躁少寐等病的日常调理。

香蕉段色拉

【原料】

香蕉、苹果各 100g，桑椹 50g。色拉酱适量。

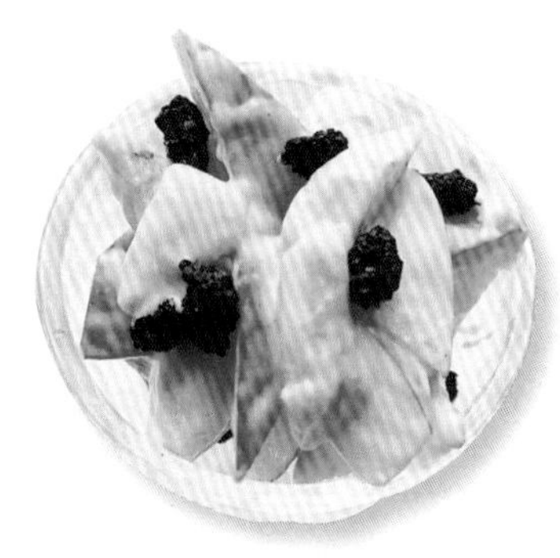

【做法与用法】

香蕉去皮，切小段；苹果削皮，切小块；桑椹清水洗净，去蒂杆。上三物放盆内，加适量色拉酱，混合拌匀即可。直接食用。

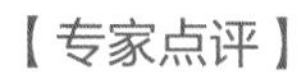

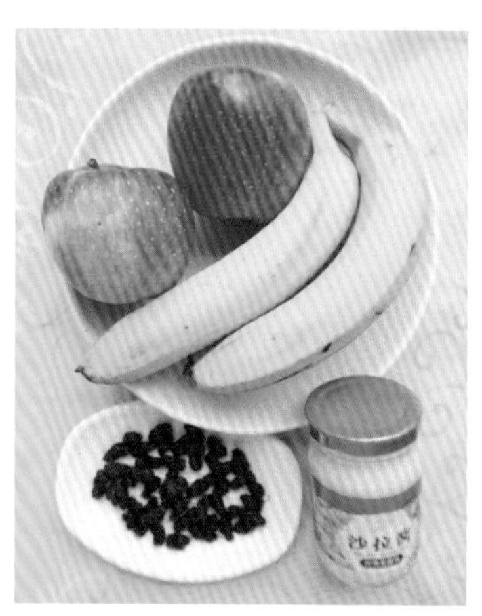

香蕉味甘性寒，入肺、胃、大肠经，具清热润肺、滑肠通便、解毒消肿之功，主治热病烦渴、肺燥咳嗽、大便秘结、痔疮疼痛等病证，外敷可治疮痈肿毒，如清代赵其光《本草求原》谓其：“止渴，润肺，解酒，清脾，滑肠。”

苹果味甘微酸、性凉，入脾、胃、肺经，有益胃生津、清热除烦、涩肠止泻、通便除胀、醒酒开胃的作用，适用于津少口渴、热病烦渴、脾虚泄泻、大便不畅、胃脘及腹部胀满、饮酒后胃脘嘈杂等病证。

桑椹味甘酸、性凉，归心、肝、肾经，功效补血滋阴、生津润燥，用于眩晕耳鸣、心悸失眠、须发早白、津伤口渴、内热消渴、血虚便秘等病证。

本方为邓沂教授自拟经验方。方中香蕉、苹果润肺滑肠、生津通便，既补又通、标本兼治，桑椹补血滋阴、生津润燥，以治病本。全方合用，共奏养血滋阴、润肠通便之功。适用于秋季气候干燥，肠燥津亏所致大便干燥、排解不爽以及口干、目涩、头晕、眼花、心悸、失眠等不适的调补。也适用于老年人精亏肠燥习惯性便秘、妇女产后血虚便秘的调治。

【食用注意】

成熟的香蕉可以促进肠蠕动，有利于改善便秘；未成熟的香蕉因富含鞣酸有止泻的作用，多吃常可加重便秘。因此，本方所用香蕉宜为成熟的香蕉。苹果皮内富含止泻作用的鞣酸，苹果生果胶可软化大便、煮过的苹果果胶有收敛止泻的作用。所以本方所用苹果应为生的、去皮的苹果。

灵芝排骨汤

【原料】

灵芝、党参、桂圆各10g，麦冬、枸杞子、红枣各15g；猪排骨500g。精盐、胡椒粉各适量。

【做法与用法】

先将猪排骨斩块、洗净后焯水备用。再将以上药材与猪排骨一同放入锅中，加适量清水，大火煮 30 分钟，转小火慢炖 1 小时，加精盐、胡椒粉适量调味即可。食肉喝汤。

【专家点评】

灵芝为真菌赤芝或紫芝的干燥子实体，味甘苦、性平，归心、肺、脾、肝、肾经，具有补气安神、健脾润肺、止咳平喘、调肝解毒、补肾益精的功效，主治心悸、失眠、头晕目眩、神疲乏力、久咳虚喘以及肿瘤、肝炎等。现代研究表明，灵芝中含有丰富的灵芝多糖，具有调节免疫力、降血糖、降血脂、抗氧化、抗衰老、抗肿瘤作用；三萜类化合物能保护肝脏、净化血液。此外，灵芝还有抗凝血、抑制血小板聚集等功效。

本药膳以灵芝及党参、枸杞子与猪排骨为主，其中党参味甘、性平，归脾、肺经，具有补中益气、生津止渴、健脾润肺的功效，其性平而不燥，是秋季进补的养生佳品；枸杞子味甘、性平，入肾、肝、肺、心经，具有滋肾养肝、润肺、安神的作用，亦为滋肾润肺的良药；猪排骨滋肾益精、养阴润燥。此外，麦冬养阴生津，可增强润肺防燥之功；桂圆益气养血、宁心安神；红枣养血安神，兼以补中，调和诸味。诸物同用，共奏养阴补气、滋阴润肺、宁心安神之功效。适宜于秋分节气前后及秋季，阴虚气弱所致口干舌燥、神疲乏力、躁热心烦、心绪不宁等不适的调理。

秋分养生辅助药膳食疗方

红枣栗子羹

【原料】

红枣 20 ～ 30 枚，龙眼肉 30g，栗子肉 100g。蜂蜜适量。

【功效与适应人群】

本方具有益气补血、健脾养心作用。适用于气血不足之人秋分前后出现食少便溏、倦怠乏力与夜卧不安、健忘恍惚等不适的调补。也适用于神经官能症所致心悸怔忡、失眠多梦、整夜不睡、健忘发呆、神疲乏力、食少便溏，或是便血、皮下出血、妇女月经过多、崩漏不止等病证的辅助治疗调养。

柏仁粳米粥

【原料】

柏子仁 15 ～ 20g，粳米 100g。蜂蜜适量。

【功效与适应人群】

本方具有健脾益气、养心安神、润肠通便作用。适用于秋分或秋分前后燥邪伤阴所致肠燥便秘与烦躁失眠，如神疲乏力、食欲不振、咽干口燥、便如羊屎、排解不畅、躁扰不安、虚烦失眠等不适的调补。也可适用于老人、虚人习惯性便秘或产妇便秘的调治。

参麦甲鱼汤

【原料】

甲鱼 1 只（500 ～ 1000g），党参、浮小麦各 20g，茯苓 10g，瘦火腿 100g，鸡蛋 1 枚。葱节、生姜、食盐、鸡汤、绍酒各适量。

【功效与适应人群】

本方具有益气健脾、滋阴清热、敛汗止汗的作用，既可佐餐，亦可单食。适宜于秋季，尤其是秋分或秋分前后燥邪伤津，气随津脱之气短乏力、食少纳差、咽干口燥、心悸失眠、自汗盗汗等不适的调养。

灵芝银耳羹

【原料】

灵芝 9g，银耳 6g，冰糖 15g。

【功效与适应人群】

本方具有养阴润肺、宁心安神的作用。适用于秋分前后及秋季肺虚久咳、肺肾虚喘、血不养心，所致口干舌燥、咳嗽虚喘，或兼心悸怔忡、失眠多梦、健忘神疲等病证的调治。

小米山药粥

【原料】

淮山药 45g（鲜品增倍），小米 50g。白糖适量。

【功效与适应人群】

本方具有健脾止泄、消食导滞之功。适用于秋分节气前后脾胃素虚之人消化不良、不思饮食、大便稀溏等不适或病证的调理或调治。

枯山寒露飞鸿渺，
霜降离人天涯远。

五、寒露药膳食疗养生

寒露吃芝麻补肝肾养精血

“寒露”是秋季的第五个节气，为二十四节气中的第十七个节气，是反映自然界气温变化、水汽凝结的节令，时间在公历每年10月8日或9日。“寒露”的意思，是指此时期的气温比“白露”时更低，地面的露水更寒冷，快要凝结成霜了。

因此，《月令七十二候集解》说：

九月节，露气寒冷，将凝结也。

如果说“白露”节气标志着炎热向凉爽的过渡，暑气尚未完全消尽，早晨可见露珠晶莹闪光。那么“寒露”节气则是天气转凉的象征，标志着天气由凉爽向寒冷过渡，露珠寒光四射，如俗语所谓“寒露寒露，遍地冷露”。

我国古代将寒露分为三候：

一候鸿雁来宾，二候雀入大水为蛤，三候菊始黄华。

“鸿雁来宾”，“宾”即宾客、来宾，指此时段候鸟鸿雁因天气开始寒冷而随阳、随热大举南迁，在此作为过客中途休息。“雀入大水为蛤”，“大水”指的是大海，是说雀鸟此时进入大海之中变成蛤蛎，深秋天寒，很多雀鸟都不见了，古人看到海边突然出现很多蛤蛎，并且贝壳的条纹及颜色与雀鸟很相似，便以为是由雀鸟变成的。“菊始黄华”，“华”是花、开花的意思，草木皆因阳气而开花，独有菊花因阴气而开花，其色正应晚秋土旺之时，因为土为黄色，所以此节令中开的花为黄色的菊花。

气温下降得快是寒露节气的一个特点。

一场秋风、秋雨过后，温度下降8～10℃的情况已较常见。不过，除华西地区之外，风雨天气大多维持时间不长，受冷高压的控制，昼暖夜凉，白天往往秋高气爽。平均气温分布差异大是寒露节气的另一个特点。在华南大多数地区的平均温度在22℃以上，江淮、江南各地一般在15～20℃，东北南部、华北、黄淮地区在8～16℃，而此时西北部分地区、东北中北部地区的平均温度已经到了8℃以下。

寒露节气由于接近农历九月九日的“重阳节”，九九重阳，与“久久”同音，有长久长寿的含意，同时秋季也是一年收获的黄金季节。因此，寒露节气、重阳节寓意深远，重阳节现在还被国家定为“老人节”，传统与现代巧妙地结合，成为尊老、敬老、爱老、助老的老年人的节日。“登高山”“赏菊花”“饮菊花酒”等便成为寒露节气、重阳节、老人节的传统习俗。寒露节气有的地方还有“吃芝麻”的习俗。如北京稻香村推出的“寒露芝麻酥”，皮面中加入了白芝麻和桂花等温润解燥的食材，表面再撒上黑芝麻，口感酥脆，细细咀嚼，麻香四溢，是深秋时节的最佳美味。

寒露节气期间，正是菊花盛开的时节，而且恰逢重阳，古人在这个时节是要赏菊的。

比如唐朝大诗人孟浩然的《过故人庄》就有“待到重阳日，还来就菊花”诗句，可见当时普通人家就有赏菊的习俗。实际上，菊花带给我们的并不单单是魏晋南北朝最杰出文学家陶渊明“采菊东篱下，悠然见南山”的诗意享受，它还有着不容忽视的养生保健作用。像唐朝徐坚《初学记》《岁时部·九月九日》引道书《太清诸草木方》记载：“九月九日，采菊花与茯苓、松脂，久服之，令人不老。”养生谚语也说：“菊花常年枕头下，老来神清眼不花。”

此时宜多吃些芝麻。芝麻分为白芝麻、黑芝麻。食用以白芝麻为好，药用以黑芝麻为好。芝麻味甘、性平，入肝、肾、肺、脾经，具有补肝肾、滋五脏、益精血、润肠燥等保健功效，被视为滋补圣品。现代研究表明，其含有优质蛋白质和丰富的矿物质及丰富的不饱和脂肪酸、维生素 E 和芝麻素。其对寒露节气因气候变冷、津液凝结、虚衰不足所引起的皮肤干燥、口干咽燥、干咳少痰，甚至毛发脱落和大便秘结等不适有很好的调养作用。

因此古语说：“**秋之燥，宜食麻以润燥。**”

谚语也说：“嚼把黑芝麻，活到百岁无白发。”意思是说芝麻不仅能养黑发，还有护肤美肤作用，常吃芝麻，干燥、粗糙的皮肤能变得细致、光滑、柔嫩，从而延缓衰老。此外，芝麻对身体虚弱、头晕耳鸣、头发早白、贫血面黄，以及高血压、高血脂等亦有较好食疗作用。

寒露之后，寒气增长，雨水渐少，天气干燥，昼热夜凉，万物逐渐萧落，人体津液亦会凝结，从而发生津液不足、组织失养的改变。伤风感冒流行，慢性支气管炎、支气管哮喘加重，慢性胃炎、胃溃疡易发，高血压、心脑血管疾病多发也是节气改变前后的一些变化。因此，寒露节气最大的特点是“燥”邪当令，此时机体汗液蒸发较快，因而常出现皮肤干燥、口干咽燥、干咳少痰，甚至会有毛发脱落和大便秘结等症状。

所以，寒露饮食养生，应遵守“滋阴润燥”的原则。

此时，应少吃辛辣刺激、香燥、熏烤等类食品，宜多吃些芝麻、核桃、银耳、萝卜、番茄、莲藕、牛奶、百合、沙参等有滋阴润燥、益胃生津作用的食物或药食两用物品。

寒露养生代表药膳食疗方

芝麻奶蜜饮

【原料】

黑芝麻 25g，牛奶、蜂蜜各 50mL。

【做法与用法】

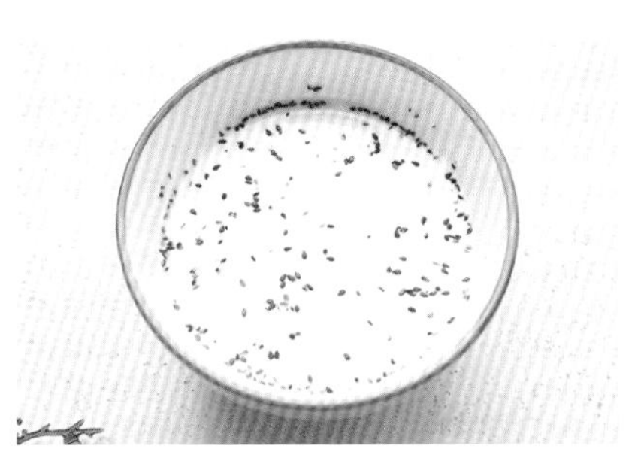

黑芝麻捣烂，用蜂蜜、煮好的牛奶调匀即可。清晨空腹饮用。

【专家点评】

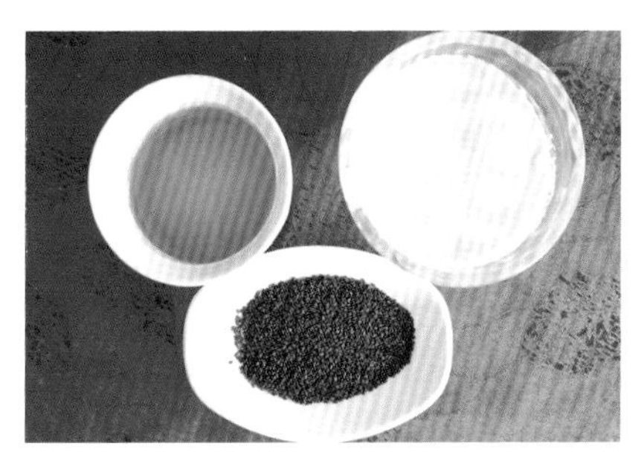

黑芝麻味甘、性平，入肾、脾、大肠等经。因其色黑入肾，味甘甜入脾胃，同时甘味又有补益作用，故其有补肾益精、补中益气生津的功效；而又因其富含油脂、入大肠经，故有润肠通便的效能。由于大便的正常排出与精血充足、津液充沛密切相关。因此，黑芝麻补润兼施，既生精补血益津又润肠通便，最宜精亏血虚引起肠燥便秘的调治，尤其适用于老年人习惯性便秘、妇女产后便秘等病证。

本方以养血润肠的黑芝麻为主，配合滋阴补血的牛奶与润肠通便的蜂蜜组成。全方共奏养血滋阴、润肠通便之功，适用于秋燥便秘的预防，也适用于阴血亏损便秘，如产后血亏、年老体虚所致大便干结、排解不畅、面色萎黄、心悸健忘、头晕目眩等证的调治。

枸杞菊花酒

【原料】

枸杞子、当归各500g，菊花2000g，生地黄1000g。大米3000g，酒曲适量。

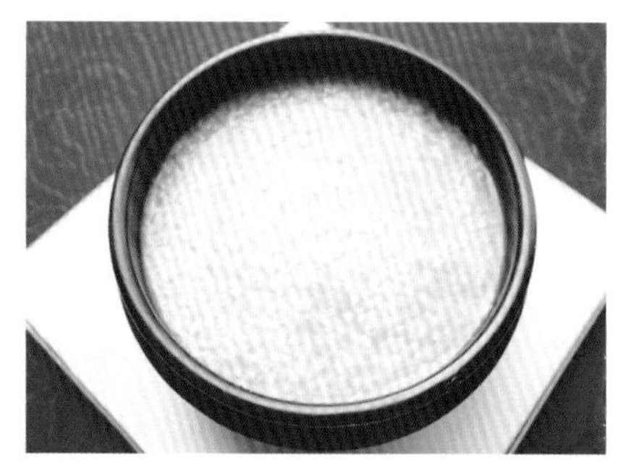

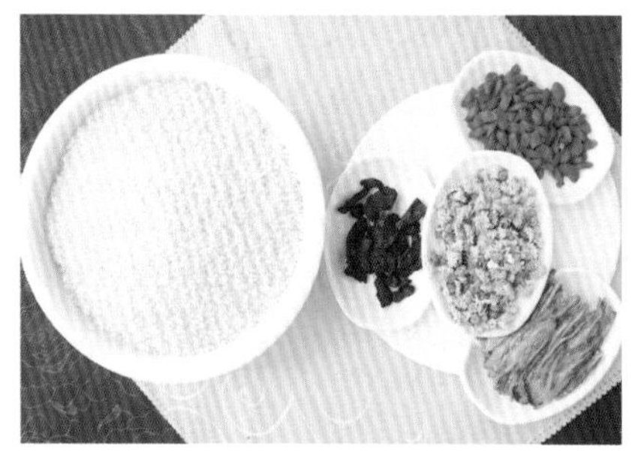

【做法与用法】

先将前四物洗净，加水煎煮，过滤，去渣取汁，备用。大米煮成半熟沥干，合入药汁混匀蒸熟，稍晾凉后拌入酒曲，装入坛中，用稻草保暖，发酵约半月，以散发出酒味，尝起来味甜即可。每次3汤匙，开水冲后饮用。

【专家点评】

枸杞子味甘、性平，入肝肾二经，《神农本草经》列为上品，唐代医学家甄权《药性论》称其："补精气诸不足，易颜色，变白，明目安神，令人长寿。"明代医学家缪希雍《本草经疏》认为："枸杞子，润而滋，能退热，而专于补肾，润肺，生津，益气，为肝肾真阴不足、劳乏内热补益之要药。老人阴虚者十之七八，故服食家为益精明目之上品。"

菊花味苦微甘、性质微寒，有养肝明目、散风清热作用，《神农本草经》指出："菊花久服能轻身延年。"汉代刘歆所著《西京杂记》说："菊花舒时，并采茎叶，杂黍米酿之，至来年九月九日始熟，就饮焉，故谓之菊花酒。"可见以菊花加工药酒，由来已久。

本方以枸杞子、菊花为主，与养血滋阴之当归、生地黄配伍，并和大米、酒曲发酵而成。全方合用，具有滋阴养血、清肝明目之效。适用于寒露时节，秋燥犯肺，日久伤肝，所引起的身体发热、咽干唇燥、咳嗽无痰、虚劳羸瘦、消渴引饮、腰膝酸软、头晕目昏、视物模糊、迎风流泪等不适的调养。中老年人经常饮服，可补肝肾，益阴血，抗衰延年。

莲藕排骨汤

【原料】

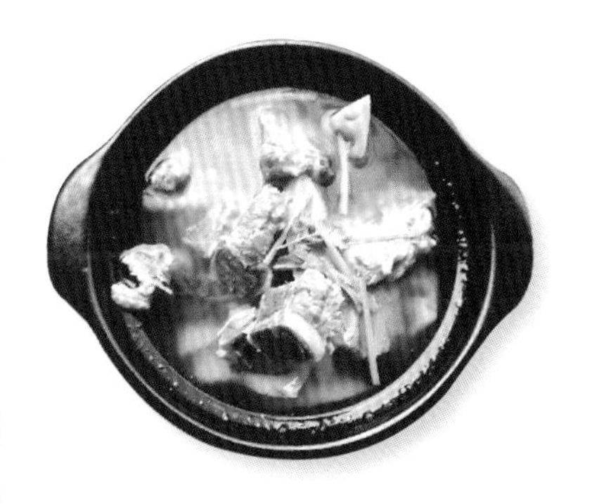

莲藕500g，猪肋排500g。葱、生姜、香菜及料酒、精盐、胡椒粉各适量。

【做法与用法】

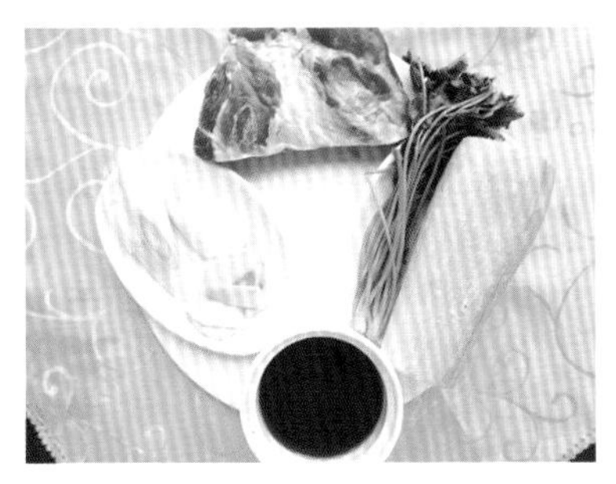

莲藕切去两头的蒂，纵向剖开成两半，清洗干净，切成长边约6cm的滚刀块。猪肋排清洗干净，剁成6cm左右的小段。葱、生姜、香菜洗净，葱切段、生姜切片、香菜切段。锅内放水，烧开，将排骨段放入焯去血污，捞出沥干。将排骨段放入汤锅中，加葱段、生姜片和料酒，注入3/4锅的温水，盖上锅盖，大火烧开，煮15分钟，打开锅盖。放入莲藕块，将锅盖盖严，大火煮开后调成小火，保持微沸状态炖煮约1小时。熄火后捞出葱段和生姜片不用，调入盐、胡椒粉即可。在准备食用前调入香菜段，佐餐食用。

【专家点评】

莲藕又名莲菜，微甜而脆，十分爽口，可生食也可做菜，而且药用价值相当高。其味甘性寒，入心、脾、胃经，莲藕生用性寒，有清热润肺、凉血行瘀作用，故元代医学家吴瑞《日用本草》谓其：“清热除烦，凡呕血、吐血、瘀血、败血，一切血证宜食之。”现代研究表明，莲藕含有大量的单宁酸，有收缩血管及止血作用，是热病血证的食疗佳品，可用于热病口渴、衄血、咯血、便血等病证。加工煮熟的藕性温味甘，能健脾开胃、通便止泻，故元代医学家忽思慧《饮膳正要》说莲藕“主补中，益神益气”，现代研究认为莲藕的营养价值很高，富含铁、钙等矿物元素，植物蛋白质、维生素以及淀粉含量也很丰富，有明显的补益气血、增强人体免疫力作用。

猪肋排是做汤的常用食材，具有益气滋阴、养胃生津的作用，清代医学家王士雄《随息居饮食谱》谓其：“补肾液，充胃气，滋肝阴，润肌肤，利二便，止消渴。”

本方为民间常见汤羹类菜肴，方以猪肋排和莲藕为主要食材组成。二者配伍，具有补益心脾、滋阴清热、凉血行瘀的作用。适合于阴虚内热、心脾两虚之虚烦不眠、心悸怔忡、咽干口渴，以及咳血、衄血、紫癜等出血证的调治；也适合寒露时节服用，对于因日常工作、学习劳苦，精神、心理压力较大，所致气阴不足、内火较甚，表现为神疲乏力、食欲不振、口干口苦、大便较干、心烦急躁、失眠多梦等不适的人群，还有较好的调补作用。

参玉老鸭汤

【原料】

老鸭 500 克，北沙参 15 克，玉竹、麦冬各 20 克，枸杞子 10 克，陈皮 6 克，生姜 3 片。精盐、胡椒粉适量。

【做法与用法】

老鸭斩块洗净，焯水备用。热油起锅，放入生姜、鸭肉爆炒半分钟，加水煮沸，放入准备好的药材，大火烧开转小火煲 1.5 小时，调味即可。食肉喝汤。

【专家点评】

鸭肉为食材，味甘、微咸，性平稍凉，入肺、脾、肾经，具有补气益阴、利水消肿、解毒敛疮的功效，主治虚劳乏力、口干形瘦、食欲不振、低热干咳，脾虚水肿、脱肛，热毒疮疖等病证，为秋季清补最佳食材。

北沙参，味甘微苦、性微寒，归肺、胃经，具有养阴清热、润肺化痰、益胃生津之功效，用治阴虚久咳、痨嗽痰血、燥咳痰少、虚热喉痹、津伤口渴等病证。玉竹，味甘、性平，入肺、胃经，用于燥咳、劳嗽、热病阴伤、内热消渴等病证，现代研究其所含多糖、维生素 A 与烟酸，能够增强人体抗病能力，延迟衰老。

本方又名“沙参玉竹老鸭汤”，除鸭肉、沙参、玉竹主料外，又合入滋阴养肺的麦冬、滋肾养肝的枸杞子，以及辛温理气和胃的陈皮、温中健脾的生姜，使全方具有滋阴润燥、润肺止咳、益胃生津的功效，同时兼有和胃健脾的作用。本方宜于寒露节气前后，阴虚兼气虚体质皮肤干燥、咽干燥咳、口干便结、食欲不振等人群的调养。

寒露养生辅助药膳食疗方

羊骨粳米粥

【原料】

新鲜羊骨 1000g，粳米 100 ～ 200g。生姜片、葱段、精盐各适量。

【功效与适应人群】

本方具有补肾气、健脾胃、强筋骨的作用。适用于深秋季节调补食用；也适用于肾虚体瘦、腰困酸痛、膝软肢乏，脾虚久泻久痢，以及贫血、血小板减少性紫癜、再生障碍性贫血、骨质疏松等的辅助治疗。

淮药肉麻圆

【原料】

淮山药、黑芝麻各50g，肥膘猪肉400g，鸡蛋3个。花生油或菜油、白砂糖、精盐及淀粉各适量。

【功效与适应人群】

本方具有补脾益肾、滋阴养血的作用。适用于秋季、寒露前后脾肺气阴不足、肾精虚亏所致神疲乏力、口干口渴、皮肤干燥、大便干结，以及头晕目眩、耳鸣耳聋、腰膝酸软不适的调补。形体瘦弱者平时经常食用，可丰盛形体，强健体魄。

川贝炖雪梨

【原料】

雪梨5个，川贝10g，冰糖适量。

【功效与适应人群】

本方具有清热润肺、化痰止咳的作用。适宜于寒露节气前后、秋季气候干燥，表现为干咳无痰、阵咳呛咳、唇干咽干、大便干结等不适的调治，对急性支气管炎和上呼吸道感染所引起的咽喉干痒疼痛、音哑声嘶、痰黄稠、便秘尿赤等亦有较好的辅助治疗作用。

莲合煲瘦肉

【原料】

莲子 30g、百合各 30g，瘦猪肉 200 ～ 250g。调味料各适量。

【功效与适应人群】

该方又名“莲子百合煲瘦肉”，具有益气养阴、交通心肾、固摄精气的作用。适用于寒露节气前后一般人群出现乏力口干、心绪不宁等不适的调养，亦用于气阴两虚、心肾不交所致心悸失眠、男子梦遗滑精、妇女淋浊带下等病证的调治。

瓜子芝麻糊（选自《千金翼方》）

【原料】

甜瓜子、当归、川芎、白芷、炙甘草各 60g，松子仁 30g，黑芝麻 500g，糯米 150g。

【功效与适应人群】

本方具有补血活血、去燥润肤、润肠通便、乌发养颜之功。适用于寒露节气前后及秋季一般人群面色晦暗紧绷、皮肤干燥瘙痒、大便干结不畅等的调养，亦用于血虚津亏、血瘀不畅所致面暗褐斑、皮肤瘙痒、脱发白发、大便秘结等病证的辅助治疗。

六、霜降药膳食疗养生

霜降吃兔肉补肺肾健脾胃

“霜降”是秋季的最后一个节气，为二十四节气中的第十八个节气，是秋季到冬季的过渡节气，是反映自然界气温变化、水汽凝结的节令，一般是在每年公历的10月22日左右。《月令七十二候集解》说：

九月中，气肃而凝，露结为霜矣。

秋天的夜晚地面上散热很多，当温度骤然下降到0℃以下时，空气中的水蒸气在地面石头或植物上直接凝结形成细微的冰针，有的还会形成六角形的霜花，色白且结构疏松，这种白色结晶体就是“霜”。一般来说，白天太阳越好，温度越高，夜里结的霜就越多，所以霜降前后早晚温差更大。霜只能在晴天形成，所谓“浓霜猛太阳”就是这个道理。

我国古代将霜降分为三候：

一候豺乃祭兽，二候草木黄落，三候蛰虫咸俯。

“豺乃祭兽”，是说由于霜降是秋季的最后一个节气，紧接着就是立冬，立冬即意味着冬季的到来，因此霜降时豺狼便开始大量捕获猎物，捕多了吃不完的就放在那里，用人类的视角来看，就像是在“祭兽”，以兽祭天一样。“草木黄落”，是说此时天气肃杀，大地上的树叶开始枯黄掉落。“蛰虫咸俯”，是说这个时候天气寒冷、阴气旺盛，由于“阴静阳躁”的缘故，因此蛰居的小虫在洞中不动不食，垂下头来进入冬眠状态之中。

“霜降始霜”反映的是黄河流域的气候特征。秋季出现的第一次霜称为初霜，我国各地的初霜是自北向南、自高山向平原逐渐推移的。霜降是秋季最寒凉的一个节气，常会有冷空气来袭，气温骤降，最低气温达到0℃左右，处于凉燥阶段。

霜降的时候，在我国的一些地方要吃红柿子，在当地人看来，吃柿子不仅可以尝鲜饱口福，同时对身体还有好处。所以福建、泉州等地就有

“霜降吃了柿，不会流鼻涕”“霜降吃柿子，冬天不感冒”的养生民谚。

闽南、台湾地区的民间在霜降的这一天，要进食补品，也就是人们常说的“贴秋膘”。闽南有谚语说：“一年补通通，不如补霜降”，而霜降进补吃的常常就是应季的鸭子。因此每到霜降时节，闽台地区的鸭子就会卖得非常火爆，有时还会出现脱销、供不应求的情况。

民间有“霜降补冬”的说法，不少地方有在这一天吃兔肉的习俗。如北京稻香村的“霜降兔肉”就为霜降应季补品，其以兔肉为主材，以含有红枣、枸杞等的辅料包酱卤而成，味道鲜美，微辣微甜，有一定的养生保健价值。

柿子一般是在霜降前后完全成熟，此时的柿子皮薄、肉鲜、味美，营养价值高。柿子味甘涩，性寒凉，入肺、胃、大肠经，有清热祛燥、润肺止咳、益胃生津、涩肠止血、解毒止痛等功效，主治肺热、肺燥所致咳嗽、咽痛，胃热、胃燥致使口干、口渴，以及热痢、便血、口疮等病证。

秋季、霜降前后吃柿子确有祛燥清热、养肺益胃、止咳止渴的保健价值。

但柿子性寒，现代研究表明其含鞣酸，有涩肠作用，可引起便秘，且易与铁、蛋白质结合发生不良反应，所以便秘患者禁食；与含铁食物如动物血、肝脏不可同食，以免影响人体对铁的吸收；与蛋白质含量较高的食物如螃蟹等不可同食，以免引起腹痛、胃结石。

鸭肉、兔肉都是秋季最好的应时养生食物。

鸭肉味甘，性平微凉，有益气养阴、补脾益胃、清解虚火等作用，是传统的秋季进补佳品。

兔肉味甘性凉，入肝、脾、大肠经，具有补中益气、生津止渴、滋阴养颜的作用，被称为“保健肉”“荤中之素”等，与其他肉食相比较，兔肉肌纤维细嫩疏松，水分多，食后极易被消化，较其他肉类有较高的消化率。同时兔肉中蛋白质和矿物质含量高，但是脂肪和胆固醇含量低，能量低，长期食用不引起发胖，是肥胖者的理想食品。所以，秋季吃兔肉是比较合适的，同时也是霜降进补的最佳食材，是当代社会人们热捧的美食。

霜降时节，机体的气血开始收敛，这段时期内，身体局部保暖不当或人体因为适应寒冷的刺激而新陈代谢加快等原因，使得慢性胃病、风湿性关节炎、感冒、气管炎等病频繁发生。因此，此时段应注意防寒保暖、预防疾病。

霜降的饮食养生需要格外谨慎，以平补养肺润燥、益气健脾养胃为原则。

例如柿子、栗子、梨子、苹果、石榴、葡萄、芒果、杨桃、柚子、柠檬，以及鸭肉、兔肉、牛肉等食物，均可根据需要多吃一些。

霜降养生代表药膳食疗方

牛肉炖萝卜

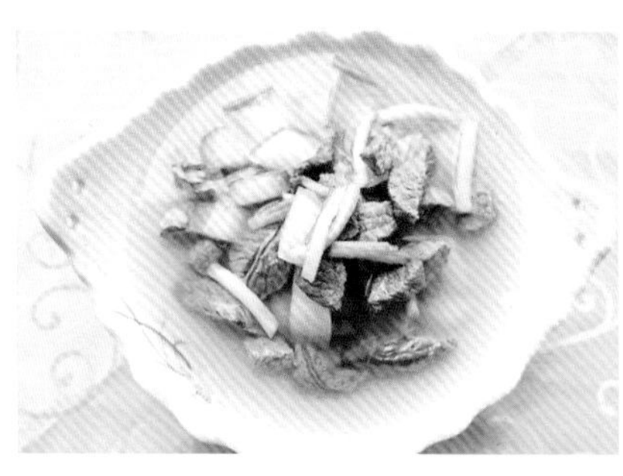

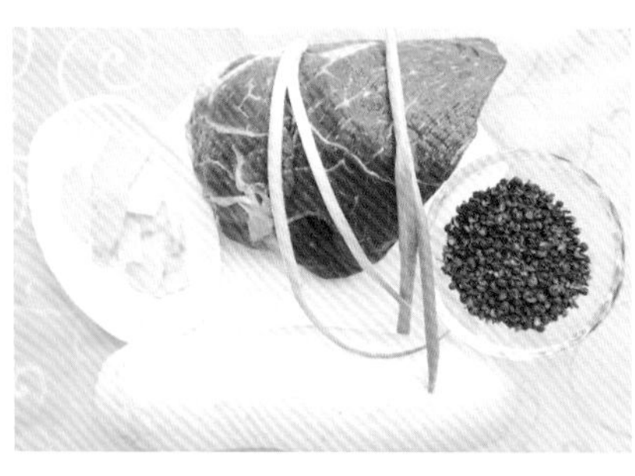

【原料】

黄牛肉1000g，白萝卜或青萝卜1根（约1000g）。生姜、小葱、花椒、食盐、胡椒粉各适量。

【做法与用法】

牛肉去筋膜洗净，切成3cm³的小方块，放入开水锅中焯过；萝卜洗净切成滚刀块；生姜切片、小葱切段。将焯过的牛肉放入开水锅中，用小火炖煮30分钟后放入萝卜块，加入姜片、少许精盐，再煮10分钟后，撒上葱段、调入胡椒粉即成。食肉喝汤。

【专家点评】

黄牛肉味甘、性温，入脾胃经，具有补脾胃、益气血、强筋骨的作用。如同气虚之人进行药疗常常首选黄芪一样，黄牛肉是气虚之人进行食补的首选肉食，故明代医学家韩懋在《韩氏医通》中评价说："黄牛肉补气，与绵黄芪同功。"清代医学家汪绂《医林纂要》亦谓："味甘，专补脾土。脾胃者，后天气血之本，补此则无不补矣。"

萝卜味甘辛、性寒，有清热生津、下气宽中、消食化痰的作用，常言道："秋后萝卜赛人参"，现代研究认为，萝卜含有芥子油和淀粉酶，故有辛辣味，可助消化、增食欲，其含有的粗纤维则可促进胃肠蠕动而通利大便。

本方为民间验方。方以补脾肺、益气力的牛肉为主，加上补消一体的萝卜，可谓天生绝配，既能补气，亦能降气，还有消食、化痰作用，共奏补脾益肺、强健气力、消食化痰之功。适用于秋季气虚之人食积、痰盛所致胃脘饱胀、食欲不振、咳嗽气喘、咯痰量多、大便不畅等证的调治。体虚之人适量食用，对秋季尤其是霜降前后感冒、气管炎以及时令疾病有一定的预防作用。

白果萝卜粥

【原料】

白果6粒，白萝卜300g，糯米100g。白糖50g。

【做法与用法】

萝卜洗净切丝，放入热水中稍稍焯一下，备用。先将白果洗净，与

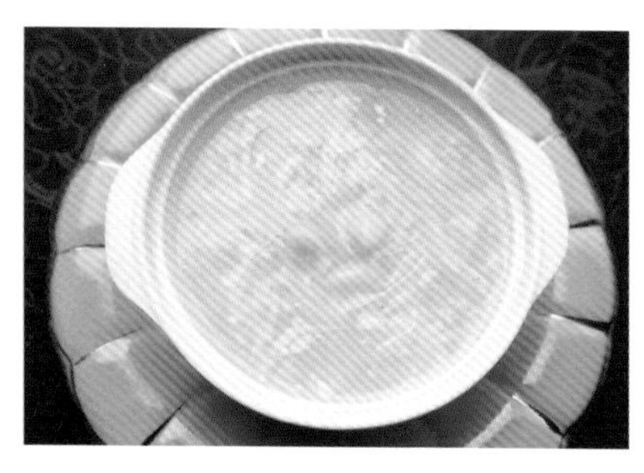

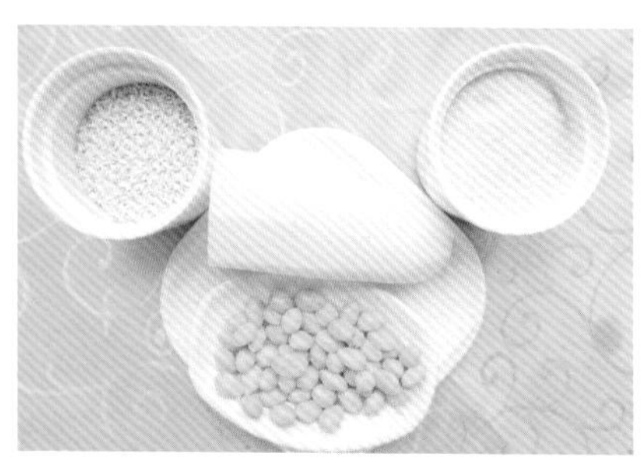

糯米同煮，待米开花时加入白糖，小火再煮10分钟，拌入萝卜丝即可出锅。直接食用。

【专家点评】

白果即银杏，味甘甜，稍苦涩，性平和，入肺、肾经，李时珍《本草纲目》记载白果“熟食温肺益气，定喘嗽，缩小便，止白浊”。可见白果具有敛肺气、定喘嗽、止带浊、缩小便的功效。现代研究表明，白果对葡萄球菌、白喉杆菌、链球菌、伤寒杆菌等多种病原微生物有一定的抑制作用。

本方以白果和白萝卜配伍组成。方中白果敛降肺气、摄纳肾气、收涩止带，白萝卜下气宽中、消食化痰，共成消食化痰、纳气平喘、收涩止带之功。适宜于秋季或霜降前后急慢性支气管炎所致咳嗽喘息、痰多稀白等的调治。也用于妇女脾肾不足引起白带增多、色淡清稀等证的辅助治疗。

【食用注意】

银杏尤其是银杏胚芽内含有少量氰苷，在一定条件下可分解为氢氰酸，生食或熟食过量会引起中毒，去掉胚芽的熟白果食用安全。因此，白果应去胚芽，同时注意用量，一般成人1次以10粒以内为宜，儿童1次以5粒以内为宜，5岁以下的幼儿则应禁吃白果。

良姜炖鸡块（选自《饮膳正要》）

【原料】

公鸡1只（约1000 g），高良姜、草果各6g，胡椒、陈皮各3g。葱、黄酒、精盐各适量。

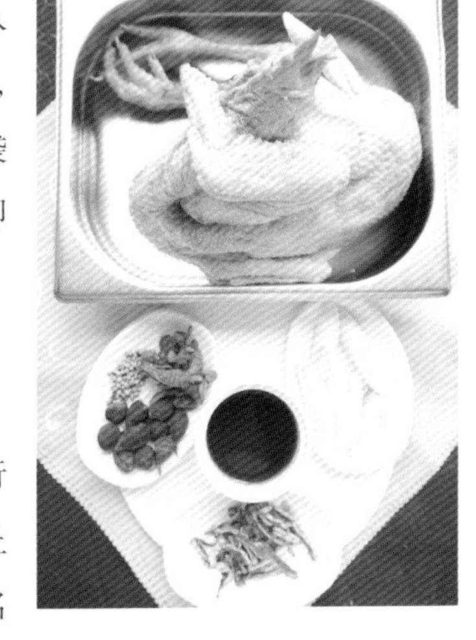

【做法与用法】

公鸡宰杀去毛及内脏，洗净切块，剁去头爪，开水锅中焯去血污。四味配料洗净装入纱布袋内，扎口。葱洗净，切葱花。将焯过的鸡块与药袋一起放入砂锅内，加水、黄酒适量，大火煮沸，撇去污沫，中火炖1小时左右。将药袋拣出，加入食盐、葱花调味后装盆即成。佐餐食用，饮汤食肉。

【专家点评】

高良姜辛热，功擅温脾暖胃、行气降逆，长于消除胃肠冷气、止痛止呕，如南北朝时期医药学家陶弘景《名医别录》记载："主暴冷、胃中冷逆、霍乱（相当于胃肠炎引起的上吐下泻）腹痛。"

草果辛温，李时珍《本草纲目》谓其："温脾胃，止呕吐，治脾胃寒湿、寒痰；益真气，消一切冷气膨胀……消宿食，解酒毒，果积。"故草果善消宿食，化积滞，为治寒湿积滞、腹痛胀满之药食两用的佳品。胡椒辛热，唐代《新修本草》指出："主下气，温中，祛痰，除脏腑中风冷”，功专温中散寒、除胃肠风冷寒邪。陈皮味苦辛而温，善治脾胃不和所致胀满呕吐之证。

本方源于元朝饮膳大臣忽思慧的《饮膳正要》。方中以味甘性温，温中益气、补精添髓的公鸡为主要食材，与辛温、温中理气之高良姜、草果、胡椒、陈皮搭配，共奏温中补虚、理气散寒之功。适用于深秋气候寒冷时期，慢性胃炎、溃疡病等病症出现脘腹冷气串痛、呕吐泄泻、反胃食少等不适的调养，以及虚寒痛经、宫寒不孕等病证的辅助治疗。

【食用注意】

感冒发热、阴虚火旺者不可食用。

红豆煲乌鸡

【原料】

乌鸡半只，红豆 50 克，荸荠 5 ～ 6 只，大枣 5 枚，生姜 1 块。料酒 1 大匙，葱、高汤、盐、味精、胡椒粉各少许。

【做法与用法】

乌鸡斩大块，焯水；红豆用温水泡透；荸荠去皮；大枣洗净，生姜去皮切片；葱切段。砂锅内放入以上各物，注入高汤、料酒，加盖，用中火煲开，再改小火煲 1.5 小时，调入盐、味精，撒上葱段即可。佐餐食用。

【专家点评】

乌鸡味甘、性平，入肝、肾、肺经，具滋补肝肾、益气养血、清退虚热、调经止带之功，是药食两用的佳品，用于五劳虚损、腰酸腿痛、头晕耳鸣、口干舌燥、骨蒸盗汗，以及男子遗精、女子不孕与崩中带下等病证。现代研究表明，乌鸡含有人体不可缺少的赖氨酸、蛋氨酸和组氨酸，能调节人体免疫功能并有抗衰老的作用。

红豆为豆科植物赤小豆或赤豆的种子，即红小豆，又名赤豆、小豆、赤小豆，味甘、性平稍寒，入心、脾、肾、小肠经，具有清热解毒、健脾利湿、利尿消肿、补血养颜等功效，主治肿毒疮疡、水肿胀满、黄疸尿赤、淋病尿涩与风湿热痹等病证，亦有美容养颜的作用。荸荠味甘、性凉，入肺、胃经，具清热生津、利湿化痰、消积除热，主治热病口渴、消渴、咽喉肿痛、肺热咳嗽、热淋、饮食积滞、酒醉嘈杂等病证。另外，大枣补益脾胃，以和调中焦；生姜温胃降逆，以制约荸荠寒凉。

本方以乌鸡、红豆、荸荠为主要原料组成，又名“红豆荸荠煲乌鸡”，为广东、福建等地的民间验方。全方合用，具有补血益阴润燥、健脾益胃和中的功效。适用于霜降前后“秋冬养阴”“补益”之用，可使肝肾精血充沛、以夯实机体生命之基。另外，取其补血养阴、健脾祛湿之功，亦常用于妇女面色萎黄、面暗色斑之人美容养颜之用。

霜降养生辅助药膳食疗方

归芪炖母鸡

【原料】

嫩母鸡一只，当归20g，黄芪100g。料酒、味精、胡椒粉、葱、姜、蒜、精盐各适量。

【功效与适应人群】

本方具有扶助正气、益气补血的作用。适宜于久病伤气耗血，而致气血双亏，出现神疲乏力、气短懒言、面色淡白或萎黄、头晕目眩、唇甲色淡、心悸失眠等不适的调补。在秋季或霜降前后食用此方，对于增强体质，提高机体免疫机能，预防秋冬换季期间外感疾病亦有一定的作用。

菊花猪肉丝

【原料】

猪瘦肉 300g，菊花 50g，鸡汤 80mL。鸡蛋 2 个，湿豆粉、猪油、生姜、葱、精盐、味精、白糖、料酒、胡椒粉各适量。

【功效与适应人群】

本方具有益气滋阴、清肝明目、辛凉解表的作用。适宜于秋季霜降前后体虚劳倦、内热烦渴、目赤涩痛等不适的调补。对于外感风热感冒所致头痛发热、目赤目痛，以及中老年人高血压、高血脂以及神经官能症亦有一定的调治作用。

南杏猪肺汤

【原料】

南杏 15 ～ 20g，猪肺一只。生姜、葱、精盐等各适量。

【功效与适应人群】

本方具有补肺益气、滋养阴液、止咳通便的作用。适用于秋冬季节尤其是深秋，由于气候干燥，损伤肺之气阴，引起干咳无痰，大便燥结，喉咙干燥等不适的调治。

山药炖甲鱼

【原料】

山药片 30g，桂圆肉 20g，甲鱼 1 只（约重 500g）。调味料各适量。

【功效与适应人群】

本方又名“山药桂圆炖甲鱼”，具有滋阴潜阳、补虚清热之功。适用于霜降前后或秋季阴虚阳亢出现口干舌燥、心烦不宁、夜卧不安、潮热盗汗等不适或病证的调养或辅助治疗。

地黄母鸡汤（选自《类证治裁》）

【原料】

母鸡一只，生地黄 50g，龙眼肉 30g，大枣 5 枚。葱、姜等调料各适量。

【功效与适应人群】

该方具有补中益气、滋补阴血之功。适用于秋季或霜降前后，气阴不足引起气短乏力、咽干口燥、夜卧不安或心烦心悸、大便干结等不适或病证的调养或辅助治疗。此外，亦用于神经官能症出现神疲乏力、食欲不振、胃痞腹胀、记忆力差、夜卧不安等的辅助治疗。

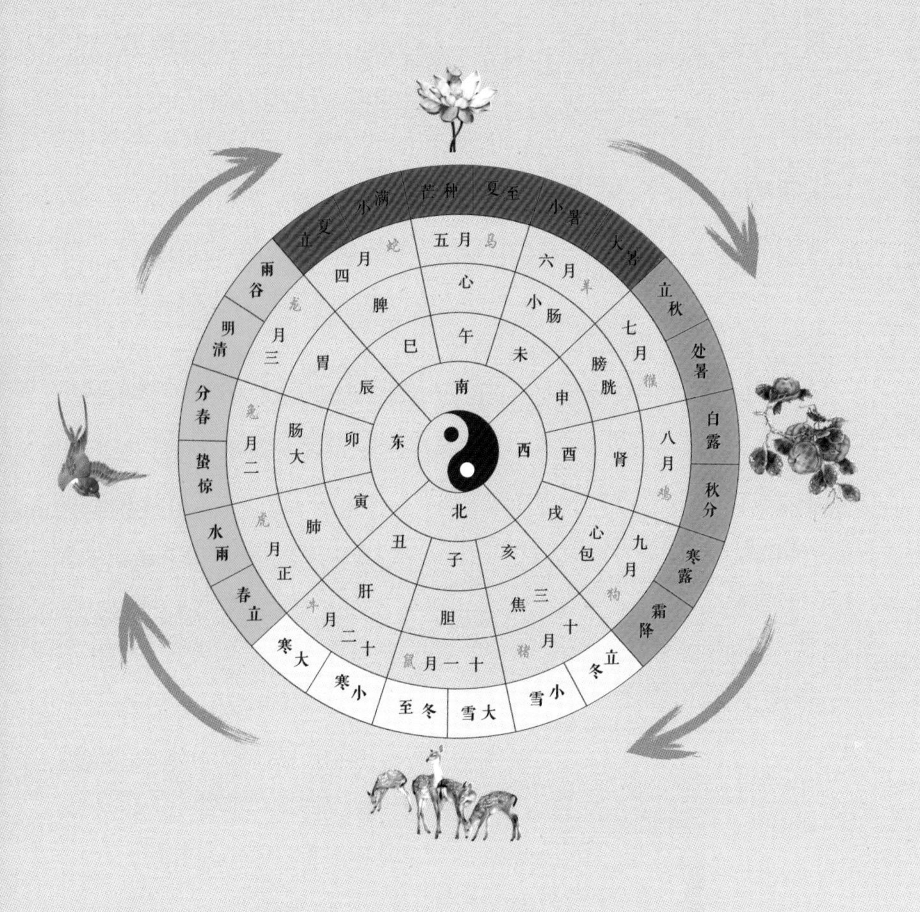

立夏
小满
芒种
夏至
小暑
大暑
立秋
处暑
白露
秋分
寒露
霜降
立冬
小雪
大雪
冬至
小寒
大寒
立春
雨水
惊蛰
春分
清明
谷雨
四月
五月
六月
七月
八月
九月
十月
十一月
十二月
正月
二月
三月
蛇
马
羊
猴
鸡
狗
猪
鼠
牛
虎
兔
龙
心
小肠
膀胱
肾
心包
三焦
胆
肝
肺
大肠
胃
脾
午
未
申
酉
戌
亥
子
丑
寅
卯
辰
巳
南
西
北
东

冬季药膳食疗养生

冬季又称冬三月，即中国农历的十月、十一月、十二月的三个月，按节气则指自立冬日始至立春前一日止的三个月，包括立冬、小雪、大雪、冬至、小寒、大寒六个节气。

《黄帝内经·素问·四气调神大论》说："冬三月，此谓闭藏。水冰地坼，勿扰乎阳……此冬气之应，养藏之道也。"也就是说，冬季自然界阳气内藏，阴气隆盛，所以自然界水寒成冰，大地冰裂，人们活动减少，不再扰动自己的阳气，是万物生机潜伏、养精蓄锐的季节。冬季的三个月谓之"闭藏"，此时自然界阳气内藏，阴气隆盛，气候寒冷，草木凋零，蛰虫离去，潜入土中，水寒成冰，大地冰裂，自然界万物生机潜伏，养精蓄锐，处于封闭、潜藏的状态。冬季是自然界阳气内藏之时，天人相应，冬季亦是人体阳气内藏之时，而冬季应于肾脏，故冬季也是人体肾阳闭藏之际。

因此，冬季养生即应保养此"闭藏"之气。

根据《黄帝内经》"此冬气之应，养藏之道也"，即冬季养生应保养"闭藏"之气的要求，**冬季饮食养生宜注意以下四方面：**

1. 饮食宜温

冬季气候寒冷，阳气闭藏，人体处于能量蓄积的时期，饮食宜温热，应以"藏热量"为主。所以冬季饮食应多选含有优质蛋白质与有防寒保暖作用的食品，如鸡肉、牛肉、羊肉、狗肉、蛋类、豆制品、核桃、栗子、桂圆、红枣等都是绝好的冬季应季养生食品或药食两用物品。同时，生冷、黏硬如瓜果、冷饮、黏糕、粽子等性质属阴，容易伤阳，极易损伤脾胃阳气，冬季也要少食或忌食。

2. 多苦少咸

明代养生学家高濂《四时调摄笺》指出："冬日肾水味咸，恐水克火，故宜养心。"由于冬季肾脏当令，肾气偏亢，而肾属"水"、味咸，心属"火"、味苦，肾强则易于伤心，因此冬季饮食养生还要"多食苦，少食咸”。另外，冬季人们若取暖无度，食用或使用温热的食物或药物补益太过，又易引起阴精虚损而出现口干舌燥、心烦上火、大便干结等症，对此可多食鸡蛋、豆制品、百合、银耳等平补养阴食物或猪肉、鸭肉、梨子、荸荠、香蕉等味甘性凉、养阴清热食物，以调理阴阳失衡的状况。

3. 冬季进补

冬季或冬至是进补强身的最佳时机。冬季进补，是因冬季是潜藏的时节，由于气候寒冷，人体对能量与营养的要求较高，同时人体的消化吸收功能相对较强，故适当进补不但能提高机体的抗病能力，而且还可把补品中的有效成分储存在体内，为新一年的健康打下良好的基础。至于冬至进补，又是因为从冬至起人体阳气开始生发、生机旺盛，乘此进补，补品的有效成分容易积蓄而能发挥最佳效能。所以民间有“冬令进补，来年打虎”“三九补一冬，来年无病痛”的养生谚语。进补的方法有食补与药补两种，食补用食品、药膳，药补用药物、药剂，此外膏方、药酒最宜冬令进补。不论食补还是药补，均应遵循辨证进补和不虚不补的原则。

4. 秋冬养阴

明代医学家张景岳说：“有秋冬不能养阴者，每因纵欲过热，伤此阴气。”冬季，天寒地冻，气候寒冷，人们活动量减少，腠理闭固，阳气潜伏于体内，外泄较少，致使阳气相对过盛。加之许多人不知冬季如何养阴，人们常常取暖无度，恣食肥甘厚味等食物，或一味通过牛肉、羊肉、狗肉等补阳食物，或鹿茸、肉苁蓉、冬虫夏草等补阳药材，补养阳气，致使阳热偏盛，损伤阴液，还有纵欲损伤阴精等状况，所以人们阴液多有亏虚。因此，冬季人们一方面感觉天寒地冻而畏寒怕冷，另一方面许多人又同时出现口干舌燥、大便干结，甚至口疮疼痛，或是心烦胸闷等不适。故《黄帝内经》指出要“秋冬养阴”。所以在我国许多地区就有冬季食冻梨、喝梨汤等养阴的习俗。

立冬杜康壮豪气，
小雪陆羽咏诗篇。

一、立冬药膳食疗养生

立冬吃羊肉温阳补肾抗寒

“立冬”，为冬季的第一个节气，是二十四节气中的第十九个节气，为表述季节转换的节气，一般在每年公历的 11 月 7 日或 8 日。

《月令七十二候集解》说：

立，建始也……冬，终也，万物收藏也。

意思是说这个时节秋季农作物全部收晒完毕，收藏入库，动物都藏起来准备冬眠，人们活动也会减少。因此，立冬是表示冬季开始，万物收藏，规避寒冷的意思。

我国古代将立冬分为三候：

一候水始冰，二候地始冻，三候雉入大水为蜃。

“水始冰”“地始冻”，是说此时自然界阳虚阴盛，天气寒冷，因此水面初凝，开始能结成冰；地始冻，是说土气凝寒，土地也开始冻结。“雉入大水为蜃”，“雉”是指野鸡一类的大鸟，“蜃”是指大蛤，立冬后，野鸡一类的大鸟便不多见了，而海边却可以看到外壳与野鸡的线条及颜色相似的大蛤，古人认为大鸟到立冬后便变成大蛤了。

其实，我国幅员广阔，除全年无冬的华南沿海地区、长冬无夏的青藏高原地区以外，各地的冬季并不都是在立冬之日同时开始的。按气候学划分四季标准，以下半年平均气温连续 5 天降到 10℃以下为冬季，则“立冬为冬日始”的说法与黄淮地区的气候规律基本吻合。我国最北部的漠河及大兴安岭以北地区，9 月上旬就已进入冬季，首都北京及其周边地区在 10 月下旬也已一派冬天的景象，而长江流域地区的冬季要到“小雪”节气前后才真正开始。

立冬与立春、立夏、立秋合称“四立”，既是二十四节气中季节转换的节气，在我国古代社会中又是个重要的节日。如“迎冬”“祭冬神”“补冬”“吃羊肉”等传统就与立冬节气密切相关。

古时立冬日，天子有出郊“迎冬”之礼，并有赐群臣冬衣、矜恤孤寡之制。据《礼记·月令》记载，周天子从立冬开始入居玄堂左室，乘坐黑色的车子，驾黑马，立黑旗，衣着黑色的衣服，佩戴玄玉，食用猪肉与黍米，一切均以五行之“水色”为尚。立冬之前三日，太史报告天子，“某日立冬，盛德在水”，天子于是斋戒。立冬之日，天子亲率三公、九卿、大夫到北郊迎冬。回转朝廷后，天子要“赏死事，恤孤寡”。后代帝王也都沿袭了立冬北郊迎冬习俗。

古时立冬时还有“祭冬神”的习俗。立冬时节天子要穿黑色的衣服，骑铁色的马，带文武百官去北郊祭冬神。祭祀冬神的场面十分宏大，《史记》记载，汉朝时要有70个童男童女一起唱《玄冥》之歌：“玄冥陵阴，蛰虫盖减……籍敛之时，掩收嘉穀。”意思是说，天冷了，要收藏好粮食，秋收冬藏。

常言道：“立冬补冬，补嘴空。”我国是个农耕社会，劳动了一年的人们，利用立冬这一天都要休息一下，顺便犒赏一家人一年来的辛苦。在南方地区，立冬时节人们喜欢吃些鸡鸭鱼肉，以增强体质，抵御寒冬。在台湾地区，立冬日，街上的“羊肉炉”“姜母鸭”等冬令进补餐厅高朋满座，人满为患。在闽南地区，立冬日，出嫁的女儿要给娘家送去鸡、鸭、猪蹄、猪肚等，以让父母补养身体，表达对父母的孝敬之心。

寒风起，羊肉肥，立冬进补，羊肉是首选食材。俗话说：“立冬吃羊肉，冬天不怕冷”，我国各地民间历来都有立冬吃羊肉抵御风寒、滋补身体的习俗。

羊肉味甘、性温，入脾、肾经，具有益气补虚、温中暖下、补肾壮阳的功效。现代研究表明，羊肉比猪肉、牛肉的肉质要细嫩，而且脂肪、胆固醇含量较少，维生素 B_1、维生素 B_2、维生素 B_6 以及铁、锌、硒的含量更为丰富。此外，羊肉容易消化吸收，多吃羊肉有助于提高身体的免疫力。

因此，羊肉历来被当作冬季御寒和养生进补的重要食品之一。

中医认为冬季天寒，寒邪易伤肾阳，宜食温性食物，以食物之温热制约天气之寒冷。肾脏是先天之本，与人体生长发育及其寿命长短密切相关，是人体生命活动的源泉，其既能滋养五脏的阴气，又可温补五脏的阳气。

所以，冬季养生摄取食物当以补肾温阳、培本固元、强身健体为首要原则。

冬季养生摄取的食物宜温性或平性，忌寒凉。常以鹿肉、狗肉、羊肉、麻雀、虾仁、韭菜、栗子、锁阳、肉苁蓉、胡桃仁等温补肾阳、肾气，以鹿茸、雪蛤、银耳、海参、淡菜、龟肉、鸭肉、黑豆、黑芝麻、枸杞子等滋补肾阴、肾精。从现代营养学的观点看，冬季补益类的食品含热量较高，营养丰富，滋养作用强，有比较丰富的蛋白质、脂肪、糖类、矿物质、维生素等营养成分，有利于御寒抗病，增强体质，强健身体。

立冬养生代表药膳食疗方

当归炖羊肉（选自《金匮要略》）

【原料】

当归 15g，羊肉 350g。生姜、精盐、胡椒粉、味精、甘蔗汁、花生油各适量。

【做法与用法】

羊肉洗净，切成块，放入沸水锅中焯水，洗净血污，待用。当归与

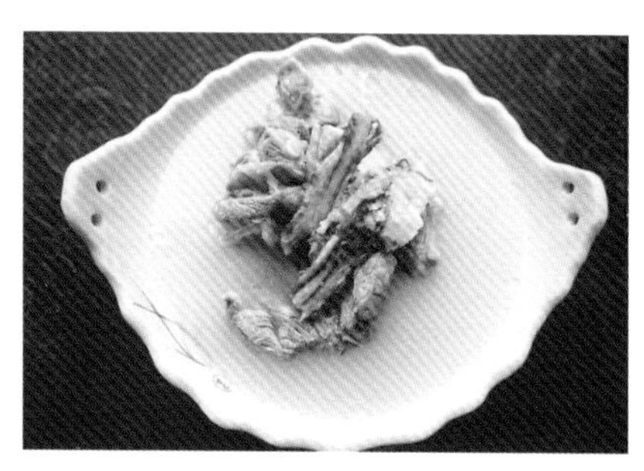

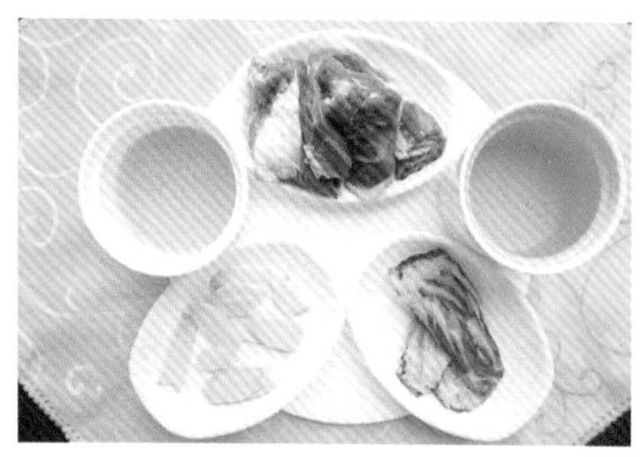

生姜一起洗净，当归清水泡软，姜去外皮、切片。锅置火上，加适量清水，放入当归与姜片，煮沸后加入羊肉块、甘蔗汁，盖上锅盖，用小火炖至烂熟，弃除当归与姜片，放入精盐、胡椒粉、花生油、味精，调味出锅即可。食肉喝汤。

【专家点评】

当归为中国名贵药材之一，是补血佳品、妇科良药，在我国部分地区也有将其食用的习惯，原国家卫生部（现为国家卫生健康委员会）早就将其列入“可用于保健食品的物品名单”，国家卫生和计划生育委员会2014年又将其列入“按照传统既是食品又是中药材物质目录（征求意见稿）”。当归味甘微辛、性温，入心、肝、脾三经，功能补血养血为主，兼以活血祛瘀、散寒止痛、润肠通便，主治血虚所致头昏、目眩、心悸、健忘，妇女痛经、经闭、产后腹痛、崩漏下血，以及头痛、胸痛、胁痛、腹痛、风湿痹痛、跌仆损伤诸种疼痛，适用于老人、产后妇女、久病体弱之人以及便秘者，亦是体虚消瘦倦怠者与美容养颜者的调补药食佳品。当归用于药膳可以煮、炖、蒸、焖、酱等法做菜、炖汤、煮粥，或浸酒以及制膏方食用。

当归主要含挥发油。另外，尚含有有机酸、糖类、维生素A、维生素B_{12}、维生素E、17种氨基酸及多种人体必需的钾、钠、钙、镁、锌、硒等元素。其主要药效成分是挥发油中的藁本内酯、有机酸中的阿魏酸及当归多糖等。现代研究表明，当归对造血干细胞增殖有显著刺激作用，能显著促进血红蛋白及红细胞的生成；对机体免疫功能有促进作用；有抗血小板聚集与抗血栓的作用；能增加心脏血液供应，降低心肌耗氧量、保护心肌细胞，降低血管阻力、增加器官血流量，抗心律失常；对子宫具有兴奋（使其收缩加强）、抑制（使其减少节律性收缩）的“双向性作用”。另外，当归还有抗肿瘤、抗辐射、抗氧化、抗炎镇痛等作用。

羊肉营养丰富，含蛋白质、脂肪、糖类、维生素 B_1、维生素 B_2、尼克酸等多种维生素和磷、铁、钠等矿物质，其味甘、性温，入脾、肾经，具有益气养血、补肾助阳、温中健脾等功效，主治肾虚所致虚劳羸瘦、腰膝酸软、产后虚冷、腹痛寒疝，以及脾胃虚寒引起胃腹胀满、冷痛、大便稀软等病证。

本方实为医圣、东汉名医张仲景《金匮要略》最为著名的药膳名方“当归生姜羊肉汤”。方中以当归与羊肉为主，合入温中散寒、开胃醒脾、药食两用的生姜，以及性质寒凉、制约羊肉与生姜性质温热、易于“上火”的甘蔗组成。全方合用，具有温阳散寒、养血补虚、通经止痛的作用。适用于立冬前后或冬季，阳虚血弱体质者神疲乏力、头昏心悸、畏寒肢冷、胃腹冷痛等不适的调补。也适用于男子寒疝腹痛和妇女产后气血亏损感寒引起神疲乏力、腹部疼痛、畏寒肢冷等病证的调治。

【食用注意】

羊肉属温补食物，因此有口舌糜烂、眼睛发红、咽喉干痛、牙龈肿痛、口苦口干、心烦躁热、大便干结等内热表现或是热性病证者，忌吃羊肉。羊肉味甘热性，属温补食物，而西瓜等食物性寒，两类食物一起食用，不仅会降低羊肉的温补作用，而且寒热逆乱，极易损伤脾胃，有可能引起胃腹疼痛、恶心呕吐、大便泄泻等不良反应。所以，羊肉忌与西瓜、苦瓜、梨子、甲鱼等寒性食物同食。

羊肾枸杞粥（选自《政和圣济总录》）

【原料】

羊肾两对，羊肉、枸杞叶各500g（枸杞叶干品减半），粳米250g。葱白、精盐各适量。

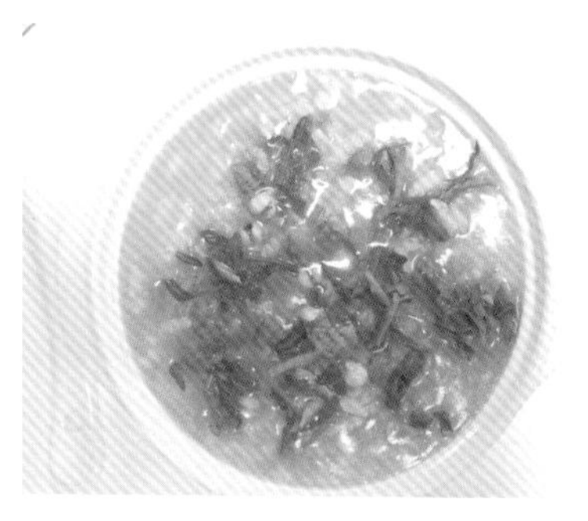

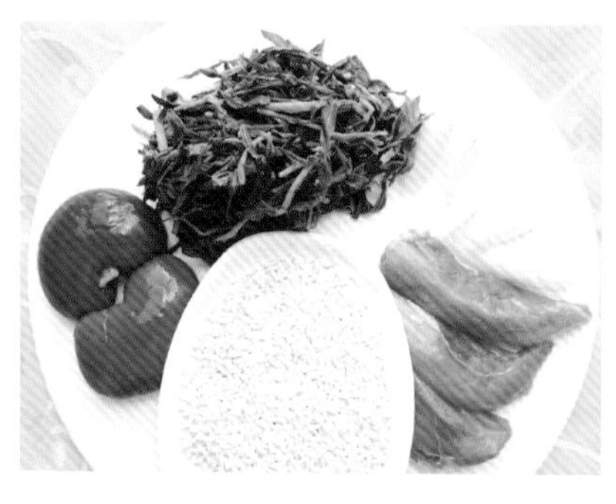

【做法与用法】

羊肾去除筋膜、骚腺，洗净，切细丁；羊肉，洗净，切丁；枸杞叶洗净，切段（若是干品则装入纱布袋中）。以上各物，连同粳米、葱白、清水，一同放入砂锅中，熬粥至肉熟、米烂，加适量精盐调味即可。枸杞叶也可事先煎汁，然后和其他各物一起煮粥。空腹食用。

【专家点评】

羊肾、羊肉味甘性温，益气补虚、温肾暖脾，尤其羊肾益肾补虚、温养气血、以脏补脏，是历代调治肾虚劳损所致腰脊酸痛、足膝软弱、耳聋耳鸣、尿频遗尿以及男子阳痿遗精的最佳食物。如南北朝时期医药家陶弘景《名医别录》记载："（羊肾）补肾气，益精髓。"五代时期《日华子诸家本草》指出："（羊肾）补虚耳聋……壮阳……止小便。"

枸杞叶又称天精草，有补虚益精、清热明目的保健价值，可做菜、煮粥、泡茶，为食疗佳品。

本方源于《政和圣济总录》，由羊肾、羊肉与枸杞叶为主，合入补脾益胃、补中益气的粳米，以及除腥调味的葱白和精盐组成。全方合用，具温肾暖脾、养血益精之功。适用于立冬前后或冬季，年老体弱之人出现畏寒怕冷、夜尿频繁、脘腹冷痛、大便稀软、视物不清、耳鸣耳聋等不适的调养。亦用于肾阳虚衰、精血亏损所致腰膝酸软冷痛、形寒畏冷、神疲乏力、头晕耳鸣、视物昏花、面色萎黄、夜尿频繁、男子阳痿少精，或脾肾阳虚引起的胃腹冷痛、大便稀软、五更泄泻、完谷不化等病证的调治。

虫草蒸老鸭（选自《本草纲目拾遗》）

【原料】

冬虫夏草 5 枚，老雄鸭 1 只。黄酒、生姜片、葱白段、食盐、胡椒粉各适量。

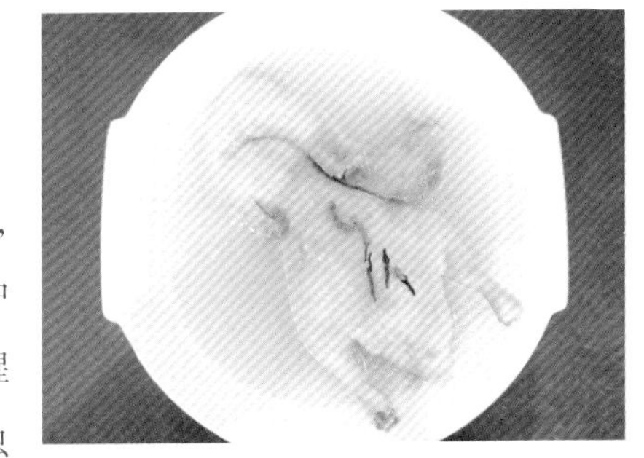

【做法与用法】

老鸭宰杀，放血，煺毛，去内脏，清洗干净，放入水锅中煮开至水中起沫捞出，洗去腥污，将鸭头顺颈劈开，放入冬虫夏草，用线扎好，放入大钵中，加黄酒、生姜片、葱白段与清水适量，再将大钵放入沸水锅中，隔水炖约 2 小时至鸭熟，取出虫草，弃除姜、葱，加食盐、胡椒粉调味，再将虫草摆在鸭肉之

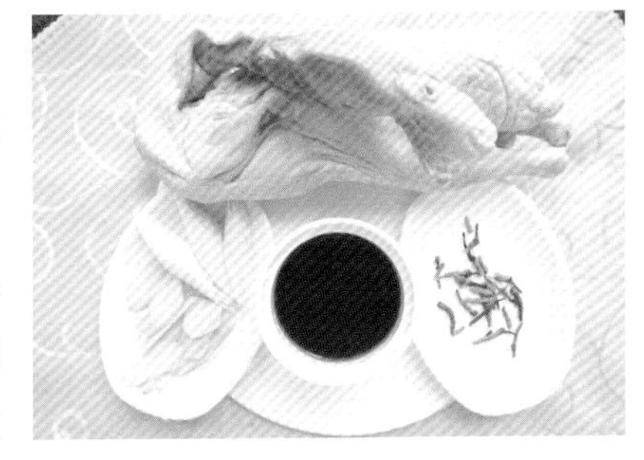

上，即可上桌。食肉喝汤。

【专家点评】

冬虫夏草是中国名贵中药材之一，传统上与人参、鹿茸并称为中国补品“三宝”，始载于清代医学家吴仪洛的《本草从新》指出：冬虫夏草“保肺益肾，止血化痰，已劳嗽”。其味甘、性平稍温，入肺、肾经，具有补肺益肾、止咳平喘、止血化痰、固表止汗、补益精气之功效。主治久咳虚喘、劳嗽痰血、自汗盗汗，肾虚阳痿遗精、腰膝酸痛等病证，也是年老体弱、产后体虚、病后体衰者的调补佳品。虫草药膳可以炖汤、煮粥食用，也可泡茶、泡酒饮服。

现代研究表明，冬虫夏草在抗菌、抗病毒、抑制肿瘤、调节免疫功能、改善肝脏功能、防止肝细胞坏死、促进肝细胞修复、防治肝纤维化，以及止咳、祛痰、平喘方面均有明显作用，同时还有雄激素样作用和抗雌激素样作用，能调节性功能紊乱。

老雄鸭非一般性凉滋阴的鸭子，因其性质偏温，有温阳补虚的功效，如清代医学家张璐《本经逢原》即谓：“男子阳气不振者，食之最宜。”

本方源于《本草纲目拾遗》，是知名度较高的药膳，以冬虫夏草为主、老雄鸭为辅组成。两者合用，即具补肺益肾、健脾益气、温阳益精的作用。适用于立冬前后或冬季，年老体弱之人出现虚喘多汗、腰膝酸痛、畏寒怕冷、大便清稀等不适的调补。也适用于肺肾不足所致咳嗽虚喘、脾肾阳虚致使慢性泄泻、肾虚引起男子阳痿遗精，以及肺结核咳嗽咯血等病证的调治。

【食用注意】

外感病证，病邪未清、发热未退者不宜食用本方。

胡桃温阳酒

【原料】

胡桃仁100g，补骨脂、杜仲各60g，小茴香20g，牡丹皮10g。50°左右白酒3500mL。

【做法与用法】

各味配料洗净同置容器中，密封，浸泡1个月后即可开封取用。每次服10～15mL，每日中餐、晚餐各服1次，饭后服用亦可。不善饮酒者，可减少用量或兑入凉白开水稀释后饮用。

【专家点评】

方中主药有二，胡桃仁即核桃仁属食材，具补肾固精、温肺定喘之功，主治肾虚腰痛脚弱、尿频遗尿、阳痿遗精，以及肺肾两虚久咳喘促等证；补骨脂又名破故纸，为药材，有温肾、纳气、止泻的功效，用于肾虚腰膝冷痛、遗尿尿频、阳痿遗精、咳嗽虚喘、五更泄泻等证。

《本草纲目》指出："胡桃仁……惟虚寒者宜之……与破故纸同为补下焦肾（肾脏）、命（肾阳）之药。"方以胡桃仁、补骨脂为主，又合入补肝肾、强筋骨的杜仲与散寒止痛、理气和胃的小茴香；加用凉血散瘀的牡丹皮以制约方中温燥太过。诸味合用，共奏温阳散寒、补肾固精的功效。适用于阳虚体质尤其是肾阳不足者冬季、立冬前后手脚发凉、腰膝酸软、胃部怕冷、大便稀软、尿频量多或夜尿较多，以及男性阳痿遗精等不适的补养。中老年男性，冬天、立冬前后进补或平常经常饮用本药酒有补肾温阳、改善性机能的保健作用。

【食用注意】

不善饮酒者、酒精过敏者，以及心脑血管疾病患者等忌用。

立冬养生辅助药膳食疗方

罗汉果煲鸡

【原料】

鸡1只，罗汉果4个，银耳40g，南杏少许，红萝卜200g。生姜片、精盐、胡椒粉各适量。

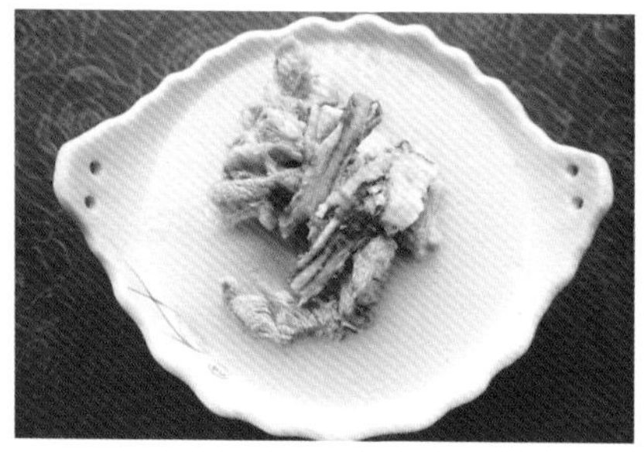

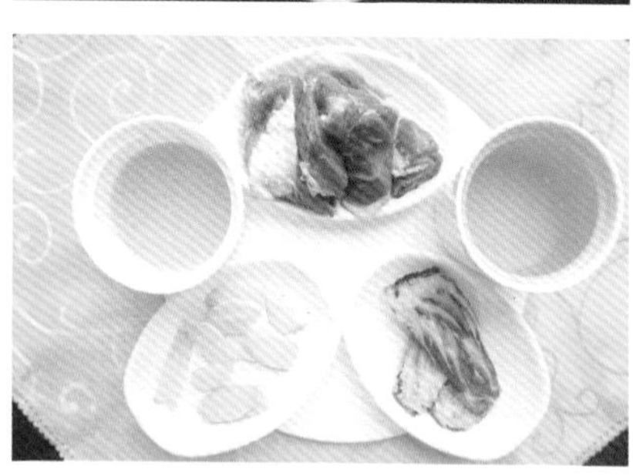

【功效与适应人群】

本方具有润肺益胃、清热通便的作用，同时具有温而不燥、补而不滞的特点。适用于“冬令进补”“吃鸡温补”的传统习俗，立冬前后或是冬季，凡欲调补气血、补脾益胃，无论男女老少，也无论虚实寒热，均宜食用，经常食用，确能强健体质、增进健康。此外，本方也适用于因工作、学习加班、熬夜，劳累、晚睡，身体过劳、虚火上升所致神疲乏力、食欲不振、心烦急躁、口干咽痛、大便干结等不适的调补。

芝麻粳米粥

【原料】

黑芝麻 25g，粳米 50g。蜂蜜适量。

【功效与适应人群】

本方具有补肾养阴、补脾益气的功效。适用于立冬前后、冬季脾肾不足所致神疲乏力、食欲不振、头晕目眩、腰膝酸软等不适的调补。也适用于肝肾阴虚、病后体弱引起须发早白、头发脱落，头晕目眩、耳鸣耳聋，以及脾肾不足致使神疲乏力、身体消瘦、面色不荣、大便干结等的调治。

【食用注意】

大便稀溏或消化不良者，慎用本方。

苁蓉羊肉粥（选自《药性论》）

【原料】

肉苁蓉 30g，羊肉 150 ～ 200g，粳米 250g。食盐、味精各少许。

【功效与适应人群】

本方具有补肾助阳、滋益精血、强筋壮骨、润肠通便的功效。适用于冬季、立冬前后年老体弱、阴阳俱虚，出现神疲乏力、头昏目暗、腰膝无力、四肢发凉等不适的调养。也适用于脾肾阳虚、肝肾精血亏损，所致虚劳羸瘦、身体倦怠、腰膝酸冷、耳鸣目花、男子阳痿遗精、女子带下量多，以及大便或干或不干而排解艰难等病证的调治。

独活寄生鸡（选自《备急千金要方》）

【原料】

独活10g，桑寄生、杜仲、怀牛膝、细辛、秦艽、茯苓、肉桂、防风、川芎、人参、炙甘草、当归、白芍、干地黄各6g；公鸡1只（1500g左右）。葱、生姜、大蒜、食盐、食用油各适量。

【功效与适应人群】

本方又名“独活壮骨鸡”，具有温补肝肾、益气养血、壮骨除痹的功效。适用于痹病日久，肝肾两亏、气血不足所致腰酸腿痛、肢软无力、畏寒怕冷等病证在冬季、立冬前后的调治。

【食用注意】

阴虚血燥者不宜食用。

骨脂芡实汤

【原料】

补骨脂、芡实各30g；老鸭500g。生姜、食盐各适量。

【功效与适应人群】

本方又称“补骨脂芡实老鸭汤”，具有温肾暖脾、升阳涩遗的作用。适用于脾肾气虚体质，冬季或立冬前后出现大便次数增多稀溏、妇女白带量多清稀、男性遗精早泄滑精及其乏力肢困等不适或病证的调补或调治。

二、小雪药膳食疗养生

小雪吃腊菜温阳补肾御冬

“小雪”为冬季的第二个节气，是二十四节气中的第二十个节气，时间常在每年公历的11月22日或23日。小雪与雨水、谷雨等节气一样，都是反映降水多少的节气，它不同于我们日常所指降雪强度较小的小雪。如果说前面节气中白露、寒露、霜降是因气温下降水汽凝为水珠，发展到冷凝为霜，那么小雪则是寒气降至零下凝结为雪。

明代王象晋《二如亭群芳谱》中所谓“小雪气寒而将雪矣，地寒未甚而雪未大也”道出了这个时节命名的缘由。

雪小，地面上又无积雪，这正是“小雪”这个节气的原本之意。也就是说，到小雪节气由于天气寒冷，降水形式由雨变为雪，但此时由于“地寒未甚”，故雪下的次数少，雪量还不大，所以称为小雪。

小雪节气里有三个物候：

第一候为虹藏不见，第二候为天腾地降，第三候为闭塞成冬。

“虹藏不见”，《礼记注》说：“阴阳气交而为虹”，即彩虹是自然界阴阳相互交合而产生，也就是说彩虹是雨后空气中含有无数水滴，折射太阳光形成的，此时由于气温降低，不再下雨了，太阳也衰弱了，阴阳不能交合，因此彩虹也就看不见了。“天腾地降”，是说天空阳气上升，大地阴气下降，导致自然界阴阳不交，天地不通。“闭塞成冬”，是说正由于“天腾地降”，阴阳不交，因此天地闭塞而转入严寒的冬天，也就是说小雪之后天气一天比一天寒冷，河流开始结冰，家家关门闭户以防止冷空气进入室内，冬天终于来到了。

小雪的传统习俗大多与饮食有关，如“腌菜”“腌肉”“晒鱼干”“吃腊菜”“吃糍粑”“刨汤肉”等，其中以腌菜、腌肉最为普遍。这是因为马上就要进入食物匮乏的冬季，所以必须做好越冬的物质准备，同时也为迎接新年准备丰盛的年味。

民间自古就有“冬腊风腌，蓄以御冬”的习俗。江南即有谚语：“小雪腌菜，大雪腌肉。”小雪、大雪之后，家家户户开始腌制、风干白菜、萝卜等蔬菜，以及鸡鸭鱼肉等肉食，延长蔬菜、肉食的存放时间，以备过冬食用。小雪节气，萝卜、雪里蕻、青菜、白菜都是市场上的主菜，人们把它们买回家用盐腌渍之后冬天食用，南方还有将初步腌渍的蔬菜如雪里蕻等再曝晒七八个晴日，制成干菜，食用时用滚开水烫后烧菜食用的习惯。

许多地区，每逢冬腊月，即“小雪”至“立春”前，家家户户都有腌制香肠以及鸡鸭鱼肉，制成腊肉、酱肉、熏肉的习俗。

具体方法是将鲜肉洗净，乘鲜用食盐，配以一定比例的花椒、桂皮、八角茴香等香料，腌入缸中，之后用绳索串挂起来进行风干，有的地区还选用柏树枝、甘蔗皮、椿树皮或柴草火慢慢熏烤，然后挂起来用烟火慢慢熏干，也有挂于烧柴火的灶头顶上，或吊于烧柴火的烤火炉上空，利用烟火慢慢熏干。

小雪、大雪过后的腊月时段气温急剧下降，天气变得干燥，是加工干菜、腊肉的好时候。“小雪腊菜”，选用雪里蕻和腊肉，辅以红辣椒丝、黄酒等，经过炒制或蒸制而成，不仅别具风味，而且还有开胃消食、温阳补肾的作用。雪里蕻即芥菜，中医认为，其味甘辛、性温，入肺、肝、胃、肾经，具有宣肺豁痰、利膈开胃、温中和胃、温肾散寒、消肿散结之功，主治咳嗽痰多、胸膈满闷、胃腹胀满、食欲不振、牙龈肿烂、乳痈、痔肿、便秘等病证。

雪里蕻亦食亦药，又称雪菜，经盐腌渍后风干的雪菜，又称干冬菜、咸干菜、霉干菜、梅干菜。之所以称其为“梅干菜”，是因其主产于广东梅州，实际浙江、江苏、安徽、福建都有出产，口感独特，与腊肉同食温阳补肾作用大增。“小雪腊菜”既有干冬菜，亦有益气补血、温阳补肾的腊肉，荤素搭配，营养丰富，是小雪节气、冬季人们喜爱的美食。

不过，腊肉还是有缺陷的，比如说盐超标、大量营养成分因制作过程而流失、脂肪含量较高，另外若是熏肉还有可能含有一些致癌物质，因此不宜多食，尤其是高血压病人、慢性胃炎患者要注意腊肉、熏肉的食量。

小雪时节天气寒冷，寒为阴邪，容易损伤肾阳，同时由于气候干燥，人们普遍感到口、鼻、皮肤等部位有些干燥，**故此时宜多食一些温补益肾的食物**，如羊肉、牛肉、鸡肉、腰果、栗子、山药等，但不宜温补太过，也要适当吃一些蔬菜、水果，像萝卜、梨子等以养阴润燥。小雪节气心脑血管病多发，为了预防此类病的发生，可常食山楂、黑木耳、丹参、三七等药食以避免血液黏稠，保护心脑血管。

小雪养生代表药膳食疗方

杜仲牛膝汤

【原料】

杜仲20g，牛膝10g，黑豆100g，大枣6枚，鸡腿2～4只（约400g），鸡翅膀2只（约200g）。生姜、葱、精盐、米酒各适量。

【做法与用法】

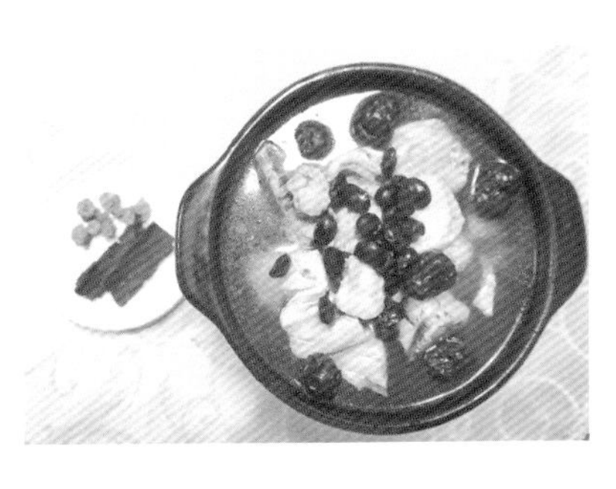

杜仲、牛膝洗净入锅，加适量清水煮成药汁，去渣留汁备用。鸡腿、鸡翅膀洗净，剁成块，生姜、葱洗净，切成姜片、葱段，

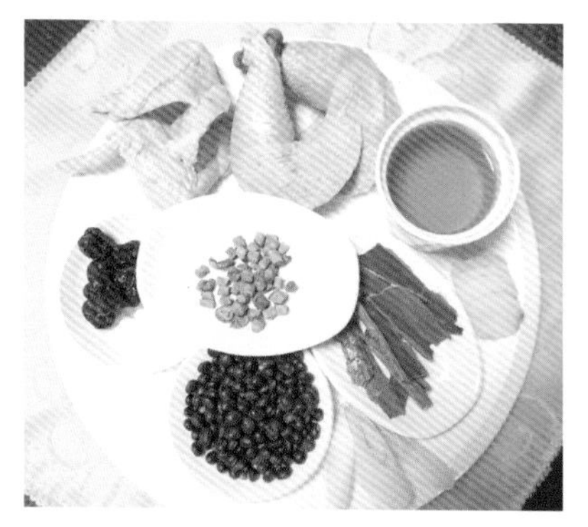

一起放入砂锅中，加适量水、米酒，用大火煮沸，撇去浮沫，改用小火煮，熬成澄清的浓汤，再放入洗净的黑豆继续煮，待黑豆煮软，香气四溢后，加入大枣及杜仲、牛膝药汁，再熬煮片刻，调入盐即成。直接食用，食肉喝汤。

【专家点评】

杜仲是中国名贵滋补药材，味甘微辛、性温，入肝、肾经，清代医学家黄元御《玉楸药解》指出，杜仲“益肝肾，养筋骨，去关节湿淫，治腰膝酸痛，腿足拘挛”，有补益肝肾、强筋壮骨、调理冲任、固经安胎的功效，凡肾亏腰痛、下肢痿软无力、小便频数、男子阳痿不举、女子胎动不安及其习惯性流产皆可应用，尤擅补肾健腰，古有“腰痛必用杜仲”之说。

牛膝味苦酸、性平，入肝、肾经，具有补肝肾、强筋骨、壮腰膝、散瘀血、通经脉、祛风湿等功效，主治肝肾亏虚所致腰膝酸痛、筋骨无力，以及瘀血疼痛、风湿痹痛等病证，以产于怀州即今河南省焦作的质量最好，故又称“怀牛膝”。

本方由补益肝肾、强筋壮骨的杜仲，补肝肾、壮腰膝、通经脉、祛风湿的牛膝，以及温阳益气、补脾益胃的鸡腿、鸡翅膀为主，合入补脾益肾、活血利水的黑豆与益气养血、补脾益胃的大枣组成。全方共奏补益肝肾、强筋壮骨、温阳益气、活血止痛的功效。适用于小雪时节或冬季由于天气寒冷，年老体弱之人出现腰膝酸痛、筋骨无力、畏寒肢冷等不适的调养。也可用于肝肾虚衰、气血不足所致风寒湿痹证，表现为腰膝酸痛、四肢关节肿痛、喜温恶寒、手足发凉等病证的调治。

菇杞牛肉煲

【原料】

香菇 150g，枸杞子 60g，牛肉 250g。精盐少许。

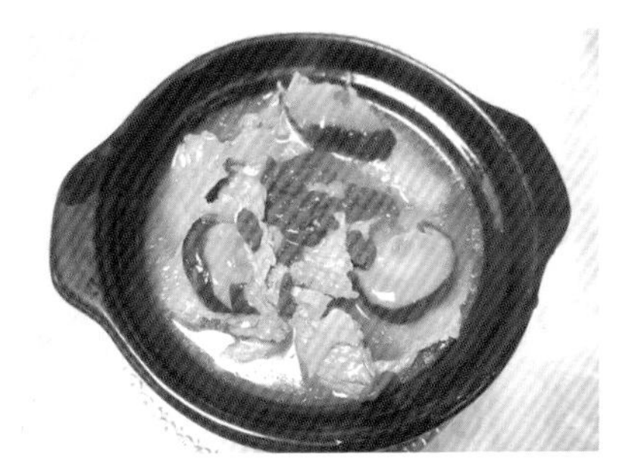

【做法与用法】

香菇用清水泡发后撕成小块；枸杞子洗净，备用。先将牛肉洗净，放沸水锅中汆去血水，捞出切成肉片，然后将 3 种原料一起放入砂锅中，加水适量，煲至牛肉熟烂，加入少许精盐调味即可。直接食用，食肉喝汤。

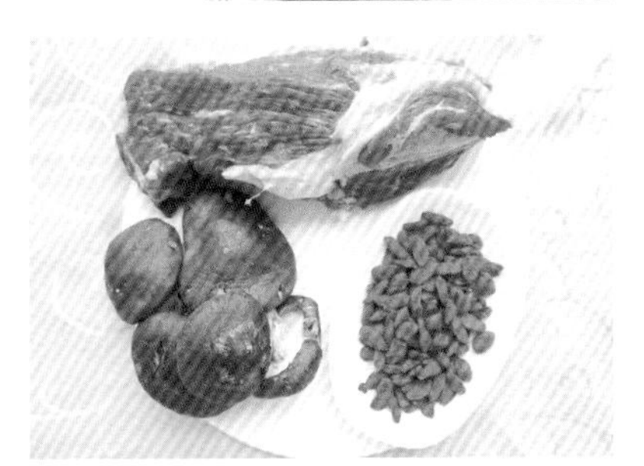

【专家点评】

香菇素有“植物皇后”的美誉，味甘、性平，入胃、肝经，具有补益脾胃、养血和血、化痰透疹的功效，主治脾胃气虚所致食少便溏、不耐劳累、平素易于感冒，或气血两虚引起少气乏力、头晕眼花、夜眠欠佳等病证。

香菇富含 B 族维生素、铁、钾、钙等营养成分，香菇中麦角甾醇含量很高，对防治佝偻病有效；香菇多糖能增强细胞免疫能力，从而抑制癌细胞的生长；香菇含有六大酶类的 40 多种酶，可以帮助人体代谢。

枸杞子味甘、性平，入肾、肝经，明代医学家李中梓《本草通玄》说：“枸杞子，补肾益精……而消渴、目昏、腰疼膝痛无不愈矣。”枸杞子具有滋补肝肾、益精养血的功效，用于虚劳精亏腰膝酸痛、眩晕耳鸣，血虚萎黄、目昏不明，以及内热消渴等病证。现代研究表明，枸杞子含有丰富的胡萝卜素、多种维生素和钙、铁等有益于眼睛的必需营养物质，故有明目之功。

本方由补益脾胃的香菇，滋补肝肾、清热明目的枸杞子，以及温补气血、强筋健骨的牛肉三物组成。全方具有补益脾胃、温阳益气、滋阴清热的作用。适用于体弱多病之人，由于小雪时节天气寒冷、气候干燥，出现神疲乏力、食欲不振、腰膝酸软、畏寒肢冷、目昏不明、皮肤干燥等不适的调补。

茸归羊肉锅

【原料】

鹿茸 10g，当归 25g，羊肉 350g，羊排骨肉 100g，竹笋、金针菇、水发粉皮、四季豆、豆腐皮卷、小白菜、青笋尖各 250g。蒜泥、香油、高汤、精盐、姜片、胡椒粉、鸡精各适量。

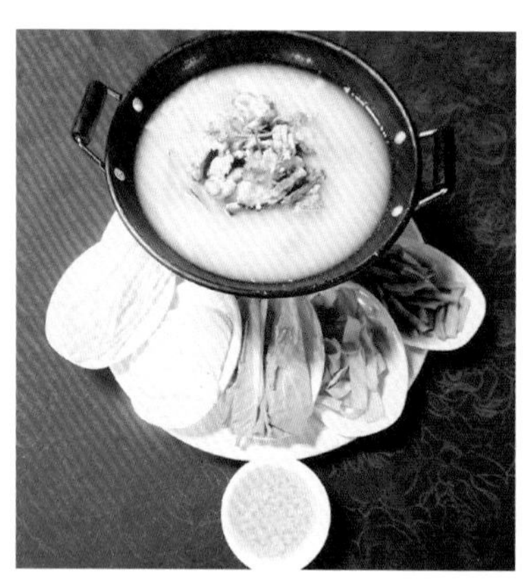

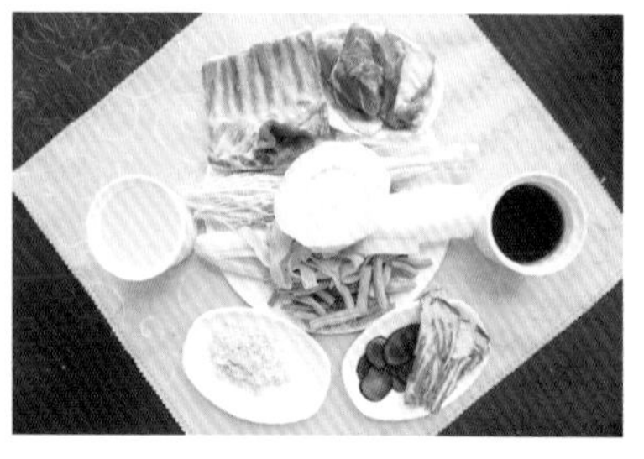

【做法与用法】

鹿茸、当归洗净，泡软，装纱布袋中，扎紧袋口。羊肉切薄片，羊排骨肉切块，竹笋、金针菇、水发粉皮、豆腐皮卷、小白菜、青笋尖按火锅要求备齐。首先将火锅内加水、高汤、姜片、羊排骨肉与药袋烧开，撇去浮沫，加精盐、胡椒粉、鸡精调味，制成锅底。然后在此锅中涮羊肉片及各种涮菜，在蒜泥、香油制成的味碟中蘸后食用。

【专家点评】

鹿茸是中国名贵中药材之一，传统上与人参、冬虫夏草并称为中国补品“三宝”。其味甘微咸、性温，具有温肾阳、补气血、益精髓、强筋骨的功效，明代医药学家李时珍《本草纲目》中说：“鹿茸生精补髓，养血益阳，强健筋骨，治一切虚损。”鹿茸主治肾阳虚衰畏寒肢冷、小便频数、男子阳痿早泄、女子宫冷不孕。鹿茸入药膳可以炖汤、煮粥食用，也可泡茶、泡酒饮服。

现代研究表明，鹿茸能提高机体的工作能力、加速消除疲劳，并能促进胃肠蠕动与分泌的机能从而达到增进食欲的作用；既有雌激素样作用，又有雄激素样作用，能促进生殖系统的生长和发育、提高性功能；有增加红细胞、血色素和网状红细胞的作用。另外，鹿茸还有抗氧化、抗衰老与抗肿瘤等作用。

本方又名“当归鹿茸羊肉火锅”，由温肾助阳、补气养血的鹿茸，与补血养血、活血止痛的当归，以及益气养血、补肾助阳的羊肉、羊排骨组成。三者配合，具有温肾助阳、补气养血的功效。适用于阳虚体质之人，冬季或小雪时节天气寒冷，出现神疲乏力、畏寒肢冷、腰膝酸软等不适的调补。也适用于肾阳虚衰、气血不足所致虚劳羸弱、精神不振、倦怠乏力、头晕目眩、面色苍白、腰膝酸痛、下肢无力，以及妇女月经不调、崩漏带下、宫寒不孕，男子阳痿滑精、寒疝腹痛、精少不育等病证的辅助治疗。

板栗炒鸡丁

【原料】

板栗 200g，鸡胸脯肉 500g。鸡蛋清 2 个，花生油、黄酒、淀粉、食盐、酱油、葱、姜各适量。

【做法用法】

板栗去壳，放入温水中浸泡2小时，煮熟后去掉外衣切丁备用。鸡肉切成肉丁，放入碗内，加入鸡蛋清、黄酒、淀粉、食盐，拌匀上浆。生姜切片、葱切段。锅烧热，放入花生油，待油烧至六成热时，将鸡丁下锅用勺划散，放入板栗炒匀，至热后连油倒入漏勺内。原锅再加入少量花生油，放入葱、姜煸炒，烹入黄酒、食盐、酱油，倒入鸡丁和板栗，翻炒几下，用淀粉勾芡，推匀后淋入香油，再颠翻几下，起锅装盘即成。佐餐食用。

【专家点评】

方中板栗味甘、性温，归肾、脾、胃经，具有养胃健脾、补肾强筋、活血止血的功效。常用于寒冷季节脾虚便稀泄泻、反胃呕吐，脾肾阳虚肢体、腰膝酸软冷痛，以及筋骨折伤疼痛、各种出血等的调治。

本方以温煦脾肾、强筋活血的板栗，合入温中补虚、益精补血的鸡肉，全方具有温脾肾、补气血、止疼痛的保健作用。常用于冬季、小雪节气前后，气虚、血虚、阳虚及血瘀等不良体质所致大便稀溏、脘痞胃痛、肢冷酸痛等不适或病证的调补或辅助治疗。

小雪养生辅助药膳食疗方

桑椹芝麻糕

【原料】

桑椹子30g，黑芝麻60g，胡麻仁10g，糯米粉700g，粳米粉300g。白糖30g。

【功效与适应人群】

本方具有补肝益肾、滋阴养血、润肠通便的作用。适用于小雪时节天气寒冷、气候干燥出现大便秘结、燥结不行，以及眩晕乏力、腰酸背痛等不适的调补。也适用于病后体虚所致眩晕乏力、面色萎黄、腰膝酸软、下肢无力、大便燥结等病证的调治。

益智糯米粥

【原料】

益智仁 15g，糯米 150g。精盐适量。

【功效与适应人群】

本方具有温补脾肾、止泻摄涎、固精缩尿的作用。适用于阳虚体质之人，因小雪时节或冬季天气寒冷，出现大便稀软、消化不良、小便频数、夜尿较多等不适的调补。亦适用于脾肾虚寒引起五更泄泻、完谷不化、胃凉腹痛，以及脾虚多涎、口水自流，肾虚遗尿、夜尿较多等病证的辅助治疗。

【食用注意】

益智仁性质燥热，能伤阴动火，故阴虚火旺或热证尿频、遗精、多涎者少用或忌用。

雪莲花鸡汤

【原料】

母鸡 1 只，雪莲花 10g，党参 15g，人参 6g，薏苡仁 30g，冬笋 50g。姜片、葱段、料酒、食盐、味精、胡椒粉各适量。

【功效与适应人群】

本方具有温阳散寒、益气健脾、祛湿除痹的作用。适用于阳气不足、脾胃虚弱体质之人，因小雪时节或冬季天气寒冷，出现神疲乏力、畏寒肢冷、食欲不振、大便稀软等不适的调补。也适用于阳虚湿盛所致风湿性关节炎腰酸腿软、体弱乏力、关节肿胀、感觉减退，以及男子身体虚弱、阳痿不举与妇女性欲冷淡、白带较多等病证的调治。

【食用注意】

实证、阳证及阴虚证有发热表现者不宜食用本方。孕妇禁食。

胡萝卜羊肉

【原料】

羊肉 500 ～ 800g，胡萝卜 1 个，生姜 100g。花生油、食盐、生抽、腐乳各适量。

【功效与适应人群】

本方又名“胡萝卜生姜焖羊肉”，具有益精补血、温阳散寒的功效。适用于普通人群或阳虚、血虚体质者，冬季或小雪前后出现神疲乏力、畏寒肢冷、脘腹冷痛等不适的调补。亦适用于阳虚血亏所致四肢厥冷，以及男性寒疝腹痛与妇女痛经、月经推迟等病证的辅助治疗。

枣芪羊骨粥

【原料】

羊骨 1000g 左右，炙黄芪 30g，大枣 10 枚；粳米 100g。精盐、生姜、葱白各适量。

【功效与适应人群】

本方具有补肾强骨、健脾益气的功效。适用于冬季或小雪前后，脾肾气虚、阳虚体质出现神疲乏力、腰膝痿弱、畏寒怕冷、大便稀溏、脘腹冷痛等不适或病证的调补或调治。亦适用于身体羸弱、腰脚无力、慢性腹泻等病证的调治。

大雪围炉呼朋伴，
冬至羊汤赛神仙。

三、大雪药膳食疗养生

大雪吃黑色谷物补肾养血

“大雪”是冬季的第三个节气，为二十四节气中的第二十一个节气，是反映降水多少的节气，时间一般在公历每年的12月7日或者8日。

《月令七十二候集解》说：

大雪，十一月节。大者，盛也。至此而雪盛矣。

意思是大雪时节天气更冷，降雪的可能性比小雪时更大了，但并不指降雪量一定很大。

大雪时节被古人分为三候：

一候鹖鴠不鸣，二候虎始交，三候荔挺出。

“鹖鴠不鸣”，鹖鴠，音hé dàn，夜鸣求旦之鸟，亦名寒号鸟，是说此时因天气寒冷，寒号鸟躲进巢穴里不出来，也不再鸣叫了。“虎始交”，是说此时是阴气最盛的时期，所谓盛极而衰，阳气已有所萌动，老虎因此到了发情期，就要开始交配，繁殖后代。“荔挺出”，荔挺为兰草的一种，是说此时荔挺这种小草也感到阳气的萌动而抽出新芽。

大雪节气时，除华南和云南南部无冬地区外，我国大部分地区已进入寒冬，东北和西北地区平均气温已降至零下10℃，甚至更低；华北地区和黄河流域地区气温也达到0℃以下。在强冷空气前沿冷暖空气交锋的地区会降大雪，甚至暴雪。

俗语说“小雪腌菜，大雪腌肉”。

大雪节气一到，家家户户都忙着腌制腊肉、酱肉、熏肉，做好越冬的物质准备，并为迎接新年准备丰盛的年味。

大雪是“进补”的好时节。

自古素有“冬天进补，开春打虎”的传统，说明了冬季进补的保健意义。因为冬季是闭藏精气的时节，由于气候寒冷，人体的生理功能处于低谷，趋于封藏沉静状态，人体的阳气内藏，阴精固守，是机体能量的蓄积阶段，也是人体对能量营养需求较高的时段。同时，大雪时节人体的消化吸收功能相对较强。

因此，大雪前后适当进补，不仅能提高机体的免疫能力，促进新陈代谢，还能使营养物质转化的能量最大限度地储存于体内，有助于体内阳气的升发，为来年开春乃至全年的健康打下良好的物质基础。所谓**“冬季补一补，全年精气足”**讲的就是这个意思。

不过，严格来说，冬令进补的方法应该是虚者进补、辨证进补，也就是说虚啥补啥，各人应根据自己的体质情况选用适宜的食品或药物。也可去医院请中医师诊断，确定属于哪一类虚证，再选择相应的食品或药物，使补得其所，补而受益。

冬季进补还要“跟着颜色走”，多吃些黑色的食物。

根据中医“天人相应”的观点，寒气内应于人体的肾脏，其均属五行的“水”行，在颜色上与黑色相应。黑色独入肾经，能够益肾强肾，靠黑色的食物来补肾正是“顺应天时”的最佳体现。因此，人们不妨在冬季多吃些黑豆、黑米、黑芝麻、黑木耳、乌鸡等食物。

黑豆又名黑大豆，味甘性平，入脾、肾、心经，有补脾益肾、活血利水、祛风解毒的功效，主治脾虚乏力、浮肿，肾虚腰痛、遗尿，痈肿疮毒、药物中毒，以及面色萎黄、白发脱发等病证，特别适合血虚、肾虚者食用。此外，黑豆制成的豆浆、豆腐等豆制品，也是肾虚、血虚所致的须发早白、脱发患者的冬季食疗佳品。现代研究表明，黑豆是一种天然的防老抗衰食物，有抑制人体吸收动物性胆固醇的作用，对防治高血脂、心脏病、高血压病都大有裨益。

黑米是我国稻米中的珍品，从汉代到清末都被称为“贡米”“药米”“寿米”，其味甘性温，归脾、胃、肾经，有益气补血、暖胃健脾、滋补肝肾等作用，特别适合脾胃虚弱、气血不足所致神疲乏力、食欲不振、心悸气短，肾虚引起早泄滑精、小便频数，肝肾精血不足导致头昏目涩、白发脱发、腰腿酸软等不适者食用。现代研究证实，黑米具有清除自由基、改善缺铁性贫血、抗应激反应以及免疫调节等多种保健功能；黑米中的黄酮类化合物能维持血管正常的渗透压，有减轻血管脆性、防止血管破裂和止血的功效。

大雪养生代表药膳食疗方

雪莲二参鸡

【原料】

母鸡1只，雪莲花、三七各10g，党参15g，薏苡仁20g。生姜、葱、精盐、黄酒、胡椒粉各适量。

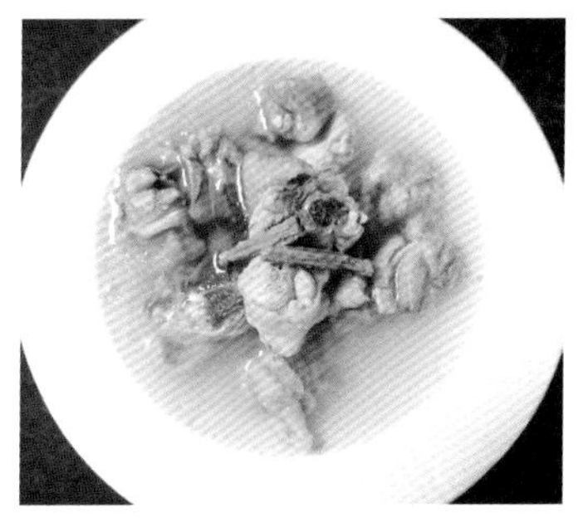

【做法与用法】

母鸡宰杀后煺毛，除去内脏，洗净，切块，沸水焯去血污；各味药材洗净，装入纱布袋内，扎紧袋口；生姜、葱洗净，生姜切片，葱切段。将焯过的鸡块与纱布袋以及适量的生姜片、葱段、黄酒、开水放入炖锅内，如常法用小火炖1.5小时。捞出纱布袋，弃除姜片、葱段，加精盐、胡椒粉调味即可。佐餐食用，食肉喝汤。

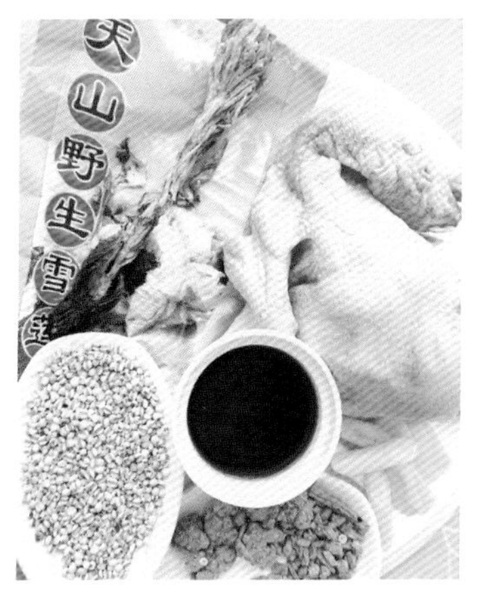

【专家点评】

雪莲花又名雪莲、雪荷花，是中国名贵民族药材之一，被称为“百草之王”“药中极品”。清代赵学敏《本草纲目拾遗》记载：“雪荷花产伊犁西北及金川等处，大寒之地，积雪春夏不散，雪中有草，类荷花，独茎，亭亭雪间，甚是可爱。……其地有天山，冬夏积雪，雪中有莲，性大热，能补阴益阳，治一切寒证。”其味甘、微苦、性质温热，具补肾助阳、散寒除湿、活血通经、调经止血之功，主治肾虚阳痿、腰膝软弱、风湿性关节炎、妇女月经不调、闭经、外伤出血等病证。雪莲花入药膳可以炖汤食用，也可泡酒饮服。

雪莲花含有生物碱、黄酮、甾醇、挥发油、多糖、雪莲内酯、氨基酸及微量元素等成分。现代研究表明，雪莲花具有明显的抗炎、镇痛及强心、降压、兴奋子宫、终止妊娠、解除肌肉痉挛、抗肿瘤、清除自由基、抗疲劳等作用。

本方又名“雪花鸡汤”，源于西北民间验方。主要组成是温阳除寒、调经止血，“治一切寒证”，尤其是风湿性关节炎的雪莲花，以及温中益气、养血益精，且以滋味鲜美、食补佳品著称的母鸡肉。配以益气强体、活血止痛的三七，益气健脾、渗湿止泻的党参，还有健脾渗湿、除痹止痛的薏苡仁。全方有温补脾肾、除痹止痛、利水止泻的功效。适用于寒湿型风湿性关节炎，如肢体关节冷痛肿胀、遇寒或冬季加重，以及脾肾虚衰型慢性泄泻，如大便稀软、五更泄泻、完谷不化、腰膝软弱、肢体乏力或冬季加重等病证的调治。

【食用注意】

用量不宜过大，孕妇禁食。

景天锁阳酒

【原料】

红景天 60g，锁阳 60g，党参 30g，黄芪 30g，当归 20g，枸杞子 50g。约 50° 的白酒 3500mL。

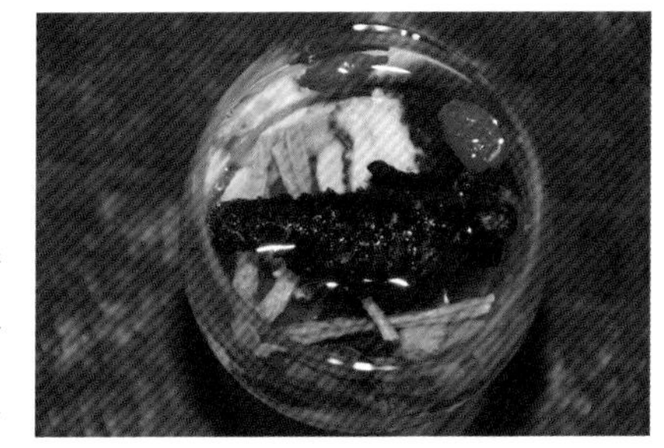

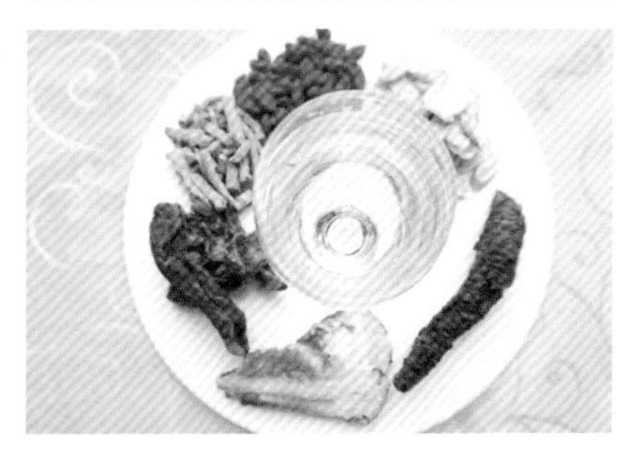

【做法与用法】

各味配料洗净，同置容器中，密封，浸泡 2 周后即可开封取用。每次服 10 ~ 15mL，每日中餐、晚餐各服 1 次，饭后服用亦可。

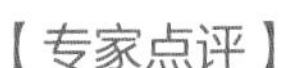

【专家点评】

红景天被藏民族称为“扫罗玛尔布”，是中国名贵民族药材之一，是继人参、刺五加之后发现的适应环境药物的后起之秀，被誉为“神药”“藏人参”“长生不老草”。我国最早的药物学专著、东汉的《神农本草经》即将红景天列为药中上品，明言其有“轻身（减肥）益气、不老延年”的功效，“主养命以应天，无毒，多服久服不伤人”；公元 8 世纪末，藏医经典著作《四部医典》就已将其收入并指出：“善润肺，能补肾，理气养血。主治周身乏力、胸闷、恶心、体虚等证”；李时珍《本草纲目》也指出：“红景天，本经上品，祛邪恶气，补诸不足”，是“已知补益药中所罕见”。其味甘性凉，归脾、肺二经，有健脾益气、清肺止咳、活血化瘀的作用。主治脾气虚衰、气血不足所致倦怠乏力、妇女带下、头晕面黄、心悸气短，肺阴不足引起咳嗽咯痰、痰黏难咯或咯痰带血，以及血瘀所致胸痹心痛、中风偏瘫。也是高原居民、过度疲劳、年老体弱与病后体衰所致体力不支、脑力不济，以及运动员、航天员和各种特殊环境下从事特种工作者的调补药食佳品。红景天入药膳可以炖汤食用，也可泡茶、泡酒饮服。

现代研究表明，红景天含有红景天苷、红景天苷元、红景天多糖、黄酮、蛋白质、脂肪、有机酸、维生素 A、维生素 D、维生素 E 和抗衰老活性超氧化物，还含有多种人体必需的氨基酸和无机元素、微量元素等。红景天具有抗疲劳、抗衰老、抗缺氧、抗寒冷、抗辐射、抗心肌缺血，增强机体免疫机能，提高机体抗病能力，协调中枢神经系统功能，增强甲状腺、肾上腺、卵巢分泌功能，增加血红蛋白和红细胞数量等作用。另外，红景天还有防癌抗癌的作用。

本药酒为邓沂教授自拟习用方，以红景天为主，配合补阳益精、增强体力的锁阳，益气生血的党参，补气升阳、益卫固表的黄芪，补血养血的当归，以及滋补肝肾、补血益精的枸杞子组成。全方合用，有益气助阳、补血益精、增强体力的功效。适用于冬季尤其是腊月身体疲累、畏寒肢冷的调补。此外，亦适用于运动过量、身体过度劳累等所致身体疲惫、肢倦乏力，以及大病重病之后气血虚衰引起精神不振、身疲肢倦、头晕目眩、心悸失眠的调治。中老年男性经常饮用有强体增力的功效。

【食用注意】

不善饮酒者，可减少用量或兑入凉白开水稀释后饮用。

菟丝枸杞粥

【原料】

菟丝子、枸杞子各 20g，粳米 100g。白砂糖适量。

【做法与用法】

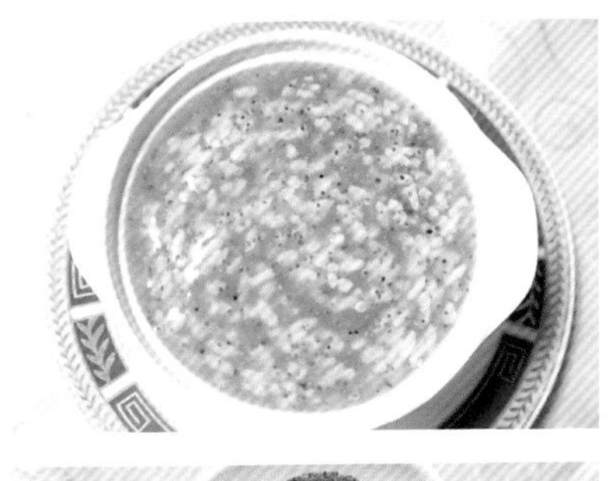

菟丝子洗净后捣碎，加水煮，煮开 30 分钟后去渣取汁；枸杞子用温水泡至回软；粳米淘洗干净，用冷水浸泡半小时，捞出，沥干水分。将枸杞子、粳米加入菟丝子汁中，用大火煮沸，再改用小火熬煮，煮至粳米熟软，加入白糖调味，稍煮片刻即成。直接食用。

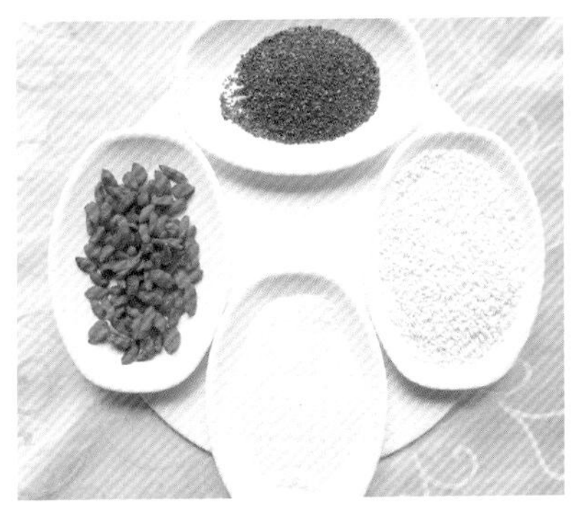

【专家点评】

菟丝子味辛甘、性平，入肝、肾、脾经，具有补肝益肾、固精缩尿、明目、安胎、止泻的功效，主治腰膝酸软、耳鸣眼花、阳痿遗精、小便频数，以及肾虚胎漏、胎动欲坠与脾虚泄泻等病证。明代医药学家倪朱谟《本草汇言》对其给予高度评价："菟丝子，补肾养肝，温脾助胃之药也。但补而不峻，温而不燥，故入肾经，虚可以补，实可以利，寒可以温，热可以凉，湿可以燥，燥可以润。"

枸杞子味甘、性平，入肝肾经，具有补肾益精、养肝明目之功效，有中药"红宝石"之称。枸杞子含有人体必需的糖类、蛋白质、粗脂肪、多种维生素和磷、铁等矿物质。最近药理研究证实有降血压、降胆固醇和防止动脉粥样硬化作用，能改善动脉硬化程度和心肌缺血状态；并能保护肝细胞的新生，改善肝脏功能，对慢性肝炎、中心性视网膜炎、肺结核的治疗有一定效果；还有兴奋大脑神经和性神经的作用。

本方以菟丝子、枸杞子为主，合入补中益气、健脾和胃、止泻止痢的粳米组成。全方具有补脾益肾、止泻止痢的功效，同时有不温不燥的特点。适用于体虚之人，冬季或大雪前后眩晕乏力、两目干涩、腰酸背痛、大便稀软等不适的调补。也适用于脾虚湿盛、肾虚阳弱所致大便不调、形体消瘦、面色萎黄、肢体浮肿、小便不利、畏寒肢冷等病证的调治。

杞韭炒虾仁

【原料】

枸杞子 50g，韭菜 150g，虾仁 300g。鸡蛋 1 个，食盐、淀粉、植物油、麻油、淀粉各适量。

【做法用法】

枸杞子清水泡软；韭菜摘洗干净，切 3cm 长段；鲜虾仁洗净（冷冻虾仁解冻后洗干净、沥干水分）。鸡蛋打破盛入碗内，搅拌均匀加入淀粉、麻油调成全蛋淀粉糊，把虾仁倒入拌匀待用。炒锅烧热倒入植物油，待油 7 成热后放虾仁煸炒，蛋糊凝住虾仁后放入韭菜、枸杞子同炒，放食盐调味，淋上麻油、搅拌均匀起锅即可。佐餐食用。

【专家点评】

方中以韭菜、虾仁为主，合入枸杞子组成。韭菜味辛、性温，具补助肾阳、温中行气之功，《日华子本草》记载：“暖腰膝，除心腹痼冷、胸中痹冷、痃癖气及腹痛等。”虾仁味甘微咸、性质微温，有补肾壮阳之效。枸杞子，味甘、性平，功能滋补肝肾、补血益精，主治肾精亏虚或肝血不足所致头晕目眩、腰膝酸软、耳鸣耳聋、视物不清等不适或病证。

本方又名“枸杞子韭菜炒虾仁”，全方合用，具有补肾助阳、滋补肝肾的功效。适于阳虚体质尤其是老年人冬季、大雪节气前后，出现神疲乏力、畏寒肢冷、食欲不振、脘痞腹胀、视物昏花、耳鸣重听、大便不畅等不适或病证的调补或调治。

大雪养生辅助药膳食疗方

海参大枣粥

【原料】

海参2只，大枣10枚，粳米适量。

【功效与适应人群】

本方具有补肾益精、养血润燥、温脾暖胃之功。适用于脾肾虚衰型慢性泄泻，如大便稀软、五更泄泻、完谷不化、腰膝软弱、肢体乏力或冬季加重等病证的调治。

花生核桃糊

【原料】

花生50g，山楂、核桃仁、黑芝麻各30g。红糖20g。

【功效与适应人群】

本方具有健脾开胃益气、补肝益肾养血的功效。适用于年老体弱、脾肾虚亏之人出现神疲乏力、耳鸣眼花、失眠多梦、腰膝酸软、食欲不振、大便干结等不适的冬季调补。

顺安养生汤

【原料】

冬虫夏草3g，狗肉250g，肉桂3g。葱段、姜片、精盐各适量。

【功效与适应人群】

本方具有补脾益肾、温阳散寒的作用。适用于脾肾虚寒体质，大雪时节或冬季出现神疲乏力、畏寒肢冷等不适的调补。亦适用于脾肾虚寒所致，冬季加重或复发的五更泄泻、完谷不化、遗精早泄、尿频遗尿、男子房事不举、女子性欲冷淡等病证的调治。

归地羊肉汤

【原料】

当归15g，生地15g，羊肉500g，生姜6片。调料适量。

【功效与适应人群】

本方又名“当归生地羊肉汤”，具有益气助阳、养阴补血的作用。适用于普通人群与南方地区阳虚体质者冬季、大雪节气前后的调补，有强健体力、抵御风寒的保健价值。另外，亦可用于妇女血虚血寒所致月经量少、行经不畅、痛经，以及年老体弱习惯性便秘出现大便干结或不干、排解不畅或无力等病证的调治。

砂仁煨肚条

【原料】

砂仁5g，花椒末2g，猪肚500g。葱白、生姜、食盐、植物油各适量。

【功效与适应人群】

本方具有温补脾胃、化湿和中的功效。适用于普通人群或脾气虚体质，冬季或大雪节气前后出现胃脘腹部胀满疼痛、食欲不佳等不适的调养。亦适用于脾虚夹湿型慢性胃炎所致胃脘痞闷、胀痛等病证的辅助治疗。

四、冬至药膳食疗养生

冬至吃饺子与祛寒娇耳汤

“冬至”俗称“冬节”“长至节”“亚岁”等。早在二千五百多年前的春秋时期，中国就已经用土圭观测太阳测定出了冬至，它是二十四节气中最早被确定的节气之一。冬至是冬三月六个节气中的第四个节气，为二十四节气中的第二十二个节气，时间一般在每年的公历12月21日至22日之间。

《恪遵宪度抄本》说：

阴极之至，阳气始生，日南至，日短之至，日影长至，故曰冬至。

冬至日太阳直射南回归线，北半球昼最短、夜最长。故民间有“吃了冬至饭，一天长一线”的说法。

古人将冬至分为三候：

一候蚯蚓结，二候麋角解，三候水泉动。

“蚯蚓结”，传说蚯蚓是阴曲阳伸的生物，此时阳气虽已生长，但阴气仍然十分强盛，因此土中的蚯蚓仍然蜷缩着身体。“麋角解”，麋与鹿同科，却阴阳不同，古人认为麋的角朝后生，所以属阴，而冬至一阳生，麋感阴气渐退而落角。“水泉动”，由于“阴静阳躁”的缘故，此时阳气初生，所以山中的泉水开始流动并且有温热感觉。

我国古代对冬至很重视，冬至被当作一个较大节日，而且有庆贺冬至的习俗。《汉书》中说：“冬至阳气起，君道长，故贺。”就是说，人们认为，**过了冬至，白昼一天比一天长，阳气回升，是一个节气循环的开始**，也是一个吉日，应该庆贺。

汉朝以冬至为“冬节”，官府要举行祝贺仪式，称为“贺冬”，例行放假。唐宋时，以冬至和岁首并重。南宋孟元老《东京梦华录》说：“十一月冬至，京师最重此节，虽至贫者，一年之间，积累假借，至此日更易新衣，备办饮食，享祀先祖。官放关朴，庆祝往来，一如年节。”因此民间就有“冬至大如年”的说法。

冬至又称“数九”。

冬至开始就“入九”了，人们往往在这天画一枝素梅，上有八十一个瓣，名为“九九消寒图”，每天用红色涂一瓣，涂尽就“出九”了，故而冬至又称“数九”。有些地区在冬至这一天还有祭天祭祖的习俗。民间认为，冬至是为死者送寒衣、固房屋的日子，家家户户用火纸剪制衣服，焚于墓前，尔后添土。有的地区则祀祖于祠堂，仪式十分隆重。

冬至时各地都有不同的饮食风俗，如北方地区有冬至吃饺子、吃馄饨的习俗，南方地区在这一天则有吃冬至米团、冬至长线面的习惯，有的地区还有冬至吃羊肉、吃狗肉的传统。冬至经过数千年的发展，形成了独特的节令饮食文化，其中“吃饺子”成为多数中国人冬至的风俗。

民间有“十月一，冬至到，家家户户吃水饺”的习俗，这是源于纪念“医圣”张仲景冬至舍药留下的习俗。

张仲景是东汉时期南阳人，他著有临床医学巨著《伤寒杂病论》，一向被医学界奉为“医圣”，祛寒娇耳汤就是由其发明而被历代奉为经典的药膳。东汉时他曾任长沙太守，访病施药，于大堂行医，后毅然辞官回乡，为乡邻治病。

其返乡之时，正是冬季，他看到白河两岸乡亲面黄肌瘦，饥寒交迫，不少人的耳朵都冻烂了，便让弟子在南阳东关搭起医棚，支起大锅，在冬至那天舍“药”为百姓治冻疮。他把羊肉和一些祛寒药材放在锅里熬煮，然后将羊肉、药物捞出来切碎，用面片包出耳朵样的“娇耳”，煮熟后分给前来求药的人，每人两只“娇耳”、一大碗肉汤。

人们吃了“娇耳”，喝了“祛寒汤”，浑身暖和，两耳发热，冻伤的耳朵渐渐治好了。后人学着“娇耳”的样子，包成食物，也叫“饺子”或“扁食”。冬至吃饺子，是民间不忘“医圣”张仲景“祛寒娇耳汤”之恩流传下来的习俗。

冬至是养生的大好时机，主要是因为“阳气始于冬至”。

冬至的饮食养生要注意两点，一是“冬至进补”，此时在饮食方面宜多样化，注意谷、肉、果、菜的合理搭配，辨证施补，缺什么补什么，饮食宜清淡，不宜过食辛辣燥热、肥腻食物。**二是“宜食坚果”**，因为坚果性质偏温热，在其他季节吃容易上火，而冬至时天气较冷，多数人吃后不存在这个弊端。坚果大多有补肾益精、强体御寒的作用，而冬季对应的是肾脏，因此冬季进补适当多吃坚果，对身体很有好处。

冬至养生代表药膳食疗方

参归羊肉汤

【原料】

羊肉 150g，党参、枸杞子各15g，当归、生姜各 10g，大枣 10枚。精盐适量。

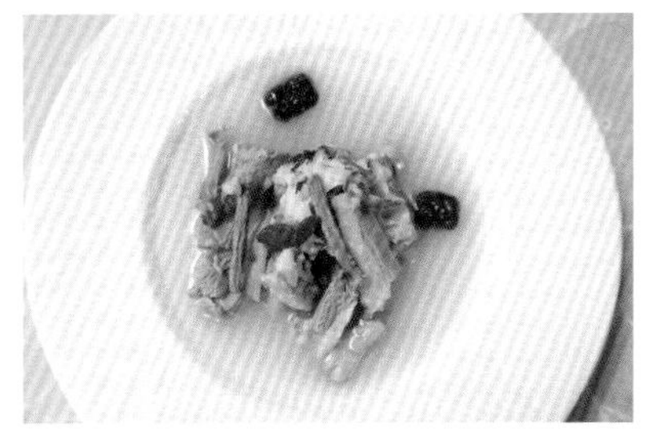

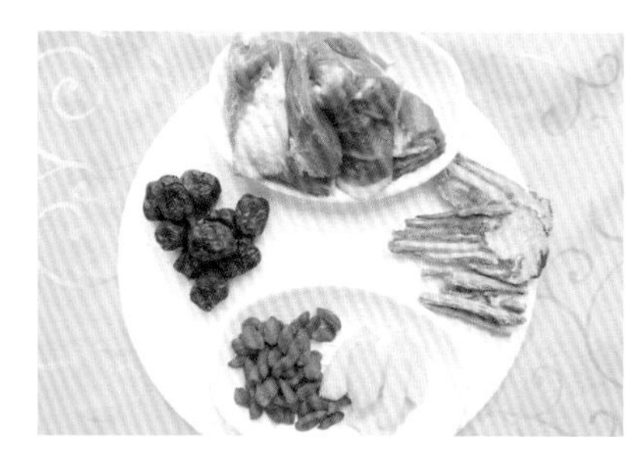

【做法与用法】

羊肉洗净，斩成小块。其余用料洗净，生姜拍烂，备用。全部用料放入锅内，加适量水，小火煮2小时，加精盐调味即成。吃肉喝汤。

【专家点评】

党参味甘、性平，入脾、肺经，具有益气、生津、养血之功效，主治脾胃虚弱、气血不足、津伤诸证，如体倦乏力、食欲不振、大便泄泻、头晕面黄、口干口渴等。现代研究发现党参含有皂苷、生物碱、活性多糖、多种维生素和微量元素等，对神经系统有兴奋作用，能增强机体抵抗力，具有调节胃肠运动等作用。

当归味甘微辛、性温，入肝、心、脾经，具有补血活血、调经止痛、润肠通便等功效，用于血虚所致头昏目眩、心悸健忘、面色萎黄，血虚血瘀导致月经不调、经闭痛经、崩漏下血、腹部冷痛、风湿痹痛、跌扑损伤，以及血虚肠燥引起便秘等病证的治疗。现代研究发现，当归能显著促进机体造血功能，升高红细胞、白细胞和血红蛋白含量，确为补血要药，是中医治疗血虚的重要药物。

本方以党参、当归益气养血，羊肉温中益气、健脾养胃为主，合入补肝益肾、益精养血的枸杞子，升阳散寒、暖胃止痛的生姜，以及健脾益胃、补气养血的大枣组成。具有健脾养胃和中、温中益气止痛等功效。适用于普通人群冬至或冬季进补，可使气血充沛、脾胃强健、身体康健。同时也适用于脾胃虚寒、气血不足所致身疲乏力、头晕目眩、畏寒肢冷、面色萎黄或青白、胃脘腹部冷痛、食欲不振、大便稀软，以及妇女产后血虚感寒致使恶露不下、腹胀腹痛，男子寒疝腹痛、畏寒肢冷等病证的调治。

阿胶胡桃膏

【原料】

阿胶 250g，核桃肉、黑芝麻、桂圆肉各 150g，去核红枣 500g。黄酒 50mL，冰糖（敲碎）250g。

【做法与用法】

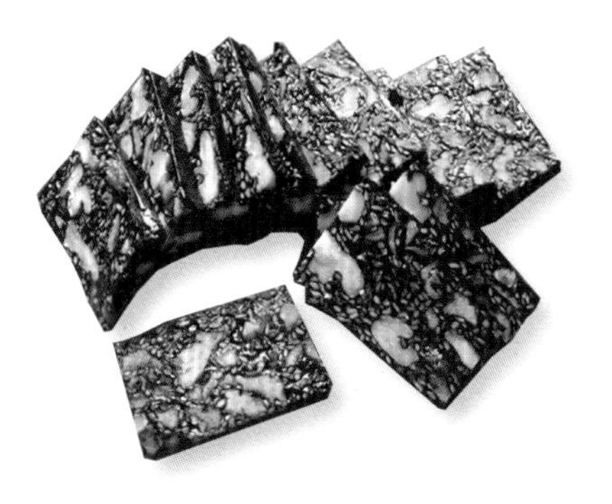

黑芝麻炒熟、碾碎，核桃肉、桂圆肉、红枣肉切小粒。阿胶打碎用黄酒浸泡 5 ～ 7 天，然后与黄酒一起放在砂锅或陶瓷容器中，隔水蒸至阿胶完全融化。再将芝麻碎与核桃、桂圆、红枣粒放入锅中搅拌均匀，调入冰糖，待冰糖完全融化立即关火。

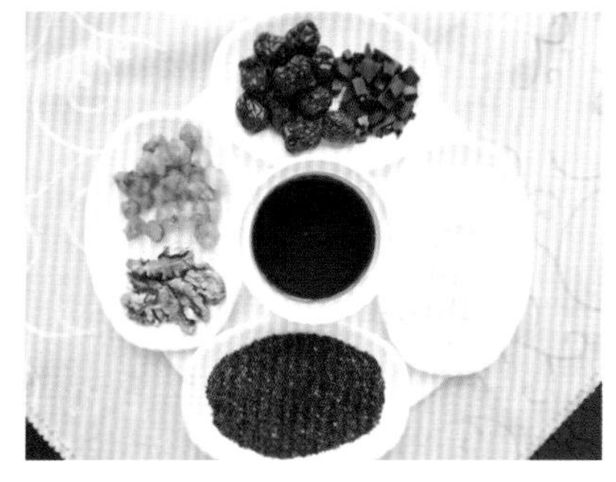

此方既可做成膏方阿胶膏，亦可做成糖果阿胶糕。膏方阿胶膏是将做好的阿胶膏放凉贮存在干净的容器中密封即可。糖果阿胶糕，是将做好的阿胶膏趁热倒入事先准备好的涂抹了橄榄油等油脂的冷却盘内，厚度约 0.5cm，并用锅铲按实按平，一小时左右凝固后，用刀切成约两个麻将牌大小即可。切好的阿胶糕片要放在案板上，待凉透后再装入干净的容器中密封，放入冰箱保存。

膏方阿胶膏，空腹食用，每次吃 1 ～ 2 汤匙，一日 1 ～ 2 次。糖果阿胶糕，随意嚼食，每天吃 2 ～ 3 块，一日 1 ～ 2 次。

【专家点评】

阿胶在我国的应用已有2000多年的历史，历来被誉为“补血圣药”“滋补国宝”，传统上与人参、鹿茸、冬虫夏草等齐名，原国家卫生部（现为国家卫生健康委员会）早就将其列入“既是食品又是药品的物品名单”。阿胶在历史上有补血、滋养、美容三大功效，经常食用阿胶有补血强体、改善睡眠、美容养颜、健脑益智等养生保健价值，阿胶入药膳可以炖汤、煮粥，或做菜，或制膏方食用。阿胶多由胶原蛋白和多肽类物质、多糖类物质及其他小分子物质组成，含有包括7种人体必需氨基酸在内的17种氨基酸、包含14种必需微量元素在内的27种微量元素，其中铁、铜、锌、锰的含量最高。现代研究证明，其有补血生血、迅速增加红细胞和血红蛋白数量、升高白细胞，促进止血，增强机体免疫力，抗疲劳，升高血压，加速骨折愈合、促进钙磷沉积、增加骨密度，抑制酪氨酸酶活性以及黑色素合成等作用。

本方源自民间验方，现各地均有使用。阿胶（膏）糕，最早出自民间秘方“贵妃美容膏”，方中的原料除了阿胶和胡桃（即核桃）以外，还包括少量的黑芝麻、黄酒和冰糖，在唐代以后的药膳书中屡有记载，据说是杨贵妃所创。此方的创立者是否为杨贵妃目前无法考证，只能存疑。不过杨贵妃服用阿胶养颜一事，在《全唐诗·宫词补遗》中的确有诗为证：“铅华洗尽依丰盈，鱼落荷叶珠难停。暗服阿胶不肯道，却说生来为君容。”

在清代，御医们为了增加方子的补养功效，又在其中添加了桂圆肉和红枣，制成了美容养颜名方“阿胶胡桃（膏）糕”。《清宫叙闻》记载，“西太后喜食胡桃阿胶膏，故老年皮肤滑腻”即是证明。近年来，由于人们对健康和美丽的追求，民间以“阿胶（膏）糕”“固元（膏）糕”“阿胶胡桃（膏）糕”“贵妃美容（膏）糕”等名称，以膏方、糖果等形式大量食用，已然成为养生保健的风尚。

本方以补血滋阴的阿胶为主，配合补肾益精、强壮腰膝、润肠通便的核桃，补肝益肾、益精补血、除燥通便的黑芝麻，补益心脾、益智宁心的桂圆，补脾和胃、益气养血的红枣组成。冰糖既有调味的作用，又有润肺止咳、清痰去火的作用；黄酒可将阿胶等所用物料的有效成分溶解出来，易于人体消化吸收。全方共奏养血美容、补肾抗衰、润肠通便之功。宜于血虚、肾虚、阴虚等诸多虚损之人的冬令进补，经常食用，确有改善睡眠、增强体力、减少怕冷症状、美容养颜靓肤等保健功效。

【食用注意】

食用后有口干咽痛、大便干结等上火表现者，可以减少用量，或隔一天吃一次。食用后有大便变稀或大便次数增多，说明脾胃寒湿比较重，平时可适度吃一些生姜或葱、蒜等辛辣食物，大便就会好转。

龙凤呈祥汤

【原料】

活蛇一条，谷养鸡一只，枸杞子、新鲜香菇各适量。生姜片、葱花、精盐各适量。

【做法与用法】

活蛇宰杀后清洗干净，斩成约 6cm 长的小段，焯水后放入砂锅内。母鸡宰洗后收拾干净，切块，焯水后也放入砂锅

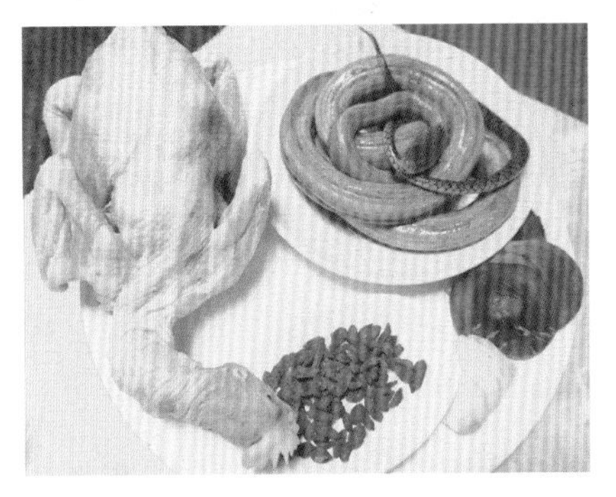

中。枸杞子、香菇洗净，枸杞子清水泡软，香菇切片。砂锅中加入热水、生姜片、香菇片、精盐，把砂锅放到小火上煲至熟，如使用高压锅，则仅需20分钟左右，最后加入枸杞子，撒上葱花即可。食肉喝汤。

【专家点评】

蛇肉味甘咸、性温，入肝经，具有祛风活络、定惊止痉的功效。现代研究发现蛇肉含人体必需的各种氨基酸，其中含有增强脑细胞活力的谷氨酸，还有帮助解除人体疲劳的天门冬氨酸等营养成分，是脑力劳动者的良好食物。蛇肉胆固醇含量很低，对防治血管硬化有一定的作用，同时有滋肤养颜、调节人体新陈代谢的功能。蛇肉中所含有的钙、镁等元素，是以与蛋白质融合的形式存在的，因而更容易被人体吸收利用，所以对预防心血管疾病和骨质疏松症有一定作用。

鸡肉味甘、性温，入脾、胃经，可益脾胃、养气血，用于治疗脾胃虚弱、气血不足所致食欲不振、大便泄泻、身体瘦弱、神疲乏力、头晕心悸诸证。

本方为民间验方，亦称“龙凤呈祥蛇鸡汤”“龙凤汤”“蛇鸡汤”，各地特别是两广地区、闽台地区使用普遍，现在已有药膳罐头上市。方中以蛇肉与鸡肉二者合用，号称“龙凤”，并且配入补血养阴的枸杞子与补气健脾的香菇组成。全方具有益气补血温阳、活血行气祛风的功效。适用于冬季进补，有补虚养身、强健身体的保健功效。同时对体弱之人畏寒肢冷、风湿痹痛、神疲乏力、头晕目眩、冬重夏轻的病证，具有一定的辅助治疗作用。

韭菜羊肉饺

【原料】

韭菜 250g，羊肉 500g，山药粉 250g。面粉 500g，黄酒、食盐、味精、米醋少许。

【做法用法】

羊肉洗净、切成肉末，加黄酒、食盐、味精腌制；韭菜洗净切成碎末拌入羊肉肉末成水饺馅。山药粉和面粉搅拌均匀后加水和面，分成若干面剂子，制成水饺皮，包上饺子馅制成水饺，下沸水中煮熟即可。随意食用。

【专家点评】

方中羊肉味甘性温，入脾、胃、肾经，其温阳补气、益精养血，向为冬季进补的常用食材。如《名医别录》曰："（羊肉）主缓中……虚劳寒冷，补中益气。"《日用本草》言："（羊肉）治腰膝羸弱，壮筋骨，厚肠胃。"民间亦有"冬吃羊肉赛人参""冬季吃羊肉，一冬暖洋洋"等养生谚语。

本方又名"韭菜羊肉山药水饺"，方以羊肉为主料，合入味甘微涩、性平，具有补肺、健脾、固肾与益气生精功效的山药，以及味辛香、性微温，具备补肾、温阳、行气作用的韭菜组成。全方合用，共奏温肾暖脾、益精养血之功，既可用于脾肾阳虚体质各种不适与病证，如神疲乏力、腰膝酸软、畏寒肢冷、乏力肢困、食欲不振、脘腹痞闷疼痛、大便稀溏或排解不畅、性功能不佳等人群，冬季、冬至前后的调补或调治；亦是冬季进补，立冬、冬至节气民众青睐的补养美食。

冬至养生辅助药膳食疗方

六味牛肉饭

【原料】

牛后腿肉500g，粳米500g，高良姜、荜茇、胡椒、草果、砂仁、陈皮各3g。生姜、黄酒、精盐、味精各适量。

【功效与适应人群】

本方具有温中和胃、益气健脾、行气止痛的作用。适用于年老体弱或儿童冬季或冬至前后感寒，出现脘腹胀满或冷痛、食欲不振、纳食减少、大便泄泻或完谷不化等不适的调补。也适用于慢性胃炎、消化性溃疡、慢性肠炎、消化不良性腹泻等病症，中医辨证属于脾胃虚寒、气机阻滞，表现胃脘痞满、腹部胀满、脘腹疼痛、食欲不振、纳食不消、大便稀软、大便泄泻，遇寒加重、多食复发，伴见神疲乏力、形体消瘦、畏寒肢冷等病证的辅助治疗。

砂锅羊杂碎

【原料】

羊肉、羊心、羊肺、羊肚、羊肥肠各50g。香菜、大葱、生姜、芝麻酱、八角、食盐、胡椒粉、辣酱油各适量。

【功效与适应人群】

本方具有益气补虚、温中暖下、温阳散寒、生肌健力之功。适用于脏腑虚衰、气血不足、阳虚内寒所致心悸失眠、咳嗽气短、食欲不振、大便泄泻、畏寒肢冷、小便不利等病证的冬至前后或冬季调补。

【食用注意】

羊内脏为高脂肪、高胆固醇、高嘌呤食物，因此高脂血症与痛风病患者慎用。外感病发热未清者忌食。

枸杞乌鸡汤

【原料】

乌鸡一只，枸杞子 40g，红枣 20 枚。生姜片、精盐各适量。

【功效与适应人群】

本方具有补血养颜、益精明目的作用。适用于阴血虚损所致身体虚弱、神疲乏力、头晕目眩、失眠多梦等不适的冬季或冬至前后进补。经常食用本方有美容养颜、预防视力疲劳的保健功效。

参芪炖母鸡

【原料】

党参、黄芪各 50g；母鸡 1 只。生姜、料酒、精盐、味精各少许。

【功效与适应人群】

本方具有补中益气、养血温中的功效。适用于气虚或气虚与血虚兼夹体质，冬季或冬至前后出现神疲乏力、气短自汗、食少脘痞、咳嗽虚喘、面色萎黄等不适或病证的调补。

归圆鸡肉汤

【原料】

当归、桂圆各10g，枸杞子5g，红枣5枚，鸡肉250g。生姜3片，食盐、料酒少许。

【功效与适应人群】

本方又称“当归桂圆枸杞红枣鸡肉汤”，具备温补气血之功。适用于气血兼虚体质，冬季或冬至前后乏力肢困、头晕心悸、夜寐不安等不适的调补。中老年妇女经常食用，有美容养颜的保健作用。

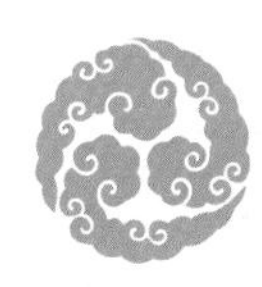

小寒高卧日三竿，
大寒来去又一年。

五、小寒药膳食疗养生

小寒吃鹿肉益精温阳御寒

“小寒”为冬季的第五个节气，是二十四节气中的第二十三个节气，与大雪等节气一样，都是反映温度变化的节气，时间一般在公历每年1月5日到7日之间。《月令七十二候集解》中说：

月初寒尚小……月半则大矣。

就是说，在节气起源地的黄河流域，当时大寒是比小寒冷的。又由于小寒节气还处于“二九”的最后几天里，小寒过几天后，才进入冬季最冷的“三九”，并且冬季的小寒正好与夏季的小暑相对应，所以称为小寒。实际根据中国的气象资料，小寒是气温最低的节气，只有少数年份的大寒节气气温低于小寒。

小寒中的三候，其物候反映分别是：

一候雁北向，二候鹊始巢，三候雉始雊。

“雁北向”，古人认为候鸟中的大雁，习性是顺阳气而迁移的，此时由于阳气已动，因此大雁就开始自南而北，离开了南方最热的地方，向故乡飞回。“鹊始巢”，是说喜鹊此时感觉到阳气而躁动起来，已经开始筑巢，准备繁殖后代。“雉始雊”，雉，指野鸡，雊，gòu音，鸣叫之意，是说野鸡感到了阳气的滋长而鸣叫起来。

另外，由于阳气升动，顶着严寒，梅花开始开放了，就此反映二十四节气物候变化的“二十四番花信”也开始了。如南朝宗懔《荆楚岁时说》记载：“始梅花，终楝花，凡二十四番花信风”，是说二十四番花信风开始于“小寒”节气的梅花，结束于“谷雨”节气的楝花。

“小寒”时节具体的花信为：

一候梅花，二候山茶，三候水仙。

俗话说：“小寒大寒，冷成冰团。”小寒时节，人们的日常饮食也应偏重于温性、热性食物，如羊肉、狗肉、鹿肉等就受到大家的欢迎，羊肉汤、涮羊肉、烤白薯、糖炒栗子、麻辣火锅、红焖羊肉等美食，亦成为小寒时节的时尚。

鹿肉味甘，性温，入脾、胃、肾经，有温肾益精、补脾养胃、益气补血的功效，主治脾胃气血不足、肾精肾阳虚衰所致女性四肢寒冷、手脚冰凉、月经量少、月经疼痛、白带清稀量多，男性神疲乏力、腰酸腿软、阳痿遗精、小便频数、夜尿较多等病证，有明显的食疗效果。如北京稻香村推出的小寒“坛焖鹿肉”，选用滋补食材鹿肉为主料进行烤制，并搭配桂圆、枸杞子、香菇、胡萝卜等药食两用之品或食材，对于年老体衰、肾精肾阳不足所致神疲乏力、形体消瘦、畏寒肢冷、夜尿较多等不适有很好的补养作用。

小寒时节，人们的生活起居需注意日常的御寒保暖。如民谚所谓“人到小寒衣满身，牛到大寒草满栏”讲的就是这个道理。

小寒时节，因为天气寒冷，民间有些很有特色的体育锻炼方式很受人们的青睐。如跳绳、斗鸡、踢毽子、滚铁环、挤油渣渣等，都是人们喜闻乐见的游戏健身项目。“斗鸡”即盘起一脚、一脚独立、两人或多人相互对斗的游戏，“挤油渣渣”则是众人靠着墙壁相互拥挤的游戏。如果遇到下雪天气，人们更是欢呼雀跃，堆雪人，打雪仗，很快就会使血脉通畅，全身暖和。

小寒养生代表药膳食疗方

杜仲炒腰花

【原料】

猪肾 250g，杜仲 12g。生姜、葱白、大蒜、花椒、植物油、精盐、

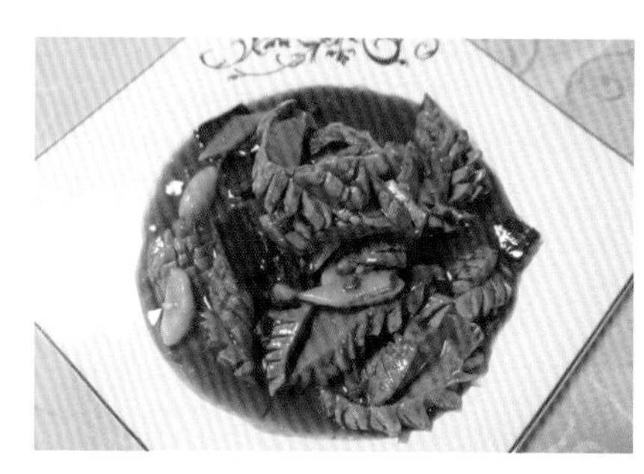

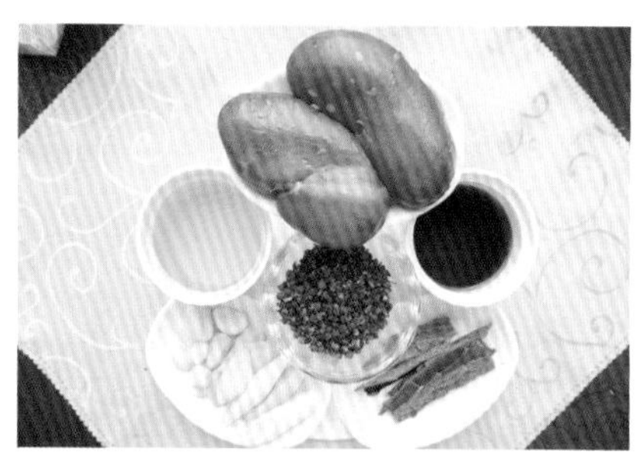

酱油、醋、白糖、味精、绍酒、干淀粉各适量。

【做法与用法】

杜仲水煎取汁，再加酱油、白糖、绍酒、干淀粉、味精拌兑成芡糊，分成两份待用。生姜、大蒜切片，葱切段，待用。猪肾对剖两片，剔去筋膜，切成腰花，用一份杜仲芡糊腌渍。炒锅烧热，入油，至七八成热，放入花椒炸香，再放入腰花、姜、葱、蒜，快速炒散，沿锅边倒入另一份杜仲芡糊与醋，翻炒均匀，起锅装盘即成。佐餐食用。

【专家点评】

猪肾即猪腰子，味甘咸、性平，入肾经，“以脏补脏”，有补肾益精、壮腰温阳、助益膀胱的功效，《名医别录》说：“和理肾气，通利膀胱”，唐代医学家孟诜《食疗本草》说：“主人肾虚”。猪肾常用于治疗肾虚腰痛、骨软脚弱、遗精盗汗、小便滴沥等病证。现代研究表明，其富含蛋白质、脂肪、碳水化合物及核黄素、维生素 A、硫胺素、尼克酸、钙、磷、铁等多种维生素和矿物质，营养丰富，深受老百姓喜爱。

杜仲味甘、性温，入肝、肾经，具有补肝肾、强筋骨、安胎之功效，凡肾亏腰痛、下肢痿软无力、小便频数、男子阳痿不举、女子胎动不安、习惯性流产等皆可应用，尤擅补肾健腰，古有“腰痛必用杜仲”之说。现代研究表明，杜仲含杜仲胶、糖苷、生物碱、有机酸、醛糖等，有良好的降压作用，能减少胆固醇的吸收，可使小鼠肝糖原含量显著升高，有兴奋垂体、肾上腺皮质系统与持续增强肾上腺皮质功能的作用，能增强体力，抗疲劳，增强机体非特异性免疫功能，能使离体子宫自主收缩减弱，还有镇静、镇痛、利尿及延缓衰老的作用。

本方为民间验方，各地都有使用。方中杜仲入肾经温肾助阳，猪肾益肾精滋肾助阳，两者相伍，可阴阳并调，而以滋化阳气为特点。全方具有补肾益精、温肾助阳的功效，适用于中老年人冬季、小寒节气前后肾虚的调补，如腰痛腿软、畏寒肢冷、头目眩晕、夜尿频多等不适，尤其对夜尿增多者有较好的调治作用，也适用于高血压、性功能低下者以及妊娠漏血、胎动不安的辅助治疗。

【食用注意】

因本品属温补药膳，如果有口渴、口苦、小便黄赤等热证症状，不宜服用。猪肾为高脂肪、高胆固醇、高嘌呤食物，因此高脂血症与痛风病患者慎用。

八宝甜米饭

【原料】

糯米 300g，红豆沙 100g，核桃仁、莲子、红枣、葡萄干各 25g，熟猪油、白砂糖各适量。

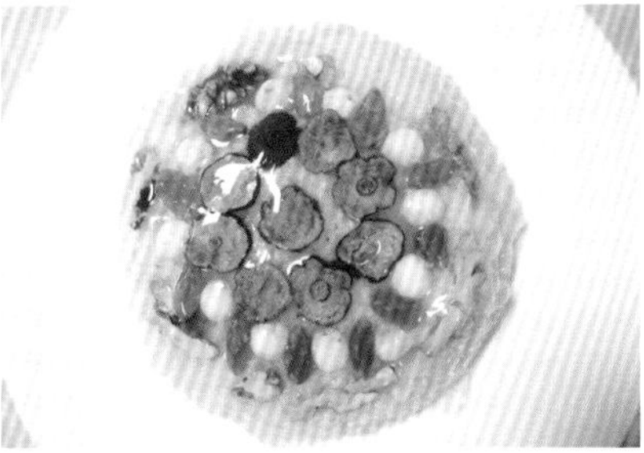

【做法与用法】

糯米洗净后在水中浸泡 6 小时，捞出，沥干水分。在笼屉内垫薄布，将糯米松松地放入笼

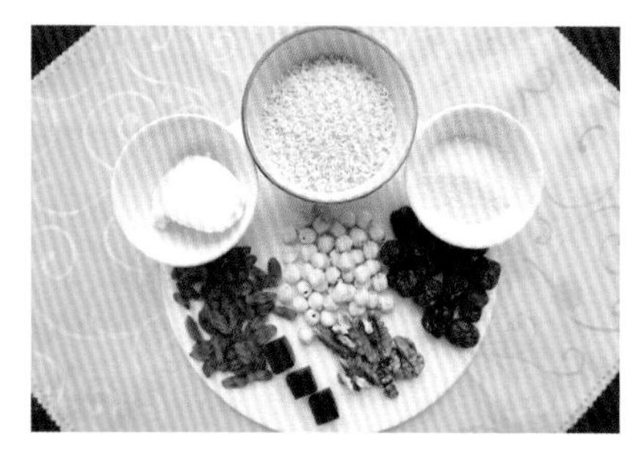

屉，用旺火蒸 30 分钟，制成八分熟的糯米饭。将糯米饭倒入较大的容器中，加入白砂糖、猪板油搅拌均匀备用。核桃仁改刀切成小粒。莲子去心，洗净，提前煮 30 分钟至六成熟。红枣温水浸泡 30 分钟，去核。

取敞口大碗，在碗内壁抹上一层熟猪油以防黏碗，把处理好的核桃仁、莲子、红枣肉和葡萄干有规律地铺在碗底，然后码入一层拌好的糯米饭、压实，再码入一层红豆沙，最后码入一层拌好的糯米饭，与碗边封平。将装好各物的大碗糯米饭放入蒸锅，用大火蒸 40 分钟。稍晾凉后，先用大平盘反扣在碗上，再小心地整体翻个，将八宝饭倒扣在大平盘中即可。直接食用。

【专家点评】

糯米味甘、性温，入脾、胃、肺经，具有补中益气、健脾止泻、缩尿敛汗之功效，主治脾胃虚寒所致食欲不佳、体倦乏力、腹胀腹泻，脾肺气虚引起自汗、多汗，以及气虚多尿等病证。《本草纲目》即谓："暖脾胃，止虚寒泄痢，缩小便，收自汗。"现代研究表明，其含有丰富的蛋白质、糖类、钙、磷、铁及维生素 B_1、维生素 B_2、烟酸和矿物质，脂肪含量低，为温补强壮食品。

红豆即赤豆、红饭豆，与赤小豆一样，均可入药，味甘微酸、性微寒，入脾、心、小肠经，明代医学家缪希雍《神农本草经疏》说："赤小豆健脾燥湿，故主下水肿胀满，止泄，利小便也"，唐代医学家甄权《药性论》说："消热毒痈肿，散恶血不尽"，功能健脾燥湿止泻、清热解毒消痈，主治脾虚湿盛所致小便不利、泄泻、水肿、带下、脚气，心与小肠热盛引起皮肤肿毒疮疡、小便淋涩疼痛、大便出血等证。

本方为民间验方，各地使用较为普遍，所用物料即“八宝”各不相同，如薏苡仁、龙眼肉、枸杞子、糖青梅、糖玫瑰、陈皮脯等均有使用。方中以糯米、红豆沙为主，合入补肾固精、温肺定喘、润肠通便的核桃仁，补脾益胃、养心安神、涩肠止泻的莲子，补中益气、养血安神的红枣，以及补益气血、强健筋骨、通利小便的葡萄干组成。全方合用，具有健脾益胃、滋肾养心、补益气血的作用。适用于冬季、小雪前后脾肾两虚、心脾不足之人出现神疲乏力、食欲不振、头晕目眩、腰膝酸软、失眠多梦等不适的调补。经常食用本方可使脾肾先后天强盛、精气血津液充沛，所以亦有延年益寿的保健效果。

【食用注意】

脾虚大便稀软或泄泻者，减少核桃用量，以免滑肠，致使病证加重。

羊肾人参粥

【原料】

羊肾一个，人参 20g，粳米 200g。生姜片、精盐各适量。

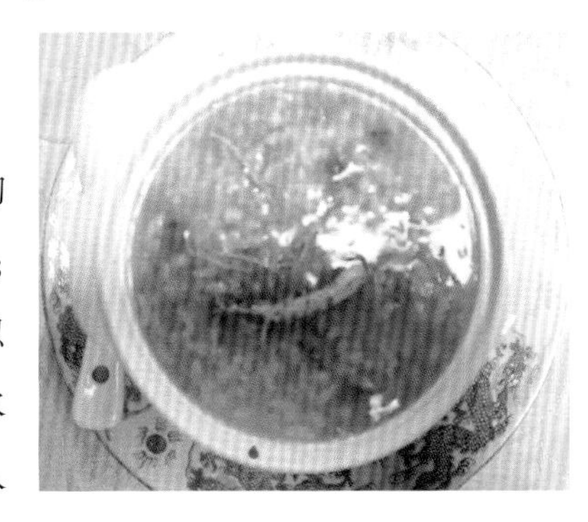

【做法与用法】

将羊肾撕去外表脂膜，平切成两片，再批去腰臊，切为碎末；人参打为碎末；大米洗净，将以上各物放入砂锅内，加入适量水及生姜片，小火煮 1 小时后，调入

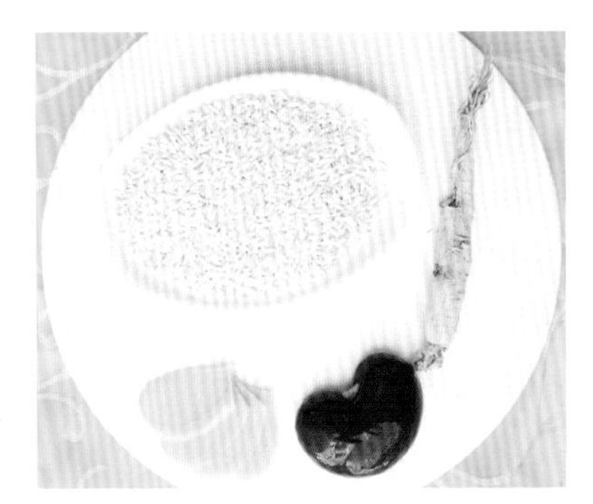

精盐即可。直接食用。

【专家点评】

羊肾即羊腰子，味甘，性温，入肾经，有补肾气、益精髓的作用，用于肾精虚损所致腰膝酸软、足膝痿弱、耳聋耳鸣，以及肾虚不足引起阳痿、早泄、遗精、尿频、遗尿等病的调治。现代研究表明，其含有丰富蛋白质、维生素A、铁、磷、硒等营养元素，因富含铁质，可以保证红细胞数量，及时为大脑输送氧气，提高大脑的工作效率。

人参是中国名贵中药材之一，与冬虫夏草、鹿茸并称为中国补品“三宝”，在我国部分地区也有将其食用的习惯，原国家卫生部（现为国家卫生健康委员会）早就将其列入“可用于保健食品的物品名单”，2014年又将其列入“按照传统既是食品又是中药材物质目录（征求意见稿）”。其味甘微苦、性平微温，归肺、脾、心、肾经，功能大补元气、补脾益肺，生津止渴、安神益智。主治血脱、气脱、汗出亡阳之证，脾虚食少、泻泄，肺虚气喘、咳嗽，热病气虚津伤口渴及消渴证，肾虚虚喘、男子阳痿、妇女宫冷，以及心气虚衰所致惊悸怔忡、失眠健忘、精神恍惚等证；也是过度疲劳、病后体衰与年老体弱所致体力不支、脑力不济者的调补药食佳品。人参入药膳既可直接含服，炖服，也可泡茶、煮粥、炖汤食用，或泡酒饮服。

人参含有人参皂苷、挥发油、氨基酸、微量元素及有机酸、糖类、多种维生素等成分。人参对中枢神经系统有镇静和兴奋双向作用；能增加机体的非特异性抵抗力，包括对各种有害因素等不良影响的抵抗力；能双向调节血压，强心，保护心肌；能增强性腺机能，有促性腺激素样作用；有降血糖等作用，能促进血清白蛋白和球蛋白的合成，可增进肝脏 RNA 聚合酶的活性，对脂肪代谢有明显兴奋作用；有刺激造血器官，改善贫血的作用。此外人参尚有抗炎、免疫、抗肿瘤等作用。

本方以羊肾、人参为主，制成药粥。全方具有益气健脾、温肾助阳的功效。适用于身体虚弱之人出现神疲乏力、不耐劳动、食欲不振、腰膝酸软、畏寒怕冷、耳鸣耳聋及性功能减退等不适的小雪节气前后或冬季调补。经常食用本粥，可使脾肾强盛、精气充沛，所以亦有增强体力、预防衰老的保健效果。

仙茅灵脾酒

【原料】

仙茅、仙灵脾各 200g，杜仲、巴戟天各 100g。50° 左右白酒 4000mL。

【做法用法】

前四味原料去除杂质后同置容器中，加白酒密封，浸泡一个月后即可开封取用。每日中餐、晚餐各服 1 次，每次饮服 10 ～ 15mL，饭后服用亦可。

【专家点评】

方中仙茅为石蒜科植物仙茅的干燥根茎，因其根独茎而直故又名独茅根，味辛、性热，入肾经、肝经和脾经，具有补肾阳、强筋骨、祛寒湿的功效，用于治疗阳痿精冷、筋骨萎软、腰膝冷痛、阳虚冷泻与尿频遗尿等病证。《本草求真》指出："仙茅……功专补火，助阳暖精，凡下元虚弱，阳衰精冷，失溺无子，并腹冷不食，冷痹不行，靡不服之有效。"现代研究表明仙茅具有性激素样作用，并能提高免疫力、保护心肌，还有预防骨质疏松等功效。灵脾即仙灵脾，又称淫羊藿，为诸多品种淫羊藿的干燥地上部分，味辛甘、性温，归肾经、肝经，其作用与仙茅相似，但不入脾经，具补肾壮阳、祛风除湿之功，主治肾阳不足阳痿尿频，肝肾虚衰筋骨失养、腰膝无力，以及风湿痹痛、肢体麻木拘挛等病证。

杜仲味甘性温，归肝、肾经，具补益肝肾、强筋健骨之效。巴戟天味甘辛、性微温，亦入肾经和肝经，有补肾阳、强筋骨、祛风湿之用。白酒味甘辛、性温热，具有温通血脉的作用，同时以其“双极性”溶剂的特质，可使方中诸药有效成分易于溶出而发挥更好功效。

本方由于是以仙茅、仙灵脾二药为主组成的药酒，因此又名“二仙酒”。四药配伍，全方具有温阳散寒、补肾益肝、除痹止痛的作用。适用于冬季尤其是小寒大寒节气前后，阳虚体质以及畏寒肢冷等厥病、肢体关节冷痛麻木等痹病的调养与调治。亦用于肾阳虚衰、命火不足所致阳痿精冷、性欲冷淡、宫冷不孕等病证的辅助治疗。

【食用注意】

阴虚火旺者与肝阳上亢者不宜服用本药酒。

小寒养生辅助药膳食疗方

木耳肉桂汤

【原料】

猪瘦肉150g，黑木耳30g，海参20g，肉桂5g。精盐、味精各适量。

【功效与适应人群】

本方具有温肾补阳、滋阴补血之功。宜于小雪时节或冬季平补之用。

【食用注意】

肉桂性热，孕妇及阴虚火旺、血热出血者不宜食用。

山药羊肉汤（选自《饮膳正要》）

【原料】

羊肉 500g，怀山药 150g。葱、生姜、胡椒粉、黄酒、精盐、味精各适量。

【功效与适应人群】

本方具有温阳益气滋阴、健脾益肺补肾之功。适用于脾肺肾三脏素虚，出现畏寒肢冷、大便稀溏、咳嗽虚喘、小便频数等不适的冬季、小雪节气前后调补。也适用于脾肾虚衰所致畏寒肢冷、五更泄泻、大便稀溏，脾胃虚寒引起胃脘冷痛、食欲不振、大便泄泻，肺肾不足导致气短乏力、咳嗽虚喘，以及肾虚失固致使小便频数、白带量多诸多病证，同时具有冬季发病或加重特点的疾病调治。

强肾狗肉汤

【原料】

狗肉 500g，菟丝子 7g，制附片 3g。葱、姜、精盐、味精、植物油各适量。

【功效与适应人群】

本方具有补中益气、温肾助阳、固精止泻的功效。适用于阳虚体质之人小雪节气前后、冬季出现神疲乏力、腰膝酸软、畏寒怕冷、胃腹冷痛等不适的调补。也适用于脾肾虚衰所致畏寒肢冷、五更泄泻、大便稀溏、小便频数、夜尿较多、白带量多等病证的调治。

【食用注意】

阳热亢盛或阴虚内热所致发热面红、烦躁口渴、便秘、小便黄赤者忌食本方。

羊肾红参粥

【原料】

羊肾1只，红参3g，大米100g。生姜、料酒、食盐少许。

【功效与适应人群】

本方具有益精补肾、健脾益气的功效。适用于肾阴肾阳不足、脾气虚弱体质，小寒节气前后或冬季出现神疲乏力、腰膝酸软、食欲不振、畏寒肢冷、小便频数、耳聋耳鸣等不适或病证的调补或调治。

五红养生粥

【原料】

红豆、红枣、枸杞子、红衣花生、红糖各100g，粳米500g。

【功效与适应人群】

本方具有益气、养血、温中的功效。适用于气虚、气虚与血虚兼具体质者，在冬季或小寒前后出现神疲乏力、手足发凉、四肢困重、纳食减少、脘痞腹胀、脘腹冷痛、大便稀溏等不适或病证的调补。另外，中老年妇女长期食用本方，亦有美容养颜的保健价值。

【食用注意】

糖尿病患者不宜食用本药粥。

六、大寒药膳食疗养生

大寒喝粥暖胃养生最相宜

“大寒”为冬季的最后一个节气，也是二十四节气中的最后一个节气，与小雪等节气一样，都是反映温度变化的节气，时间常在公历每年的1月20日或21日。大寒，是天气寒冷到极点的意思。这时寒潮南下频繁，是中国大部分地区一年中的最冷时期，风大，低温，地面积雪不化，呈现出冰天雪地、天寒地冻的严寒景象。

中国古代将大寒分为三候：

一候鸡乳，二候征鸟厉疾，三候水泽腹坚。

“一候鸡乳”，“乳”作生殖讲，这里指动物的出生，是说到大寒节气母鸡便可以孵小鸡了。“征鸟厉疾”，“征鸟”即远征、远飞的鸟，指鹰隼等猛禽，“厉”，严猛的意思，“疾”，做捷速理解，是说鹰隼之类的征鸟，却正处于捕食能力极强的状态中，盘旋于空中到处寻找食物，以补充身体的能量，以抵御严寒。“水泽腹坚”，是说由于气温很低，滴水成冰，水域中的冰一直能冻到水中央，且最结实、最厚，孩童们可以尽情地在河上溜冰玩耍。

相应的花信则为：

一候瑞香，二候兰花，三候山矾。

“山矾”即留春树、山桂花。大寒至立春这段时间，有很多重要的民俗和节庆。如“尾牙祭”“腊神祭”“祭灶”和“除夕”等，有时甚至连我国最大的节庆“春节”也处于这一节气之中。

“尾牙祭”源于福建莆田拜土地神的习俗。农历二月二是土地神的诞辰日，许多商家都会为土地公祭奠，这种祭奠活动因最初是用动物的牙齿祭祀而后演变为吃一顿丰盛的饭食而命名，故称“做牙”或“牙祭”，从二月份开始，一直到年底十二月，每月逢农历初二、初十六都是做牙的日子。因为二月二是一年之中第一次做牙，所以称“头牙”，而到大寒节气的十二月十六日则是“尾牙”。做牙的日子一般都要比平时吃得好，到了尾牙那就是老板犒劳员工的时候了，这一天买卖人要设宴，全鸡为宴席上不可缺的一道菜。据说鸡头朝谁，就表示老板明年要解雇谁。因此现在有些老板一般将鸡头朝向自己，以使员工们能放心地享用佳肴，回家后也能过个安稳的春节。

腊月初八的“腊八节”也在大寒节气，传说自汉代始即规定腊月初八为祭祀腊神的日子。腊神是指一些管理与农业有关的神，比如管水利、管土地、管虫害等诸神。到了腊日，腊鼓也会敲起来，寓意驱除寒气，召唤阳春，所谓“腊鼓鸣，春草生”即有此意。为了祭祀腊神，民间往往要准备一顿别具风味的粥。这种粥是用五谷杂粮掺入花生、栗子、红枣、桃仁、杏仁，用微火煮熟炖烂，再添加红糖，做成八色香粥，称之为“腊八粥”。粥煮成之后，先要盛上几碗，放置于庭院天井之中、碾子磨盘之上、家畜圈舍的门上，以表示同庆丰收、纳福吉祥之意。

腊月二十三是大寒节气的又一个节日，即“祭灶节”，民间俗称为“过小年”“小过年”。传说灶神是玉皇大帝派到每个家中监察人们日常行为善恶的神祇，每年岁末要回到天宫中向玉皇大帝奏报考察结果，让玉皇大帝赏罚。因此送灶时，人们在灶王像前的桌案上供放糖果、清水、料豆、秣草，其中，后三样是为灶王升天的坐骑备料。祭灶时，还要把关东糖用火融化，涂在灶王爷的嘴上。这样，他就不能在玉帝那里讲坏话了。灶神一般用纸绘成，称为灶马，平时贴在灶上神龛中，两旁贴上对联“上天言好事，回宫保平安”，送灶时将它揭下，用火烧之，让灶神乘烟上天，目的是祈求来年生活平安祥和，寄托着人们对生活平安、和顺的美好而又朴实的愿望。

腊八节的起源，说法很多，有关于释迦牟尼的传说，有关于朱元璋的传说，还有关于岳飞的传说等，无论怎样说，在这个节日，喝粥是一定的。喝粥养生源自中国千年传统文化，自古以来，就备受历代养生家的重视，是人们日常生活中再熟悉不过的饮食之一。粥不仅自身营养丰富，更是其他营养食物的绝佳载体，任何食物与粥为伍，都会变得亲切温暖，让人百食不厌。早在明朝，医药学家李时珍在《本草纲目》中就说，粥“又极柔腻，与肠胃相得，最为饮食之妙诀也”，宋朝著名诗人陆游甚至以为，食粥能长寿成仙。因此在这个寒冷的节气里，喝上一碗内容丰富、营养全面、热热乎乎、香美可口的粥，暖胃暖身又养生，与节气最相适宜。

大寒时节的饮食养生，应该注意两方面。首先是保阴潜阳。

由于该节气自然界和人体阴气渐渐衰落，阳气刚刚萌生，因此在饮食养生方面应遵守保阴潜阳的原则。我国古代就有“**大寒大寒，防风御寒，早喝人参黄芪酒，晚服杞菊地黄丸**”的经验之谈。早晨喝补气温阳的人参黄芪酒，借助早上自然界生发的阳气，有利于身体阳气的生发、御寒保暖；晚上服滋阴补肾的杞菊地黄丸，有利于身体阴液的滋补。此外，平日也可多食用一些滋阴潜阳且热量较高的食物或药食两用物品，如红枣、黑豆、栗子、核桃、黑芝麻、枸杞子、桂圆、黑米、黑木耳、银耳等。

其次是适当增添温散食物。

由于大寒是一年中的最后一个节气，与立春相交接，所以在饮食上与小寒应略有不同。此时在进补中应适当增添一些具有升散性质的温性食物或药食两用物品，如香菜、洋葱、芥菜、白萝卜、紫苏叶、生姜、大葱、辣椒、大蒜、茴香等，但不可过食。如此，一则为适应春天升发特性做准备，二则也可预防这个时期感冒、气管炎等高发疾病。

大寒养生代表药膳食疗方

蜂蜜红糖茶

【原料】

红茶 5g，蜂蜜、红糖适量。趁热频饮，饭前饮用。

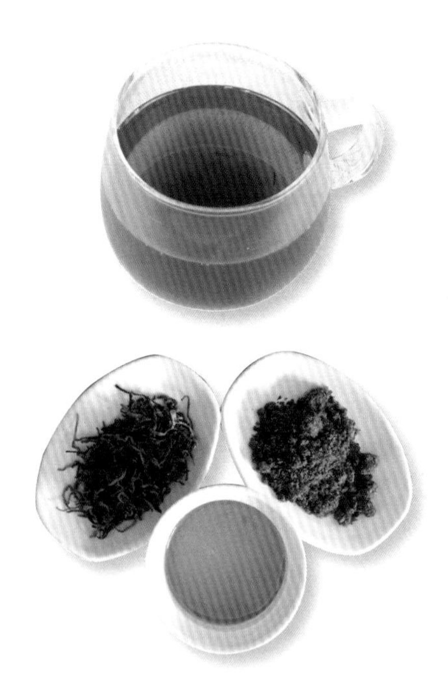

【做法与用法】

红茶置于保温杯中，用开水冲泡，加盖浸泡 10 分钟左右，然后等温度稍凉，加入红糖和蜂蜜，搅拌均匀即成。随喝随添水，至味淡为止。

【专家点评】

红茶是全发酵的茶叶，在发酵的过程中，茶叶的茶鞣质经氧化而生成鞣质红，不仅使茶叶的外观色泽乌黑、沏出茶水的颜色红而鲜亮，并且使茶叶的香气和滋味也发生了变化，具有水果香气和醇厚滋味。红茶不同于花茶、绿茶、青茶、乌龙茶，而是味甘、性温，既可生津止渴，又能暖胃散寒。现代研究表明，红茶乃全发酵茶，因其可使胃肠功能兴奋、运动加强、分泌增多，故对于胃肠功能低下、消化力弱的病证尤为适宜，也可作为饭前饮料以开胃助运，如英国人的下午茶，广东人在酒楼喝茶，大都喝的是红茶。

红糖又名黑糖、赤砂糖、黑砂糖，与白糖、冰糖相比，红糖是粗糖，因为它并没有经过再次提炼，但也正因为如此，它保留了不少矿物质及维生素，特别是钙、钾、铁、镁及叶酸等，这些正是精制的白糖、冰糖里所没有的，所以营养较为丰富。中医认为，红糖味甘、性温，入肝、脾、胃经，具有益气补血、健脾暖胃、缓中止痛、活血化瘀的功效，主要适用于气血不足、身体虚弱，脾胃虚寒、胃脘腹部疼痛，以及产妇产后气血亏损、恶露不行等病证的调养或调治。现代研究表明其含有一种叫“糖蜜”的多糖，实验证明具有较强的抗氧化功效，对于抗衰老有明显的作用。

本方又名“红茶糖蜜饮”，为中国食疗养生大师、北京中医药大学翁维健教授经验方，由红茶、红糖为主，合入补中益气、缓中止痛的蜂蜜组成。方中红茶暖胃散寒止痛，红糖、蜂蜜补虚缓中止痛，三物共奏温中散寒补虚、和里缓急止痛之功。适用于中焦脾胃虚寒型慢性胃炎、胃十二指肠溃疡，出现胃脘疼痛、喜温喜按、疲乏无力、不耐劳累、食欲不振、手脚发冷等病证的调治；以及妇女产后气血亏损、恶露不行引起神疲乏力、畏寒肢冷、出汗较多、腹部疼痛、恶露排出不畅等病证的调养或调治；也适用于冬季或大寒时节脘腹、胞宫受寒所致脘腹冷痛、痛经经闭的预防与辅助治疗。

【食用注意】

不宜多食，以免助热、损齿。胃十二指肠溃疡患者，若胃酸较高，伴有吐酸者，慎用本方。

贞芪炖母鸡

【原料】

母鸡肉300g，女贞子、黄芪各20g，西红花、小茴香各4.5g。精盐适量。

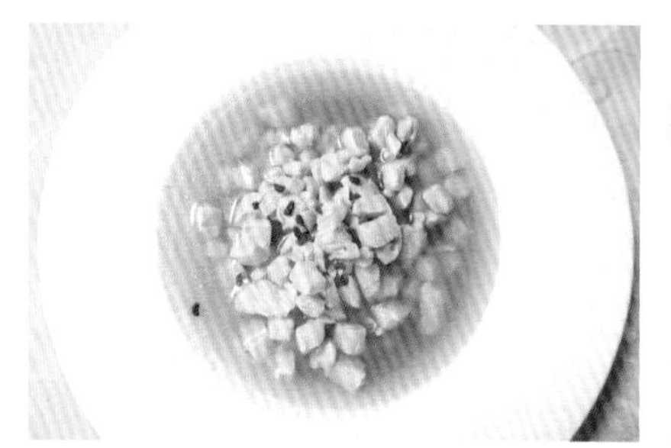

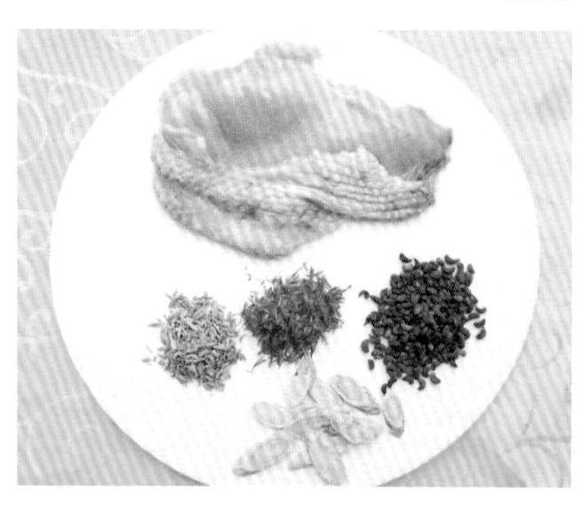

【做法与用法】

鸡肉洗净切块，放入沸水内氽烫捞起，用冷水冲净、沥干备用。女贞子、黄芪、西红花、小茴香用小布袋包好，放入锅内，加水，再放入烫过的鸡块，大火煮沸后改小火再煮约40分钟，弃除药袋，加精盐调味即可。食肉喝汤。

【专家点评】

女贞子味甘微苦、性平稍凉，入肝、肾经，具有补益肝肾、强健腰膝、清退虚热、明目乌发的功能，主治腰膝酸软、遗精耳鸣、头昏目暗、须发早白、骨蒸潮热、心烦盗汗等病证。现代药理研究发现女贞子还可以降血脂、降血糖、抗动脉硬化、防止肝损伤、调节免疫功能。

黄芪味甘、性温，入脾、肺经，炙用能补益脾肺、升提中气，适用于脾肺气虚所致食少便溏、气短乏力，或中气下陷引起久泻脱肛、内脏下垂等病证；生用能益气固表、托毒生肌、利水消肿，适用于气虚自汗，或痈疽不溃或溃破后疮口不易愈合，或脾虚水肿、小便短少等病症。现代医学研究表明，黄芪含皂苷、活性多糖等功效成分，有增强机体免疫功能、保肝、利尿、抗应激、降血压、抗衰老和较广泛的抗菌作用。黄芪不仅能扩张冠状动脉，改善心肌供血，提高免疫功能，而且能够延缓细胞衰老的进程。

本方又名“女贞子炖鸡”，以女贞子、黄芪与补气养血的母鸡为主，合入活血化瘀止痛的西红花，以及散寒行气止痛的小茴香组成。全方共奏补益肝肾、益气养血、活血行气之功。适用于冬季或大寒时节子宫受寒所致月经推后、痛经，以及工作压力大、气血不调所致月经推后、量少、痛经、经闭、不孕等病证的调治；也适用于气血不足之人感冒等外感病证的预防。

【食用注意】

妇女妊娠及月经期禁用本方。

期颐药膳饼（选自《医学衷中参西录》）

【原料】

芡实 180g，鸡内金 90g，白面粉 250g。白糖适量。

【做法与用法】

芡实用水淘去浮皮，晒干，打细，过筛；鸡内金打细，过筛。先将鸡内金粉置盆内，加开水浸半日许，再入芡实粉、白面粉、白糖，和匀，做成小饼，放平锅内，烙成焦黄色即可。直接食用。

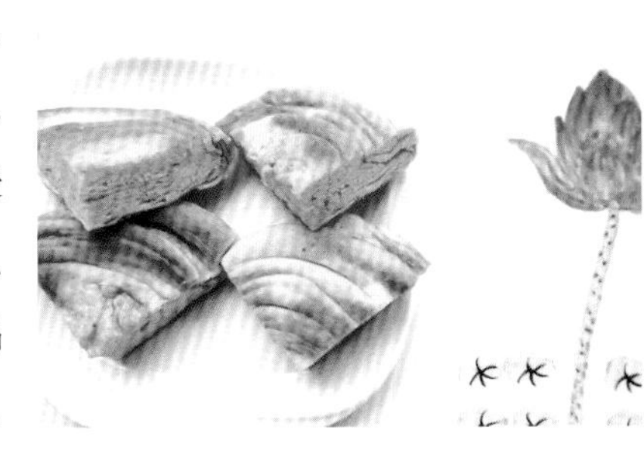

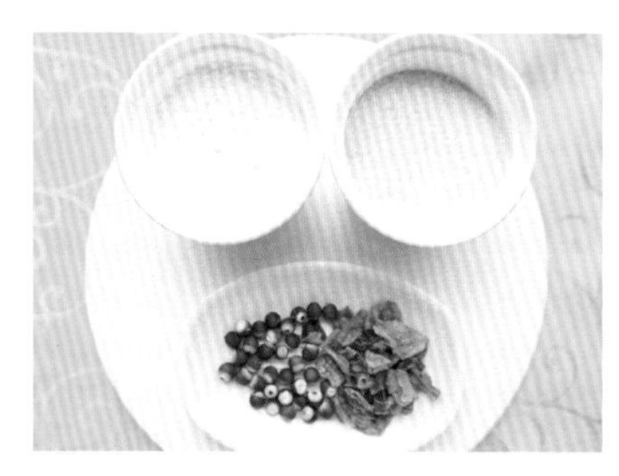

【专家点评】

芡实为睡莲科植物芡的干燥成熟种仁，味甘微涩、性平，入脾、肾经，具有固肾涩精、健脾止泻之功效，主治脾虚或脾肾两虚所致男子遗精、滑精、早泄，妇女白带量多、清稀，慢性泄泻或五更泻，以及小便频数等病证。如清代医学家吴仪洛《本草从新》说："补脾固肾……治梦遗滑精……疗带浊泄泻，小便不禁。"

鸡内金又称"鸡肫皮"，为鸡肫的砂囊内壁，表面黄色、黄绿色或黄褐色，故名。其味甘、性平，归脾、胃、小肠、膀胱经，具有消食健脾、导积化石的功效。《医学衷中参西录》说："鸡内金，鸡之脾胃也。中有瓷石、铜、铁皆能消化，其善化瘀积可知。（脾胃）居中焦以升降气化，若有瘀积，气化不能升降，是以易致胀满，用鸡内金为脏器疗法……不但能消脾胃之积，无论脏腑何处有积，鸡内金皆能消之。"主治消化不良、饮食积滞、呕吐反胃、泄泻下痢、小儿疳积等病证，以及泌尿系结石及胆结石等病。

本方为近代名医张锡纯《医学衷中参西录》中的食疗方，方由芡实、鸡内金为主，合入补脾益胃、养心除烦的白面粉即小麦面粉组成。全方合用，具补益脾肾、消食化积、清心除烦之功。适用于老少体弱之人出现食欲不振、消化不良、小便遗沥、夜尿频数、夜卧不安等不适的冬季、大寒节气前后调补。中老年人经常食用，有调补脾肾、强健身体、益寿延年的保健功效。期颐，指年龄在百岁及以上的老人，如《礼记·曲记篇》指出："人生……八十曰耄，九十曰耋，百年曰期颐。"因此"常食期颐饼，寿至期颐年"。

马蹄羊肉汤

【原料】

马蹄 8 个、干香菇 4 个、红枣 6 枚、羊肉 500g。生姜 4 片，食盐、料酒各适量。

【做法用法】

马蹄去皮，“十”字切开；干香菇浸软后去蒂，切块；红枣去核；羊肉洗净，切块后用适量料酒稍腌制后焯水。以上各物及生姜片一起下炖锅内，加入清水 1500mL，加盖后隔水炖约 2 小时，加适量食盐调味即可。食肉喝汤。

【专家点评】

方中主料为羊肉，其味甘、性温，主入脾肾两经，有温中暖下、补肾助阳、益气养血的功效，最适宜于冬天炖汤食用，常被称为冬令第一肉食补品。

本方又名“马蹄香菇炖羊肉汤”。羊肉虽是冬季绝佳的补品，但比较温燥，因此本方搭配了清润的马蹄以中和羊肉的燥性，以及补脾益气、增香助运的香菇，使该汤香甜平和、胃喜受用，共奏温脾暖肾、补益气血的功效。适用于普通人群，无论南方北方、男女老少冬季、大寒节气前后的补养，用后确有增力抗疲、御寒保暖等保健功效。此外，本方亦可用于脾肾阳虚体质的四季调补。

大寒养生辅助药膳食疗方

山药芝麻糊

【原料】

怀山药15g，黑芝麻120g，鲜牛奶200g，粳米60g。冰糖、玫瑰糖各适量。

【功效与适应人群】

本方具有补脾益肺滋肾、益气养血滋阴的功效。适用于中老年人身体虚弱出现食欲不振、气短乏力、头晕目眩、腰膝酸软等不适的冬季、大寒节气前后调补。也适用于肝肾阴虚、病后体弱所致须发早白或头发脱落、头晕目眩、耳鸣耳聋、腰膝酸软等证的调治。

胡椒煲猪肚

【原料】

猪肚一只，白胡椒3g。生姜、葱、精盐各适量。

【功效与适应人群】

本方具有健脾益胃补气、温中散寒止痛的功效。适用于脾胃虚弱之人冬季、大寒节气前后寒邪侵袭胃脘腹部所致胃脘隐痛冷痛、腹部胀满疼痛、食欲减退、神疲乏力、面色发白、手足不温等病证的调治。

苁蓉羊骨粥（选自《太平圣惠方》）

【原料】

羊连尾脊骨1条，肉苁蓉30g，菟丝子3g，粳米60g。葱白、生姜、精盐、料酒各适量。

【功效与适应人群】

本方具有补肾助阳、滋益精血、强筋壮骨的作用。适用于脾肾阳虚、肝肾精血亏损所致虚劳羸瘦、头目昏暗、身体倦怠、腰膝酸冷无力等不适的冬季、大寒节气前后调补。经常食用本方有延年益寿的保健功效。

枸杞炖牛肉

【原料】

牛肉300g，枸杞子30g。生姜、料酒、盐少许。

【功效与适应人群】

本方具有补脾滋肾、温阳益气的作用。适用于年老体弱、脾肾之气不足、精血亏损导致的乏力肢困、手足发凉、头晕目眩、腰膝酸软等不适冬季、大寒节气前后的调补。

五圆乌骨鸡

【原料】

乌骨鸡一只(750g以上)，桂圆、荔枝、红枣各15粒，莲子肉、枸杞子各15g。生姜、料酒、盐少许。

【功效与适应人群】

本方具备补肝肾精血、益脾肾之气的功效。适用于肝肾精血虚衰、脾肾之气不足所致头晕目眩、腰膝酸软、不寐健忘、畏寒肢冷、食少体倦、大便稀溏等不适在冬季、大寒节气前后的调补或病证的调治。亦用于病后、术后体虚乏力、心悸不寐、大便稀溏等不适或病证的辅助治疗。

参考文献

1. 东汉·张仲景. 金匮要略 [M]. 北京：中医古籍出版社，1997.
2. 元·忽思慧. 饮膳正要 [M]. 北京：中国中医药出版社，2009.
3. 清·吴瑭. 温病条辨 [M]. 北京：人民卫生出版社，2012.
4. 清·童岳荐. 调鼎集 [M]. 北京：中国纺织出版社，2006.
5. 胡海，梁剑辉. 饮食疗法 [M]. 广州：广东科技出版社，1981.
6. 彭铭泉. 中国药膳大全 [M]. 成都：四川科学技术出版社，1987.
7. 董三白. 常见病的饮食疗法 [M]. 北京：中国食品出版社，1987.
8. 徐智明. 中国厨艺文化大观 [M]. 北京：中国国际广播出版社，1992.
9. 邓沂，吴玲燕. 茶饮与药酒方集萃（第2版）[M]. 北京：人民卫生出版社，2018.
10. 陈宗懋. 中国茶叶大辞典 [M]. 北京：中国轻工业出版社，2000.
11. 白冬，王丽茹. 女性特殊时期食谱精选 [M]. 北京：中国轻工业出版社，2000.
12. 李振琼. 食疗——药用花卉 [M]. 广州：广州出版社，2001.
13. 谭兴贵. 中医药膳学 [M]. 北京：中国中医药出版社，2003.
14. 周凡. 中医养胃饮食防治胃肠病 [M]. 南宁：广西科学技术出版社，2003.
15. 赵庆新. 中医食疗手册 [M]. 天津：天津科学技术出版社，2012.
16. 尤优. 四季养生药膳大全 [M]. 乌鲁木齐：新疆人民出版总社，2007.
17. 李清亚. 主编家庭补汤 [M]. 北京：金盾出版社，2008.
18. 赵春光，沈岳明. 甲鱼的抗癌保健与食用方法 [M]. 北京：中国农业出版社，2008.
19. 贾冬英，姚开. 食养与食疗教程 [M]. 成都：四川大学出版社，2011.

20. 易蔚，邓沂. 中医药膳学 [M]. 西安：西安交通大学出版社，2022.
21. 闫松. 中华食疗大全 [M]. 北京：线装书局，2012.
22. 谢英彪. 药茶700方 [M]. 北京：金盾出版社，2013.
23. 邓沂，高新彦. 中医养生学（第2版）[M]. 西安：西安交通大学出版社，2021.
24. 邓沂.时间智慧：24节气巧养生[M].西安:西安交通大学出版社，2018.
25. 编写组. 舌尖上的中国之美食总攻略 [M]. 南京：江苏文艺出版社，2014.